AME 科研时间系列医学图书 1B058

肿瘤重度免疫治疗相关不良反应

——病例集萃及管理共识

名誉主编：钟南山　　何建行　　李时悦　　陈良安

主　　编：周承志

副主编：陈　凯　　胡　洁　　胡　毅　　林　根　　刘　明　　秦茵茵

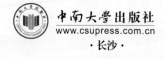
中南大学出版社
www.csupress.com.cn
·长沙·

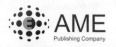
AME
Publishing Company

图书在版编目（CIP）数据

肿瘤重度免疫治疗相关不良反应：病例集萃及管理共识/
周承志主编. —长沙：中南大学出版社，2021.8
ISBN 978 - 7 - 5487 - 4527 - 3

Ⅰ.①肿… Ⅱ.①周… Ⅲ.①肺癌—肿瘤免疫疗法—副反应—研究
Ⅳ.①R734.2

中国版本图书馆CIP数据核字(2021)第123679号

AME 科研时间系列医学图书 1B058

肿瘤重度免疫治疗相关不良反应——病例集萃及管理共识

ZHONGLIU ZHONGDUMIANYIZHILIAO XIANGGUANBULIANGFANYING

BINGLIJICUI JI GUANLIGONGSHI

主编：周承志

□丛书策划　郑　杰　汪道远　陈海波
□项目编辑　陈海波　廖莉莉
□责任编辑　孙娟娟　廖莉莉
□责任印制　唐　曦　潘飘飘
□版式设计　朱三萍　林子钰
□出版发行　中南大学出版社

　　　　　　社址：长沙市麓山南路　　　　　邮编：410083
　　　　　　发行科电话：0731-88876770　　传真：0731-88710482

□策　划　方　AME Publishing Company

　　　　　　地址：香港沙田石门京瑞广场一期，16 楼 C

　　　　　　网址：www.amegroups.com

□印　　装　天意有福科技股份有限公司

□开　　本　710×1000　1/16　　□印张 26　　□字数 518 千字　　□插页
□版　　次　2021 年 8 月第 1 版　　□2021 年 8 月第 1 次印刷
□书　　号　ISBN 978 - 7 - 5487 - 4527 - 3
□定　　价　285.00 元

编者风采

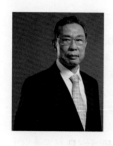

名誉主编：钟南山

国家呼吸疾病临床医学研究中心主任，国家呼吸医学中心名誉主任，广州实验室主任

中国工程院院士，共和国勋章获得者，广州医科大学呼吸内科教授，博士研究生导师，973首席科学家，中华医学会前会长、顾问，英国爱丁堡大学荣誉教授，英国伯明翰大学科学博士（Doctor of Science），英国皇家内科学会高级会员（爱丁堡、伦敦），首届"港大百周年杰出学者"，世界卫生组织新冠疫情应对专家组成员。

钟南山院士是我国支气管哮喘、慢性咳嗽、COPD、重大呼吸道传染性疾病（如SARS、H1N1、H5N6、H7N9、MERS、COVID-19等）防治的领军人物。先后主持国家973、863、"十五""十一五""十二五"科技攻关、国家自然科学基金重大项目、WHO/GOLD委员会全球协作课题等重大课题10余项。在国际学术期刊上发表SCI论文540余篇，其中包括New England Journal of Medicine、Nature Medicine、Lancet、American Journal of Respiratory and Critical Care Medicine、Chest等呼吸疾病研究领域国际权威刊物，总引用次数达1.08万次（H-index 50）；在中华医学会等机构主办的国家级杂志上发表论文400余篇；出版各类专著20余部[《哮喘：从基础到临床》、《内科学》（全国统编教材）、《呼吸病学》等]；获得发明专利60余项，实用新型专利30余项。先后获得包括国家科技进步二等奖、教育部科学技术进步奖一等奖、广东省科技进步一等奖等国家级、省部级科技奖等奖励20余项；获得全国白求恩奖章（2004）、南粤功勋奖（2011）、吴阶平医学奖（2011）、中国工程院光华科技成就奖（2016）、黄大年式国家级教学团队奖（2017）、改革先锋（我国公共卫生事件应急体系建设的重要推动者）、新中国最美奋斗者（2019）、共和国勋章（2020）等荣誉奖励数十项。

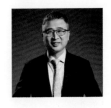

名誉主编：何建行

广州呼吸健康研究院院长，国家呼吸医学中心主任。呼吸疾病国家临床医学研究中心副主任，广州医科大学附属第一医院胸外科主任

任 *J Thorac Dis* 杂志执行主编，*Ann Transl Med* 杂志主编。
中国微创伤胸外科的奠基人和指南制定者之一，于2009年实现了胸腔镜胸部肿瘤手术全范围覆盖；2011年开展自主呼吸麻醉下微创胸外科手术；在国内第一个提出并实现了无管胸外科手术，革命性地将部分胸外科手术进化为日间手术。
聚焦肺癌手术相关的临床、基础与转化研究，主刀包括心肺联合移植、肺移植、肺癌微创手术等各种胸外科手术超过10 000例，在 *N Engl J Med*、*Lancet*、*BMJ*、*Nat Med*、*J Clin Oncol* 等国际顶尖期刊发表SCI论文334篇，总影响因子达1 500+；主编英文专著8部、中文专著4部；获发明专利10项、实用新型专利等50项，其中国际发明专利3项；获国家科技进步二等奖1项、省部级科技奖一等奖3项，并荣获全国创新争先奖牌。

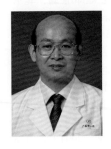

名誉主编：李时悦

广州医科大学附属第一医院、广州呼吸健康研究院副院长，呼吸与危重症医学科主任

教授、主任医师、博士研究生导师。主要研究方向为介入呼吸病学、肺癌、弥漫性肺疾病。
目前学术任职：中华医学会呼吸病学分会副主任委员、介入呼吸病学学组组长，世界支气管病学和介入肺脏病学协会（WABIP）理事，亚洲冷冻治疗学会常务委员，国家卫生健康委员会医政司呼吸内镜专家委员会委员，中国研究型医院学会呼吸病学专业委员会副主任委员，中国医师协会内镜医师分会常务委员，中国医师协会内镜医师分会呼吸内镜专业委员会副主任委员，中国老年医学学会呼吸病学分会呼吸内镜与介入治疗学术工作委员会副主任委员，粤港澳大湾区呼吸科医师联盟第一届主任，广东省医学会呼吸病学分会主任委员，广东省中医药学会络病专业委员会副主任委员，海峡两岸医药卫生交流协会呼吸病学专业委员会常委。
任《国际呼吸杂志》副总编辑，《中华结核和呼吸杂志》编委，《中国内镜杂志》常务编委，《中华医学杂志（英文版）》同行评议专家。
曾于2020年8月获"广东医师奖"和全国创新争先奖牌。2018年12月获广东省医学领军人才。2017年6月获"中国优秀呼吸医师"。2012年获广东省科技进步三等奖。2004年获广东省科技进步二等奖。

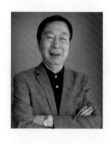

名誉主编：陈良安

解放军总医院全军呼吸病研究所所长，全军与北京市呼吸病重点实验室主任

主任医师、教授、博士生导师、博士后导师，国务院政府特殊津贴专家。目前学术任职：中华医学会内科学分会主任委员，中华医学会呼吸病学分会副主任委员，中国医师协会呼吸医师分会副会长，全军呼吸专业委员会主任委员，北京医学会呼吸病学分会候任主任委员等。

长期从事呼吸病的临床、教学、科研与保健工作。圆满完成北京及全军SARS、腺病毒、新冠肺炎的临床救治和防控等任务。以肺结节的临床诊疗、肺癌早期诊断与靶向免疫治疗、呼吸病介入诊疗、复杂感染性呼吸病治疗等为特色，开展了一系列基础与临床研究，取得积极进展。作为主要执笔者制订和修订了多种疾病的临床诊疗规范和标准。国家"863"项目首席科学家、承担国家及军队30余项课题，获国家科技进步二等奖、军队医疗成果一等奖等科研奖励10项。获得"中国优秀呼吸医师奖"、全军"防治非典先进个人"、全国白求恩式好医生等荣誉。

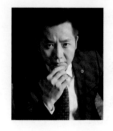

主编：周承志

广州医科大学附属第一医院、广州呼吸健康研究院，国家呼吸医学中心临床管理部副主任，呼吸与危重症学科副主任

教授、主任医师、博士研究生导师。

主要研究方向为胸部肿瘤。在国际上率先提出"重症肺癌"的概念，并牵头主笔了第一版《重症肺癌国际共识》；还提出了"癌肺同治""PS评分具有可逆性和波动性""抗肿瘤药物升降级"等治疗理念。从事临床、科研、教学工作18年，荣获第一届"广州实力中青年医生"、第五届"羊城好医生"等称号，获2020年"上海医学科技奖二等奖"。主持和参与国家级、省部级课题10余项；以第一作者和通讯作者发表肺癌相关文章60余篇，其中有40余篇被SCI收录。

目前学术任职：中华医学会呼吸病学分会肺癌学组副组长，中国医师协会呼吸医师分会肺癌工作委员会委员，中国呼吸肿瘤协作组（CROC）秘书长兼青年委员会副主任委员，中国临床肿瘤学会（CSCO）青年专家委员会及患者教育专家委员会委员，中国肺癌防治联盟肺癌免疫治疗委员会副主任委员，广东省胸部疾病学会肿瘤急危重症专业委员会主任委员，广东省精准医学应用学会肺癌分会主任委员，广东省医师协会肿瘤内科分会副主任委员，广东省医学会肺部肿瘤学分会副主任委员等。

副主编（以姓氏拼音首字母为序）：

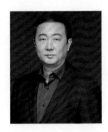

陈凯

苏州大学附属第一医院肿瘤科

主任医师、博士研究生导师。主持国家自然科学基金面上项目一项，发表SCI论文10余篇。

目前学术任职：中国抗癌协会肿瘤临床化疗专业委员会委员，中国抗癌协会中西医整合肿瘤专业委员会委员，江苏省医学会肿瘤学分会常委，江苏省医师协会内科医师分会委员，苏州市医学会肿瘤分会主任委员，江苏省抗癌协会原发不明肿瘤（CUP）专业委员会副主任委员，江苏省免疫学会转化医学分会副主任委员，江苏省抗癌协会理事。

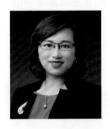

胡洁

复旦大学附属中山医院胸部肿瘤和呼吸介入专科副主任，上海市呼吸病研究所细胞和分子生物实验室副主任

博士。主要研究方向为肺癌早期诊断和筛查、晚期肺癌个体化综合治疗和靶向免疫治疗、呼吸内镜介入诊断技术，多年参与肺癌影像与人工智能辅助诊断系统建立与优化研究工作。

目前学术任职：美国胸科医师学院（ACCP）资深委员（FCCP），中国医师协会呼吸医师分会肺癌专业委员会委员兼秘书，中华医学会呼吸病学分会肺癌学组委员，中国肺癌防治联盟免疫治疗委员会副主任委员，中国临床肿瘤学会（CSCO）非小细胞肺癌专家委员会、免疫治疗专家委员会委员，中国抗癌协会肿瘤临床化疗专业委员会委员，上海市抗癌协会肿瘤呼吸内镜专业委员会常务委员，上海市抗癌协会脑转移瘤专业委员会常务委员。

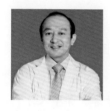

胡毅

解放军总医院肿瘤医学部主任

教授、主任医师、博士研究生导师。

从事肿瘤诊疗临床工作20余年，擅长恶性肿瘤特别是胸部肿瘤的综合诊疗及内镜介入诊疗，对复杂、疑难及急重症肿瘤的诊断救治经验丰富。在国内率先开展多瘤种免疫治疗，临床经验丰富，在国内处于领先水平。承担国家重点研发计划项目1项、"十三五""十二五"重大新药项目各1项、军队医学创新工程重点项目1项、国家自然科学基金面上项目1项、军队保健专项科研课题3项、北京自然科学基金项目1项及其他省部级、院级科研课题20项。牵头及参与国际多中心临床研究近40项。获中华医学科技奖三等奖1项、北京市医学科技奖三等奖1项、华夏科技进步奖二等奖1项、军队医疗成果二等奖1项、解放军总医院医疗成果一等奖1项，获"北京优秀医师"奖1项，获"个人三等功"1项。担任中央保健委员会会诊专家、中央军委保健委员会会诊专家、北京市一级学会、国家二级学会主任委员、副主任委员及委员、编委、审稿专家等学术任职10余项。发表文章80余篇，其中SCI论文37篇，总影响因子为152.29分，单篇最高影响因子为21.466分。

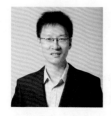

林根

福建省肿瘤医院胸部肿瘤内科

博士、主任医师、硕士研究生导师。

目前学术任职：中华医学会肿瘤学分会肺癌学组委员，中华医学会肿瘤学分会青年委员会委员，中国临床肿瘤学会（CSCO）患者教育专家委员会副主任委员、神经系统肿瘤专家委员会常务委员、免疫治疗专家委员会常务委员，中国抗癌协会青年理事会常务委员，中国南方肿瘤临床研究协会（CSWOG）肺癌专业委员会常务委员。福建省抗癌协会肺癌专业委员会副主任委员、免疫治疗专业委员会副主任委员。

国家自然科学基金评审专家、*J Clin Oncol*杂志审稿专家、*J Clin Oncol*肺癌中文版编委会委员；主持多项国家自然科学基金面上项目及省部级课题；以第一作者和（或）通讯作者在*Ann Oncol*、*J Thorac Oncol*等杂志发表论文60余篇。

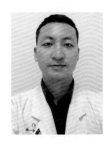

刘明

广州医科大学附属第一医院、广州呼吸健康研究院、国家呼吸医学中心

副教授、副主任医师、博士研究生导师。

美国克利夫兰诊所访问学者/博士后、"南山学者"骨干人才、广州市高层次卫生骨干人才。主持国家自然科学基金等项目10余项，参与"973""863"项目等课题多项。在 *Advanced Science*、*Molecular Cancer*、*Science Translational Medicine* 等期刊发表学术论文50余篇，申请发明专利8项，授权3项。研究成果曾获欧洲呼吸学会"青年科学家奖""金奖"。

目前学术任职：美国癌症研究学会（AACR）会员，中国呼吸肿瘤协作组（CROC）秘书、青年委员会常务委员兼秘书，中国肺癌防治联盟早期诊断专业委员会委员、免疫治疗专业委员会委员，中国医药质量管理协会细胞治疗质量控制与研究专业委员会委员，海峡两岸医药卫生交流协会呼吸分会肺癌学组委员等。

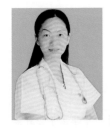

秦茵茵

广州呼吸健康研究院教学模块负责人

教授、主任医师、博士研究生导师。

广东省杰出青年医学人才、广东省抗击"非典"三等功获得者、广东省南粤优秀教师、广州市高层次卫生重点人才、广东医院最强科室之实力中青年医生。国家临床医学研究中心-中国呼吸肿瘤协作组青年委员会常务委员，广东省胸部疾病学会呼吸肿瘤全程管理专业委员会主任委员，广东省精准医学应用学会肺癌分会常务委员，广东省女医师协会肺癌专业委员会常务委员。发表核心杂志论文近百篇，12篇被SCI收录，其中一篇被CHEST收录。作为副主编、编委参与2本著作的编写，拥有实用新型发明专利1项。获广东省科学技术奖二等奖1项、广州市优秀论文一等奖1项和三等奖2项。中华医学会呼吸病学分会慢性阻塞性肺疾病规范诊疗经验分享病例竞赛全国冠军。

编委（以姓氏拼音首字母为序）：

陈 凯	储天晴	丁礼仁	董宇超	方浩徽	韩 睿
何 勇	何玉文	胡 洁	胡 毅	兰 芬	李必迅
李 敏	李 雯	李玉苹	林 根	刘来昱	刘 明
刘振华	苗立云	秦茵茵	任胜祥	宋卫东	唐可京
王 凯	王孟昭	王 平	王悦虹	吴 迪	吴仕波
吴祥元	肖 奎	许 飞	杨渤彦	叶贤伟	张 涛
张 伟	周承志				

编者（以姓氏拼音首字母为序）：

安 健	蔡雪倩	陈闽江	陈展洪	储天晴	丁礼仁
丁 宁	董佳佳	董宇超	方浩徽	高广辉	高晓星
韩 睿	何玉文	何正强	胡 洁	胡 毅	焦文睿
焦 洋	匡煜坤	兰 芬	李必迅	李德育	李玉苹
林 根	林心情	刘来昱	刘 明	刘振华	龙 翔
龙颖娇	芦 兰	苗立云	彭春红	秦茵茵	孙 丽
唐可京	童 德	王 凯	王李杰	王孟昭	王 平
王悦虹	吴 迪	吴仕波	吴祥元	夏丽霞	夏 旸
肖彬彬	肖 奎	谢晓鸿	许 飞	杨渤彦	杨 燕
叶贤伟	詹永忠	张冬青	张 伟	张岩巍	赵 琪
郑 静	郑晓彬	钟 巍	周承志		

丛书介绍

很高兴，由AME出版社、中南大学出版社联合出品的"AME科研时间系列医学图书"，如期与大家见面！

虽然学了4年零3个月医科，但是，仅仅做了3个月实习医生，就选择弃医了，不务正业，直到现在在做医学学术出版和传播这份工作。2015年，毕业10周年。想当医生的那份情结依旧有那么一点，有时候不经意间会触动到心底深处……

2011年4月，我和丁香园的创始人李天天一起去美国费城出差，参观了一家医学博物馆——马特博物馆（The Mütter Museum）。该博物馆隶属于费城医学院，创建于1858年，如今这里已经成为一个展出各种疾病、伤势、畸形案例，以及古代医疗器械和生物学发展的大展厅，展品逾20 000件，其中包括战争中伤者的照片、连体人的遗体、侏儒的骸骨以及人体病变结肠等。此外还有世界上独一无二的收藏，比如一个酷似肥皂的女性尸体、一个长有两个脑袋的儿童的颅骨等。该博物馆号称"Birthplace of American Medicine"。走进一个礼堂，博物馆的解说员介绍宾夕法尼亚大学医学院开学典礼都会在这个礼堂举行。当时，我忍不住问了李天天一个问题：如果当初你学医的时候，开学典礼在这样的礼堂召开的话，你会放弃做医生吗？他的回答是：不会。

2013年5月，参加英国医学杂志（BMJ）的一个会议，会议之后，有一个晚宴，BMJ为英国一些优秀的医疗团队颁奖，BMJ的主编和BBC电台的著名节目主持人共同主持这个年度颁奖晚宴。令我惊讶的是，BMJ给每个获奖团队的颁奖词，从未提及该团队过去几年在什么大牛杂志上发表过什么大牛论文，而是关注这些团队在某个领域提高医疗服务质量，减轻病患痛苦，降低医疗费用等方面所作出的贡献。

很多朋友好奇地问我，AME是什么意思？

AME的意思就是，Academic Made Easy, Excellent and Enthusiastic。2014年9月3日，我在朋友圈贴出3张图片，请大家帮忙一起从3个版本的AME宣传彩页中选出一个喜欢的。最后，上海中山医院胸外科的沈亚星医生竟然给出一个AME的"神翻译"：欲穷千里目，快乐搞学术。

AME是一个年轻的公司，拥有自己的梦想。我们的核心价值观第一条是：Patients Come First！以"科研（Research）"为主线。于是，2014年4月

24日，我们的微信公众号上线，取名为"科研时间"。"爱临床，爱科研，也爱听故事。我是科研时间，这里提供最新科研资讯，一线报道学术活动，分享科研背后的故事。用国际化视野，共同关注临床科研，相约科研时间。"希望我们的AME平台，能够推动医学学术向前进步，哪怕是一小步！

如果说酒品如人品，那么，书品更似人品。希望我们"AME科研时间系列医学图书"丛书能将临床、科研、人文三者有机结合到一起，像西餐一样，烹调出丰富的味道，搭配出一道精美的佳肴，一一呈现给各位。

汪道远
AME出版社社长

序（一）

近年来，免疫治疗在肿瘤领域尤其是肺癌治疗方面发生了重大变革，为肿瘤患者带来了长期生存的可能，但其伴随而来的免疫相关不良反应（immune-related adverse events，irAEs）不容忽视。新兴的免疫治疗的作用机制不同于传统的化疗和靶向治疗，临床工作者对它的认识和应用经验非常有限，尤其是对于在临床中应用免疫治疗后出现的重度irAEs，如皮肤、结缔组织、呼吸系统、消化系统、内分泌系统、循环系统的严重损害，甚至出现多器官功能衰竭等重症临床表现，目前我们的认识还比较粗浅，处理原则尚未统一。

为进一步提高广大医务工作者早期识别、准确判断、及时治疗、全程管理irAEs的水平及统一规范重度irAEs的诊治原则，本书通过汇集全国各地多家医院的临床真实病例，从内科角度详细阐述了免疫相关不良反应的早期特点、判断要点、诊断手段、治疗方法等多个方面的内容，并结合多学科协作团队（MDT）合作的优势，展示了临床医生诊治irAEs的能力和处理重度irAEs的临床经验。

总结有关肿瘤（特别是肺癌）免疫治疗中出现的严重相关不良反应的特征及临床处理经验，一直是广州呼吸健康研究院呼吸肿瘤团队的愿望。经过多年的临床实践，团队通过多次筹备，精心组织编写委员会，耐心收集病例资料，最终撰写了本书，参加编写工作的都是活跃在呼吸肿瘤领域临床第一线的中青年同道们。但免疫相关不良反应的处理手段仍然处于发展中，本书肯定存在不足、甚至争议，很多临床经验和共识有待进一步充实。我们也深切期望各地临床医务工作者继续开展相关的临床试验（尤其是关于重度irAEs的临床试验），以获得更多的循证医学证据，将具有我国本土特色的经验进行总结，从而在这一领域中作出具有我们民族特色的贡献。

本书由全国各地、各学科的专家教授共同编写，全体主编、编委以及工作人员始终坚持严谨求实的精神和对医学高度负责的态度，为编写好本书倾注了大量的心血，在此向参与本书编写、作出贡献的全体专家致以最诚挚的感谢。

钟南山

2021年6月

序（二）

近年来，肿瘤的免疫治疗发展突飞猛进，以免疫检查点抑制剂为代表的肿瘤免疫治疗在肺癌等实体瘤的治疗中展示出了良好的疗效，极大改善了肿瘤患者的预后。目前多个肿瘤免疫治疗药物已经获得国家药品监督管理局批准上市，造福了广大肿瘤患者。然而，免疫治疗也是一把双刃剑。在临床实践中，免疫治疗在带来临床益处的同时，也不可避免地会出现不良反应。

尽管免疫相关不良反应（irAEs）整体发生率低，患者耐受性较好，大部分可逆，而且大量研究告诉我们，轻度不良反应甚至有益于患者的长期生存，但是，重度不良反应显然会给患者带来严重的不良后果，甚至死亡。

由国家呼吸医学中心牵头、全国30家肿瘤治疗团队参与编写的《肿瘤重度免疫治疗相关不良反应——病例集萃及管理共识》一书，全面、详细地介绍了irAEs的发生机制、处理原则的最新进展，特别是"重症、少见不良反应"的治疗经验，展示了近40个生动鲜活的临床实战病例，同时对每个案例进行了独到点评，从理论到实践，具有很好的临床指导意义和可读性。编写本书的目的是希望广大医务工作者能够在尽可能短的时间里从传统的、对免疫不良反应两个极端认识，即"忽视"或者"害怕"的阶段，尽快地过渡到"正视"和"重视"阶段，从而减少重度致死性不良反应的发生，使更多的肿瘤患者能够从免疫治疗中获益。

最后，期待本书的出版能提高广大从事肿瘤临床及科研工作的同行对重度irAEs的认识，增强处理能力，启发探索性研究，为降低患者的治疗风险提供帮助，更好地造福肿瘤患者。

何建行
2021年6月

序（三）

　　以免疫检查点抑制剂为代表的免疫疗法开启了肿瘤治疗的新篇章，让许多肿瘤患者持久获益。免疫检查点抑制剂通过阻断免疫检查点如CTLA-4和PD-1通路，解除T细胞的功能抑制，激活机体的抗肿瘤免疫反应，从而达到抑制肿瘤的目的。此类药物对于免疫应答具有普遍的激活作用，不依赖于个体的肿瘤特异性抗原。然而，这种新疗法也带来了一些独特的免疫相关不良反应（irAEs）。与传统的化疗、靶向治疗或其他治疗不同，irAEs主要是源于激活的免疫系统对于正常器官的过度免疫，具有疾病谱广泛、临床表现多样等特点，尽管整体发生率低，患者耐受性较好，然而仍会导致部分患者出现严重的、甚至致命的irAEs。IrAEs，特别是重度irAEs是临床上非常棘手的问题，仍存在很多待解之谜，如危险人群的筛查，生物标志物，发病机制，如何分期、分级和分型，激素耐药后的处理策略，免疫抑制剂的个体化使用等。

　　由周承志教授牵头主编的《肿瘤重度免疫治疗相关不良反应——病例集萃及管理共识》一书，从实战出发，理论结合实际，汇集全国多家临床中心大量生动鲜活的临床病例，全面详细地介绍了重症、少见irAEs的发生机制、处理原则、诊疗经验教训，并邀请全国知名专家对案例进行点评，是一本irAEs领域不可多得的工具书、参考书。期待本书的出版能为肿瘤临床医生和相关人员提供有益指导和参考，更好地保障医疗安全、提高医疗质量，让更多肿瘤患者从免疫治疗中获益。

李时悦

2021年6月

目　录

第八篇　关于其他系统的不良反应

第一篇 概述

一、前言及重度免疫治疗不良反应的定义

（一）免疫检查点抑制剂相关不良反应的流行病学及特点

近年来，以免疫检查点抑制剂（Immune checkpoint inhibitors，ICIs）以及嵌合抗原受体T细胞免疫疗法（Chimeric antigen receptor T-cell immunotherapy，CAR-T）为代表的免疫治疗，改善了多个瘤种的预后，使肿瘤的治疗格局发生了重大变革，成为最有前景的抗肿瘤治疗手段之一[1-3]。ICIs主要包括抗细胞毒性T淋巴细胞相关抗原4（CTLA-4）、抗程序性细胞死亡蛋白1（PD-1）及其配体（PD-L1）抗体等系列药物。然而，ICIs治疗在疗效上获得突破的同时，引起的免疫相关不良反应（Immune-related adverse events，irAEs）也受到了普遍的关注。这些不良反应与传统的化疗、靶向治疗相关毒性反应明显不同，几乎全身任何器官系统都可能受到影响，少部分表现为严重致死性毒性反应[4-6]。目前，有关irAEs的大多数报道都来自临床研究，对其发病机制的研究仍非常有限。我们尚不清楚，irAEs是原发性自身免疫性疾病的新"形式"，还是单独的新"疾病"。一些早期证据表明，irAEs构成免疫耐受的经典突破，可导致自身抗原反应性和病原性自身抗体的产生或原发性自身免疫疾病，这些与主要组织相容性复合体（MHC）单倍型相关。另一方面，并非所有患自身免疫病的患者在接受ICIs治疗后都会加重其潜在疾病，这表明irAEs在病因学上比最初认为的要复杂得多，不同的免疫致病机制会导致irAEs，进而会在每个受影响的器官中导致多种不同的组织病理学表型[6-7]。因此，加强对irAEs，特别是重度irAEs的识别、发生规律、发病机制、全程管理，对提高治疗的安全性和患者的依从性、降低患者的治疗风险至关重要，坚持这样做可以让肿瘤患者活得更长，活得更好。

1.流行病学

IrAEs发生的频率不仅取决于使用的药物及其暴露时间和给药剂量，也取决于个别患者的具体特征，如内在危险因素[4,6-7]。IrAEs按照美国癌症协会不良反应分级标准可分为1~5级（G1~G5），Meta分析发现，ICIs所致的不良反应发生率为54%~76%[8-9]。IrAEs可以发生在任何器官系统中，中位发生时间通常是在治疗开始后2~16周内。然而也有报道显示，irAEs的发作在ICIs启动的几天之内就会出现，或者治疗1年后才出现。通常在治疗的前4周内发生irAEs的风险比4周后高3倍。在接受相同ICIs的不同癌症个体之间，特定irAEs的发生频率有所不同，而不同器官的特异性免疫微环境也可能会驱动特定irAEs模式[4,8-11]。例如，黑色素瘤患者的皮肤病和胃肠道irAEs的发生频率更高，而肺炎的发生率较低。在ICIs中，伊匹单抗（ipilimumab）最常见的irAEs为皮肤毒性、胃肠道毒性和肾毒性，帕博利珠单抗（pembrolizumab）为关节痛、肺炎和肝

毒性，纳武利尤单抗（nivolumab）则主要表现为内分泌毒性，阿替利珠单抗（atezolizumab）最常发生甲状腺功能低下。

（1）抗CTLA-4抗体

伊匹单抗（ipilimumab）是一种针对细胞毒性T淋巴细胞相关抗原4（CTLA-4）的单抗，是全球首款获得美国食品药品管理局（FDA）批准上市用于治疗黑色素瘤的单抗药物[12]。研究发现，高达60%的接受ipilimumab治疗的患者可发生irAEs，其中10%~30%为3~4级。接受ipilimumab的患者发生irAEs的风险具有剂量和时间依赖性。在一组高危Ⅲ期黑色素瘤患者中，患者接受10 mg/kg剂量的ipilimumab治疗，在随访3年的研究中发现，54.1%的患者有3级以上的治疗相关不良事件，包括5例（1.1%）患者的免疫相关死亡，提示长期使用大剂量抗CTLA-4抗体治疗与irAEs的高风险相关。大多数≥3级的irAEs发生在开始治疗的8~12周内，腹泻和（或）结肠炎是最常见的（发生在约20%的患者中），皮疹通常最早出现。少见毒性反应包括瘙痒、肝炎和内分泌疾病（如垂体炎和甲状腺炎）。肝毒性通常发生在治疗开始后4~9周，而内分泌毒性通常发生在7~10周内，约3.8%的患者接受CTLA-4抗体后发生任何级别的神经性炎症，平均发病时间为治疗开始后6周。其他罕见的毒性（发生于<2%的患者）包括上巩膜炎和（或）葡萄膜炎、胰腺炎、肾炎、重症肌无力、自身免疫性自主神经节病、吉兰-巴雷综合征（GBS）和其他神经病变、结节病样反应、自身免疫性血小板减少症、中毒性表皮坏死松解症（TEN）和史蒂文斯-约翰逊综合征（Stevens-Johnson综合征，SJS）[13]。

（2）抗PD-1抗体

与抗CTLA-4抗体相比，抗PD-1抗体的irAEs发生频率较低，大约10%的患者会出现3级以上irAEs。偶发的不良反应（出现在5%~20%的患者中）包括疲劳、头痛、关节痛、皮疹、瘙痒、肺炎、腹泻和（或）结肠炎、肝炎和内分泌疾病。来自接受抗PD-1抗体治疗的患者数据表明，大多数irAEs发生在治疗的前6个月内。KEYNOTE-407研究未发现≥3级不良事件的增加。肺炎和自身免疫性肝炎在帕博利珠单抗联合化疗组患者中的发生率略高于单独化疗组（分别为2.5% vs 1.1%，1.8% vs 0）[14]。

（3）抗PD-L1抗体

由于保留了PD-L2信号，抗PD-L1抗体的毒性理论上可能更轻，从而更好地保持免疫稳态。但由于非小细胞肺癌的适应证和肿瘤类型不同，很难对不良事件的风险进行细致的比较。Khunger等[15]荟萃分析了19项临床试验的免疫相关肺炎的发生情况。结果表明，在接受抗PD-1抗体治疗的患者中，肺炎的发生率明显较高（4.9% vs 1.9%；P<0.001）；与接受抗PD-L1抗体治疗的人群相

比，该组患者肺炎的严重程度也更重。

2. IrAEs的临床特点

（1）广泛性

由于irAEs与过度激活的免疫系统高度相关，因此大多数人体器官都可能受到irAEs的影响，例如皮肤、肠、肝、肾、内分泌组织和中枢神经系统。皮肤病表现和胃肠道事件最常见于irAEs。在接受免疫疗法治疗的患者中，大约有30%以上有皮肤毒性，例如皮疹和黏膜炎。同时，据报道有30%~40%的抗CTLA-4抗体治疗的患者出现胃肠道疾病，例如腹泻和结肠炎。其他不常见的并发症包括肾炎、胰腺炎、内分泌和神经系统疾病[16-18]。

（2）滞后性

皮肤病学不良事件最早在免疫检查点抑制剂治疗后的两周内出现。胃肠道不良反应通常在治疗开始后的6周内发生。免疫治疗后1~49周可发生肝炎，中位持续时间为5周。伊匹单抗的内分泌毒性发作时间通常为7周，而尼古鲁单抗的中位毒性发作时间为10周。开始治疗后8~14周出现免疫相关性肺炎[19-21]。

（3）不可预测性

根据临床报道，irAEs可能随时发生，并在患者治疗过程中覆盖多个器官，甚至导致死亡，因此需要及早诊断和适当治疗。

（4）不同ICIs产生的不良反应谱不同

抗CTLA-4抗体以肠炎、垂体炎、皮肤不良反应更常见；PD-1抑制剂则更常出现免疫相关性肺炎、肌肉和关节痛、甲状腺功能低下等。PD-1抑制剂与PD-L1抑制剂的irAEs发生率相当。

（5）与化疗单药相比存在差异

免疫单药的整体不良事件（adverse events，AE）发生率低，耐受性良好，大部分irAEs是可逆的。

（二）IrAEs发病机制及诊疗流程

1. IrAEs发病机制

与传统化疗对肿瘤细胞和正常细胞的直接杀伤不同，PD-1/PD-L1单抗或者抗CTLA-4抗体为代表的免疫治疗是通过解除免疫抑制、活化T细胞功能、增强免疫功能来提高对肿瘤细胞的杀伤作用。IrAEs发生的详细机制尚未阐明，可能与免疫检查点通路在维持人体免疫稳态中的作用被破坏有关[2,7-8,22-23]。研究发现，CTLA-4和PD-1抑制剂均可增加T细胞的活化和增殖，消除调节性细胞（Treg细胞）的功能。而正常组织中也存在T细胞，它们在杀伤肿瘤组织的同时，会导致部分免疫相关的脏器发生不良反应。T细胞被认为是大多数irAEs免疫发病机制的核心，而T细胞耐受性丧失可导致许多自我激活的免疫过程。除T细胞本身的功能活化外，体液免疫、细胞因子或自身抗体数量的增强，均会介导irAEs的发生[7,21,24-25]。

CTLA-4是在T细胞上表达的免疫检查点受体，它的激活主要会抑制淋巴组织中T细胞活化早期阶段的免疫响应。CTLA-4途径的异常会导致广泛的多器官淋巴细胞浸润、Treg细胞缺陷和自身抗体产生。CTLA-4抑制剂可以减少肿瘤微环境中Treg细胞的比例，上调Th17细胞，导致Treg/Th17失衡[7,21,24-27]。Th17可通过释放促炎细胞因子IL-17A、IL-21和IL-22参与许多自身免疫性疾病的发生，包括风湿性关节炎、银屑病关节炎和炎症性肠病。研究证实，CTLA-4抑制剂会增加黑色素瘤患者循环中Th17细胞的数量，而IL-17水平升高与接受伊匹单抗治疗后的严重irAEs（尤其是结肠炎）有关。CTLA-4还在Treg细胞中表达。因此，阻断CTLA-4会导致广泛的、非特异性的免疫响应激活。这种对免疫系统广泛的激活作用可能是CTLA-4抗体引发多种不良反应的原因[28]。

另外，CTLA-4和PD-1越来越被认为是B细胞活化、增殖和调节功能的关键参与者。成熟的B细胞在肿瘤微环境和癌症免疫监视中的关键作用也日益得到认可[25]。在黑色素瘤患者中，具有成浆细胞样表型的成熟B细胞通过体外的抗PD-1阻滞增加PD-1阳性T细胞的活化和炎性趋化因子的分泌。它们在未经治疗的黑色素瘤中的发生频率还可以预测ICIs治疗的反应和生存结果。生发中心卵泡T细胞和B细胞之间的相互作用对于体液免疫至关重要，异常相互作用与自身免疫有关。研究发现，接受ICIs治疗的患者在单次治疗后，循环B细胞的数量以及CD21低表达B细胞和成浆细胞的数量增加，这些早期变化可预示irAEs的发生[29]。同时在接受伊匹单抗治疗并出现垂体炎的黑色素瘤患者中发现了促甲状腺激素、促卵泡激素（FSH）和促肾上腺皮质激素分泌细胞的自身抗体。在接受CTLA-4或PD-1/PD-L1抑制剂治疗后出现irAEs的患者中也同样检测出自身抗体，包括甲状腺炎患者出现的抗甲状腺抗体，天疱疮患者中出现的抗BP180抗体，关节炎患者出现的类风湿因子和抗CCP抗体，同时也在糖尿病患者中发现了GAD65、IA-2、ICA-512、ZnT8和胰岛素等自身抗体。

2. IrAEs发病机制及诊疗流程

IrAEs的基本处理原则包括：预防、检测、评估、治疗和监测[17,30-31]。

（1）预防

对患者及其家属做好治疗开始前、治疗过程中以及治疗后生存期内与治疗相关的不良反应的教育。注意是否存在自身免疫性疾病的既往史和家族史。临床医师必须熟悉irAEs的特点和危险因素，密切关注使用ICIs后是否出现不适或者原有症状是否会加重，对其进行早期识别和处理可缩短irAEs的持续时间，减轻严重程度。

（2）检测

在患者治疗开始前进行病史询问、体格检查、实验室检查及影像学检查，并以此作为基线参考，对于判断患者是否可能出现irAEs尤为重要。当患者用药后出现新的症状，或原有症状加重时，应完善体格检查、实验室检查、影像学检查等，必要时应完善其他相关检查后再进行评估。

（3）评估

患者用药后出现新症状或原有症状加重，这有可能是疾病进展、偶然事件或者已经出现了irAEs，考虑到癌症患者在使用ICIs前可能已合并一些基础疾病，因此需要关注患者已有的症状，并根据患者基线时的特殊病史、症状或伴随疾病等与基线值进行对比，判断这些症状是否为irAEs并评估其严重程度。

（4）治疗

IrAEs的总体处理原则与irAEs的级别有关，按处理原则来分，总体分为以下几种情况。出现1级毒性反应时，一般均可在密切监测下继续治疗，但是神经系统及一些血液系统的毒性反应除外。出现大部分2级毒性反应时，应当停止治疗，直到症状和（或）实验室指标恢复到1级毒性反应或更低水平；可给予糖皮质激素[初始剂量为泼尼松0.5~1 mg/（kg·d）或等剂量的其他激素]。出现3级毒性反应时，应当停止治疗，并且立即使用高剂量糖皮质激素[泼尼松1~2 mg/（kg·d），或甲泼尼龙1~2 mg/（kg·d）]。糖皮质激素减量应持续4~6周以上；对于某些使用高剂量糖皮质激素48~72 h后症状没有改善的毒性反应，可选择英夫利昔单抗（infliximab）。当症状和（或）实验室指标恢复到1级毒性反应或更低水平时，可以恢复治疗，但应慎重，尤其是对于治疗早期就出现不良事件的患者，同时不推荐进行剂量调整。出现4级毒性反应时，一般意味着需要永久停止治疗，但已用激素替代疗法控制的内分泌不良事件除外。IrAEs发生的时间和累及器官有关，一般在给药后几周至几月内发生，但实际上irAEs可发生于接受ICIs治疗的任何时间，甚至是延迟到ICIs治疗结束后才出现。

（5）监测

在整个治疗过程中，要考虑患者出现不良反应的可能性，包括治疗前的评估，治疗过程中症状的监测，还有效果的监测，各种不良反应症状的监测，以及对各种并发症可能出现的不同程度进行评估，这些都是监测的范围。监测是一个动态的过程，从治疗前到治疗中到治疗后，是一个非常复杂的过程，需要医护人员、患者本人以及家属多方面的重视。有时候在不良反应比较轻的时候提前处理，可以预防出现比较重的不良反应，因此早期干预是非常重要的。

（三）重度免疫治疗不良反应的定义及其重要性

　　IrAEs的研究还处于早期发展阶段，许多临床问题尚未得到解决。但随着ICIs适应证的迅速增长，临床医生面临着处理各种irAEs的巨大压力。大多数irAEs具有自限性，可以通过皮质类固醇或霉酚酸酯的预先治疗得到有效的控制。对于某些严重不良反应（重度irAEs）目前尚无统一概念，通常指接受免疫治疗的肿瘤患者心脏、肺、肝、结肠和神经肌肉系统发生的难治性、死亡率较高的不良反应[32-33]。指南对于此类不良反应给出的管理建议有限，同时由于缺乏对irAEs发病机制的系统性研究，临床治疗面临着很大的困难。

　　与ICIs相关的致命毒性作用并不常见，发生率为0.3%~1.3%。这些致命的毒性往往在治疗早期出现，并经常导致快速的临床恶化。在2009—2018年1月之间，Vigilyze数据库里的31 059例与ICIs相关的病例报告中，有613例致命性不良事件（1.97%）。其中，193例死亡与抗CTLA-4抗体相关，主要是由于结肠炎（70%），其次是肝炎（16%）和肺炎（8%）。333例PD-1或抗PD-L1抗体治疗相关的死亡，主要由肺炎（35%）、肝炎（22%）或神经毒性（15%）引起。CTLA-4抑制剂与PD-1/PD-L1抑制剂的联用，造成死亡的主要原因是结肠炎（37%）和心肌炎（25%），而肺炎（14%）和神经毒性（8%）相关的致命性毒性的发生率相对较低。致命性AE倾向于在治疗的早期发生（单一疗法的中位发作时间为40 d，联合疗法的中位发病时间为14.5 d）。其中免疫性心肌炎需要特别关注，约40%的报告病例是致命的。这些数据与既往报道的接受ICIs治疗的3 545例患者的数据基本一致。总体死亡率为0.6%，主要归因于心肌炎、神经毒性、结肠炎或肝炎。从治疗开始到症状发作与从症状发作到死亡的中位时间分别为15 d和32 d。同样，对包括19 217例患者的112项公开的试验数据进行的荟萃分析显示，致命性AE的发生率分别为0.36%（PD-1抑制），0.38%（PD-L1抑制），1.08%（CTLA-4抑制）和1.23%（PD-1或PD-L1抑制加上CTLA-4抑制）[21,33]。开发严重致死性AE的预测指标、探索严重毒性的机理和针对严重事件的更有效管理方法以及更具选择性的抗癌免疫疗法是关键。对于这些潜在的致命并发症，应给予足够的重视，并对其进行早期识别、早期治疗。

二、重度免疫治疗不良反应临床一线实战指引

　　目前已有多个关于irAEs管理的指南发布，根据常见不良反应事件评价标准（CTCAE）分类，irAEs的治疗取决于受影响的器官系统和毒性等级[17-18,30-31]。目前对重度/致死性irAEs的认识有限，尚无针对性的诊疗指南[34]。通常对有2级不良反应的患者应停止ICIs，直到不良反应减轻，如ICIs治疗停止后irAEs持续存在，可以考虑使用糖皮质激素，出现3级或4级irAEs的患者应首先服用类固醇。对2级以上的irAEs或有症状的内分泌irAEs（如糖尿病或甲状腺疾病）的患者应进行治疗和监测并进行专科会诊。对于某些器官特异性irAEs（胰腺炎、垂体炎、肺炎及神经系统、风湿性和系统性自身免疫性疾病），无论严重程度如何，应推荐转诊。同时在诊疗过程中可以遵循以下指引[10,35]。

（一）提前告知

需要认识免疫不良反应毒性谱，识别免疫相关危险因素，充分告知患者，特别是严重不良反应、致死性不良反应的发生，在开始ICIs治疗之前，医生必须评估患者发生毒性的易感性，并进行irAEs相关的患者教育，签署免疫治疗相关不良反应知情同意书。

（二）早诊早治

做好高危人群的识别和筛选；做好基线检查，包括一般情况，影像学检查、一般血液学检查、皮肤黏膜检查、甲状腺功能检测、肾上腺和垂体功能检测、静息或活动时的血氧饱和度、心肌酶谱等；做好毒性监测，包括治疗中的监测和治疗后的随访。同时对出现不良反应后与免疫药物相关性的归因判断，需要行影像学、实验室、病理学等检查以进行鉴别诊断并注意监测病情变化。排除其他原因，如感染（新冠病毒）、合并疾病、既往抗癌治疗或伴随药物的毒性，需要考量免疫治疗开始时间与发生AE之间的时序关系，疾病进展或其他诊断，对皮质类固醇治疗的临床反应，患者对免疫药物撤药的反应，在重新开始免疫治疗后不良事件的复发等方面的问题，及早识别免疫不良反应并进行早期干预。

（三）标本兼治

相应器官对症支持治疗为"标"，激素免疫抑制剂处理为"本"，需要"标本兼治"。临床上应该根据毒性分级来判断是否使用糖皮质激素，以及使用激素的剂量和剂型。1~2级毒性反应一般选择使用口服的糖皮质激素制剂。有时由于严重毒性来势凶险，例如心脏、肺、肝脏和神经系统毒性，要首选高剂量静脉滴注糖皮质激素。使用糖皮质激素要及时，延迟使用（>5 d）会影响部分ICIs相关毒性的最终处理效果，例如腹泻、结肠炎。为防止毒性复发，糖皮质激素减量应逐步进行（使用时间>4周，有时需要则应使用6~8周或更长时间），特别是在治疗免疫相关性肺炎和肝炎时。同时要强调相应器官的对症支持治疗，只有"标本兼治"，才能更快地恢复，并减少后遗症的发生。

（四）专科会诊

对3级以上所有器官不良反应，某些器官特异性irAEs（胰腺炎、垂体炎、肺炎、神经系统、风湿性和系统性自身免疫性疾病），均应完善专科会诊或转诊。

（五）分级管理

采取分级处理策略，即首先对发生的毒性反应按照irAEs标准进行分级，再根据不同的分级进行相应的处理。3级以上不良反应必须高度重视住院诊疗，出现主要器官4级不良事件时，特别对于严重的心、肺、肝、肾功能不全及神经系统毒性等，应该及时联系重症监护室，给予相应器官生命支持治疗，才能防止出现5级事件。心肌炎和神经肌肉毒性推荐大剂量（1.0 g/d）激素冲击治疗3~5 d后改为标准剂量，其他器官一般开始就使用标准剂量皮质类固醇激素，如泼尼松1~2 mg/（kg·d）或甲泼尼龙静脉输注1~2 mg/（kg·d），逐渐减量，总时间持续6~8周。以上处理后仍未改善的，可能需要使用英夫利昔单抗或其他免疫抑制剂治疗。对4级不良反应永久停止治疗，但已用激素替代疗法控制的内分泌不良反应事件除外。

三、不同器官的个体化管理

大多数irAEs具有自限性，可以通过皮质类固醇和（或）霉酚酸酯进行治疗。然而，对于≥3级高毒性irAEs，皮质类固醇的疗程非常漫长，有时会超过6个月。有些irAEs（例如炎性关节炎）可能会变成慢性病，ICIs治疗中断后24个月，仍有高达75%的患者会持续出现炎症。影响心脏、肺、肝、结肠和神经肌肉系统的irAEs通常死亡率很高。在临床实践中，基于证据的指南非常有限，缺乏合理有效的治疗方法推荐。IrAEs的绝大多数报道（甚至最严重的）都是临床病例报告和系列说明，而很少有基于免疫机制的机理研究。通常推荐皮质类固醇作为大多数irAEs的一线治疗，对特殊器官需使用大剂量冲击[6,32,36]。对于≥3级的irAEs患者，尤其是影响到心脏、肺、肝脏、结肠和神经肌肉系统的irAEs，建议在激素治疗前进行免疫组织病理学检测，包括通过免疫组织化学、流式细胞术、多重细胞因子分析和（或）自身抗体检测，同时展开针对irAEs发病机制的系统分析，为后续的irAEs个体化靶向治疗提供初步指导。所有免疫抑制剂治疗都可能导致致命的病毒或细菌感染，因此建议在开始免疫抑制剂治疗之前，应检测结核病和病毒性肝炎，适时给予抗菌药物预防。同时鼓励跨学科合作，进行MDT管理[35]。

（一）皮肤毒性

皮肤毒性是CTLA-4或PD-1/PD-L1抑制剂最常见的毒性反应，表现形式多样，包括斑丘疹/丘疹性皮疹、皮肤超敏反应、皮肌炎、Sweet综合征、坏疽性脓皮病、大疱性疾病、伴嗜酸性粒细胞增多和系统症状的药物反应（DRESS）、光敏反应、牛皮癣等，在黑色素瘤患者中还可以导致白癜风。在联合使用ICIs时，可能会出现更为严重、更早的皮肤毒性反应，如Stevens-Johnson综合征/中毒性表皮坏死松解症等。治疗主要包括润肤、糖皮质激素、口服抗组胺药，或者邀请皮肤科医生处理。

（二）胃肠道毒性反应

胃肠道毒性反应包括腹泻/结肠炎和肝炎。腹泻/结肠炎同样是ICIs治疗的常见并发症，其中接受CTLA-4抑制剂治疗的患者更容易出现这类并发症；联合CTLA-4和PD-1抑制剂则可能增加发生3/4级结肠炎的风险。对于2级或以上的腹泻/结肠炎，应该立即暂停ICIs并开始全身性糖皮质激素治疗，如果3~5 d后没有显著的效果，则应考虑使用英夫利昔单抗。如果患者无法耐受英夫利昔单抗，则可以考虑使用维多珠单抗（vedolizumab）。较早开始生物治疗或许可以减少糖皮质激素的用量和使用时间，但开始英夫利昔单抗和维多珠单抗的时机仍有待进一步评估。小鼠肠道微生物群的质性变化，如脆弱类杆菌和洋葱伯克霍尔德菌，已被证明可以防止抗CTLA-4抗体诱导的结肠炎的发展，并与增强抗肿瘤作用有关。通过分析微生物群的组成，可以成功地预测结肠炎的进展。此外，两例对类固醇、抗肿瘤坏死因子抗体和抗整合素抗体不敏感的ICIs诱导结肠炎患者，已成功地通过移植来自健康无关捐赠者的粪便微生物群来治疗。

肝炎的发生率较腹泻/结肠炎低，但在ICIs联用时发生率也会增高。最常见的表现是无症状的谷草转氨酶（AST）和谷丙转氨酶（ALT）升高，伴或不伴高胆红素血症，大多数患者的症状会在治疗结束后消失，但也有部分患者会出现急性肝功能衰竭。对于肝转氨酶水平2级升高（定义为正常上限的2~5倍）的患者应暂停使用ICIs，当转氨酶水平超过该临界值时，应永久停止ICIs。所有肝转氨酶水平中度至重度升高（高于正常上限的3倍）的患者应获取肝活检样本，以排除其他原因，如其他药物、酒精、感染、病毒性肝炎等病因。患者毒性反应在2级或以上时，应该暂停ICIs治疗，直至恢复到1级再考虑重启治疗；若暂停治疗后，患者的肝功能仍未恢复则应开始使用糖皮质激素，甚至霉酚酸酯（MMF）；在临床状况急剧恶化的情况下，可以考虑使用抗胸腺细胞球蛋白治疗。

（三）内分泌毒性

ICIs治疗引起的内分泌毒性包括甲状腺功能低下、甲状腺功能亢进、甲状腺炎、垂体功能亢进、原发性肾上腺功能不全和胰岛素依赖型糖尿病等。ICIs治疗相关的内分泌毒性的表现可能并不具有特异性，包括恶心、疲劳、头痛或虚弱等。诊断ICIs相关的内分泌毒性需要从用药开始之前就做准备，应该在基线和治疗期间常规检查促甲状腺素和游离甲状腺素水平，另外也可以考虑检测促肾上腺皮质激素和皮质醇。内分泌毒性并不会随着治疗结束而消失，而是需要终生激素替代治疗，治疗需要与内分泌科医生密切合作。在ICIs治疗中，甲状腺功能减退症比甲状腺功能亢进症更为常见，中位发生时间为开始治疗后的第4周；对甲状腺功能减退的患者应在排除肾上腺功能不全后进行甲状腺激素替代治疗。垂体炎主要发生在抗CTLA-4治疗中，出现垂体功能减退的临床症状或实验室结果的患者应接受甲状腺、肾上腺和性腺轴功能的检测，需要与内分泌科合作进行综合治疗。接受ICIs治疗的患者出现疲劳、虚弱、头痛、视觉障碍、动脉低血压和恶心等症状或恶化，应引起对垂体炎的怀疑，并要求立即评估垂体功能状态。在发病早期应行垂体磁共振成像（MRI）检查，以排除垂体转移瘤，并评估由于视交叉受压而导致的潜在肿块效应引起的垂体增大程度。对于大多数甲状腺功能亢进的患者来说，可以继续使用ICIs，并且可以使用β-受体阻滞剂来缓解症状。对于持续性甲状腺功能减退的患者，应在排除肾上腺功能不全的可能性后开始给予左旋甲状腺素替代治疗[37]。

（四）肺炎

尽管肺炎这一毒性反应的发生率较低，但却有可能危及生命，因此所有出现新的呼吸道症状的患者都应该考虑这一可能性[38]。抗PD-1/PD-L1治疗相关的死亡中35%与肺炎有关，抗PD-1单药治疗的肺炎发生率稍高于抗CTLA-4治疗，联合治疗的发生率则更高。肺癌患者在治疗后出现的肺炎比黑色素瘤患者更多、更严重。患者可能会出现咳嗽、胸痛、喘息、呼吸急促、缺氧或疲劳等症状，但也有一些患者没有症状，通过影像学检查偶然诊断。对于治疗期间出现呼吸道症状的患者应高度怀疑肺炎，由于可能同时出现免疫性炎症和感染，在治疗期间建议同时使用广谱抗生素和免疫抑制剂。对于2级或以上的肺炎，应该停止ICIs治疗，邀请肺科会诊行支气管肺泡灌洗或支气管镜检查，开始大剂量糖皮质激素治疗并可能需要住院。对于糖皮质激素难治性肺炎可以考虑使用英夫利昔单抗、环磷酰胺或霉酚酸酯进行额外的免疫抑制。

（五）风湿性毒性反应

ICIs治疗时的风湿性毒性反应的发生率还没有被深入研究，患者可以表现为血清阴性的脊柱关节炎、多发性关节炎、类风湿关节炎样表现、结膜炎、葡萄膜炎、反应性关节炎、干燥综合征、肌炎、多发性肌炎样表现、巨细胞动脉炎、风湿性多肌痛、系统性红斑狼疮和结节病等。患者如果出现了急性的肌肉骨骼症状，应该高度怀疑出现了风湿性毒性反应。对1级毒性反应可以使用非甾体类抗炎药，如果没有改善可以考虑使用泼尼松；对2级或以上的毒性反应应使用泼尼松治疗，对于糖皮质激素效果不佳的患者可以考虑其他免疫抑制剂，包括甲氨蝶呤、柳氮磺吡啶、来氟米特或抗细胞因子疗法，如抗IL-6抗体托珠单抗（tocilizumab）等。

（六）其他罕见的免疫相关不良反应

其他罕见的免疫相关不良反应包括神经系统毒性、肾毒性、眼毒性、心血管毒性、血液系统毒性。

神经系统毒性：神经系统毒性可表现为非感染性脑炎/脊髓炎、吉兰-巴雷综合征、重症肌无力、周围神经病等，需要与感染、中枢神经系统转移或软脑膜转移、副肿瘤综合征、维生素B_{12}缺乏和糖尿病性神经病相鉴别[36]。对于出现了2级或2级以上神经系统症状的患者，应停止ICIs治疗并在进行诊断评估的同时开始使用糖皮质激素，此外还应邀请神经内科会诊。对糖皮质激素难治性患者或快速进展性患者，可考虑采用其他免疫抑制手段，包括血浆置换术、免疫球蛋白、抗α4整合素那他珠单抗（natalizumab）等。

肾毒性：ICIs治疗相关的肾毒性很少见，可以表现为高血压、电解质失衡、尿量改变或肌酐升高，病理学上常表现为急性间质性肾炎（AIN）。ICIs治疗患者的急性肾脏损伤需要与脱水、败血症和其他药物引起的肾毒性相鉴别，进行尿液检查和肾脏超声检查。对于肾毒性2级或2级以上的患者，应该继续ICIs治疗；如果没有其他原因，可以给予糖皮质激素。然而，糖皮质激素的最佳剂量和持续时间尚不清楚。

眼毒性：ICIs治疗相关的眼毒性更少见，可表现为葡萄膜炎、周围溃疡性角膜炎、Vogt-Koyanagi-Harada综合征、脉络膜新血管形成、黑色素瘤相关的视网膜病变、甲状腺相关眼病和特发性眼眶炎症。眼毒性常与眼外毒性反应同时出现，最常合并结肠炎。由于眼部不良反应可能威胁视力，因此出现视觉症状的患者应立即转诊至眼科。治疗上，2级毒性反应可以局部使用糖皮质激素控制症状，而3~4级毒性反应通常需要全身性糖皮质激素治疗。

心血管毒性：心血管毒性的表现各异，如呼吸困难、胸痛和心血管功能衰竭等；心血管毒性反应包括心肌炎、心包炎、心脏纤维化、心律不齐和新发性心力衰竭等。这些毒性反应可能是致命的，需要保持警惕。建议所有患者均应接受基线心电图检查和肌钙蛋白测定；对于出现了心血管毒性反应的患者应该给予心电图、肌钙蛋白、脑钠肽、超声心动图和胸部X线检查；对于疑似心肌炎的患者应该尽早进行心内科的会诊；对确诊为心肌炎的患者应该停止ICIs治疗，改用大剂量糖皮质激素治疗；对糖皮质激素治疗无效的患者，应考虑额外的免疫抑制处理，如英夫利昔单抗、抗胸腺细胞球蛋白、免疫球蛋白，霉酚酸酯和他克莫司等。

血液系统毒性[39]：血液系统毒性反应很少见，但表现多样，包括溶血性贫血、红细胞发育不全、中性粒细胞减少、血小板减少、骨髓增生异常、A型血友病、再生障碍性贫血和噬血细胞综合征等，需要与癌症进展、骨髓受累、胃肠道出血和药物作用相鉴别。治疗上除了邀请血液科会诊外，建议单独使用糖皮质激素。

四、CAR-T细胞主要不良反应及处理

CAR-T细胞疗法是肿瘤免疫治疗的重要手段之一，CAR-T细胞的靶向性、杀伤活性、增殖性和持久性较常规T细胞明显提高，经过不断的改进演变，其在血液系统肿瘤治疗中取得了重大进展，受到广泛的关注[1,22,40]。目前，美国FDA已批准了2项CD19 CAR-T治疗产品上市。随着CAR-T、双特异性T细胞衔接器（BiTE）和双重高亲靶向蛋白（DART）以及基因修饰的T细胞受体疗法（TCR-T）等免疫治疗临床及机制研究的开展，其潜在风险及不良反应得到了更广泛的认识，尤其是细胞因子释放综合征（cytokine release syndrome，CRS）和免疫效应细胞相关神经毒性综合征（ICANS）。探索CRS和ICANS的发病机制及其高风险因素、寻找相应的处理策略，对CAR-T的有效应用至关重要。

CRS是由CAR-T细胞与其靶点结合后引起T细胞活化导致的全身性炎症反应，是输注CD19 CAR-T细胞后最常见的毒性反应，重者可能危及生命[41-42]。活化的T细胞可以产生细胞因子和趋化因子，如IL-2、IL-2R-α、IFN-γ、IL-6、IL-6R和GM-CSF。周围的免疫细胞，如单核细胞、巨噬细胞和树突状细胞也会产生细胞因子，从而使免疫系统全面激活。CRS的首发症状是发热，其他非特异性症状包括不适、肌痛、疲劳和皮疹。CRS可以是自限性的，也可以在支持治疗下缓解，但也可能出现肺水肿、低血压、多器官功能衰竭、循环衰竭，最终危及生命。CRS的发生可以出现在CAR-T细胞输注后的1~14 d。严重的CRS患者可能会出现类似于噬血细胞综合征/巨噬细胞活化综合征的表现，包括肝脾肿大、肝功能不全、高铁蛋白血症、低纤维蛋白原和凝血障碍。这些症状需要与其他发烧、低血压和呼吸衰竭的原因，包括感染和肿瘤进展等鉴别。美国国立综合癌症网络（NCCN）及美国移植与细胞治疗学会对CRS进行了分级，

主要依据为低血压和低氧的严重程度，这一分级决定了后续的治疗方案。对于1级CRS患者，应该在进行其他检查诊断的同时开始使用广谱抗生素，并进行相应的支持治疗。2级或以上的CRS患者应该接受8 mg/kg的静脉托珠单抗治疗；抗IL-6治疗后仍有持续性低血压的2级CRS患者和3/4级CRS患者应加用糖皮质激素。托珠单抗已经被证明可以快速抑制CAR-T治疗所导致的CRS，但使用的最佳时机仍在探索之中。近期有研究发现细胞凋亡释放的因子刺激巨噬细胞产生促炎性细胞因子，这很可能触发接受CAR-T细胞治疗的患者中发生的CRS[43-45]。

免疫效应细胞相关神经毒性综合征（ICANS）可能表现为多种神经系统症状，最初为震颤、书写障碍、轻度表达性失语、失用和注意力不集中，其中表达性失语是ICANS的特有症状。ICANS可能与细胞因子扩散到中枢神经系统或CAR-T细胞被转运到中枢神经系统有关，但具体的病理生理机制仍不清楚。ICANS的危险因素包括年轻、B淋巴细胞白血病、高肿瘤负荷以及较高的CAR-T细胞剂量，美国移植与细胞治疗学会已经发布了有关ICANS标准化分级建议的共识指南，通过脑部MRI、脑电图、神经内科会诊，客观地评估CAR-T治疗相关的神经毒性，排除可能具有镇静作用的药物的影响。ICANS通常对托珠单抗没有反应，指南建议对2级或以上的ICANS患者使用大剂量糖皮质激素；但如果存在CRS则应加用托珠单抗[46]。

五、问题及展望

随着新的药物陆续进入临床，肿瘤免疫疗法的发展将在未来继续改变肿瘤治疗。包括ICIs和CAR-T细胞治疗在内的癌症免疫疗法已经改变了多种实体瘤和血液系统恶性肿瘤的治疗，不断开启和正在进行中的临床试验则进一步扩大了这些治疗的适用范围。对于免疫治疗不良反应，我们仍面临许多亟待解决的关键问题，比如，irAEs似乎是随机发生的，如何寻找生物标志物进行有效预测是一个挑战，特别是对于严重的、高死亡率的irAEs来说。我们迫切需要临床前模型来研究irAEs的机制。另外，现有常规治疗如放疗、靶向治疗、化疗是否会增加免疫治疗AE风险？IrAEs的发生是否与疗效相关？治疗irAEs的免疫抑制剂对免疫治疗的影响如何？IrAEs后是否可以重启ICIs治疗？这一系列的问题都有待回答[4,8,10,23,47-48]。

随着免疫治疗的不断推广，有必要对其独特的毒性反应有更为深入的认识，以帮助医护人员在治疗期间合理应对和管理这些毒性反应。同时，需要进一步寻找患者出现这些毒性反应的风险因素，探索其背后的病理生理机制，从而为更好地预防和治疗这些毒性反应打下基础。IrAEs可出现多种临床表现，我们必须提高认识，在irAEs的诊断和管理方面进行培训，并鼓励多学科协作。结合临床前研究、临床试验和真实世界研究，探索irAEs病理生理学发生机制及规律，寻找早期监测生物标志物，并建立最佳的治疗和预防策略，特别是重型、难治性irAEs患者的用药策略。

六、附表汇总

受影响器官系统最常见的组织病理学表现见图1-1-1。

免疫相关不良事件的免疫病理机制见图1-1-2。

免疫治疗不良反应全程管理见图1-1-3。

免疫检查点抑制剂的主要毒性反应见表1-1-1。

嵌合抗原受体T细胞的主要毒性反应见表1-1-2。

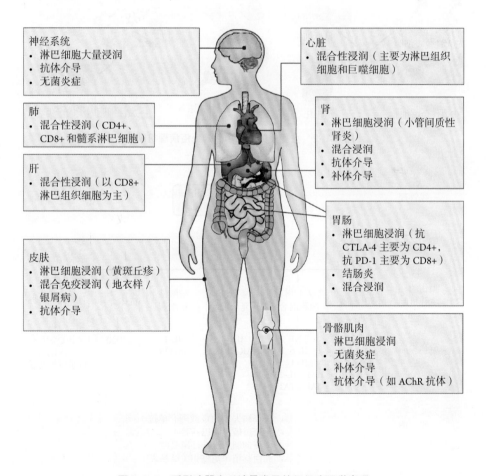

神经系统
- 淋巴细胞大量浸润
- 抗体介导
- 无菌炎症

肺
- 混合性浸润（CD4+、CD8+ 和髓系淋巴细胞）

肝
- 混合性浸润（以 CD8+ 淋巴组织细胞为主）

皮肤
- 淋巴细胞浸润（黄斑丘疹）
- 混合免疫浸润（地衣样 / 银屑病）
- 抗体介导

心脏
- 混合性浸润（主要为淋巴组织细胞和巨噬细胞）

肾
- 淋巴细胞浸润（小管间质性肾炎）
- 混合浸润
- 抗体介导
- 补体介导

胃肠
- 淋巴细胞浸润（抗 CTLA-4 主要为 CD4+，抗 PD-1 主要为 CD8+）
- 结肠炎
- 混合浸润

骨骼肌肉
- 淋巴细胞浸润
- 无菌炎症
- 补体介导
- 抗体介导（如 AChR 抗体）

图1-1-1 受影响器官系统最常见的组织病理学表现

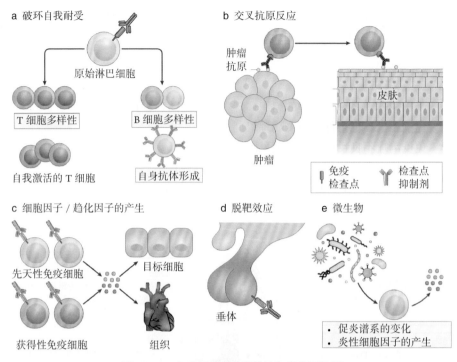

图1-1-2　免疫相关不良事件的免疫病理机制

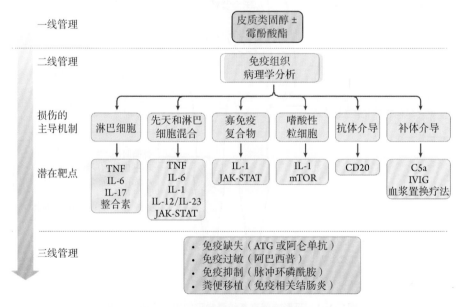

图1-1-3　免疫治疗不良反应全程管理

表1-1-1 免疫检查点抑制剂的主要毒性反应

毒性反应	监测手段	临床表现	诊断	处理
皮肤毒性反应	完整的皮肤和黏膜检查；采集免疫相关皮肤病病史	斑丘疹/脓疱疹、皮肤高反应性、皮肌炎、Sweet综合征（急性发热性嗜中性皮病）、坏疽性脓皮病、大疱性疾病、伴嗜酸性粒细胞增多和系统症状的药物反应（DRESS）、Stevens-Johnson综合征/中毒性表皮坏死松解症（SJS/TEN）、白癜风（仅黑色素瘤）	完整的皮肤检查，注意病变类型和受影响的体表面积比例；考虑皮肤活检	1级：润肤、局部糖皮质激素和（或）口服抗组胺药；2级：外用高效糖皮质激素和（或）口服；3~4级：暂停ICIs治疗，系统糖皮质激素治疗1~2 mg/（kg·d），皮肤科会诊
胃肠道毒性反应				
结肠炎	—	腹泻、发热、痉挛、里急、腹痛	确认原来的排便习惯；血常规、肝肾功能电解质、促甲状腺素、血沉、C反应蛋白；排查感染，包括粪便培养、查虫卵及寄生虫、艰难梭菌、巨细胞病毒血清学试验；腹盆腔CT；考虑胃肠镜活检	•≥2级：暂停ICIs治疗，直到恢复到≤1级；评估感染；开始1~2 mg/（kg·d）糖皮质激素治疗；消化科会诊•如果3~5 d无效，考虑使用英夫利昔单抗•难治性患者或英夫利昔单抗禁忌者可选择维多珠单抗（vedolizumab），尽早开始生物治疗有助于改善预后
肝炎	基线肝肾功能电解质，ICI治疗期间2~3周复查	AST/ALT偶然升高；暴发性肝炎	肝肾功能电解质；病毒学检查；怀疑自身免疫性肝炎，查抗核抗体、抗平滑肌抗体和抗中性粒细胞胞浆抗体；腹盆腔CT查肝转移；回顾确认有无其他引起药物性肝炎的药物	•1级：继续ICIs治疗，密切随访肝功能；2级：暂停ICIs治疗，直到恢复到≤1级，如果没有改善，开始全身性糖皮质激素治疗；3~4级：暂停ICIs治疗，肝病科会诊，开始1~2 mg/（kg·d）糖皮质激素治疗•对于糖皮质激素难治性患者，考虑使用霉酚酸酯；由于肝毒性，禁用英夫利昔单抗

续表1-1-1

毒性反应	监测手段	临床表现	诊断	处理
内分泌系统毒性反应				
甲状腺	基线促甲状腺素、游离T4，ICIs治疗期间每4~6周复查	甲状腺功能减退、甲状腺功能亢进、黏液性水肿、甲状腺危象	促甲状腺激素（TSH）、游离T4；清晨皮质醇评估肾上腺皮质功能不全；如果怀疑毒性弥漫性甲状腺肿（Graves病），应检测TSH受体抗体	无症状甲状腺功能减退：如果TSH>10 mIU/L，则应开始使用甲状腺素替代治疗；有症状的甲状腺功能减退：甲状腺素替代治疗；甲状腺功能亢进：如果有症状，请考虑内分泌科会诊，并使用普萘洛尔控制症状
垂体	基线促甲状腺激素、游离T4，ICIs治疗期间每4-6周复查；高危患者考虑基线促肾上腺皮质激素/皮质醇检查	垂体功能减退；甲状腺、肾上腺或性腺轴功能减退	促甲状腺激素、游离T4；促肾上腺皮质激素；考虑皮质醇或促皮质激素刺激试验；睾酮（男性）、雌激素（女性）、卵泡刺激素、黄体生成素、鞍区MRI	生理性激素替代，包括左甲状腺素和糖皮质激素替代，持续终生；在甲状腺激素替代治疗之前开始糖皮质激素替代治疗，以避免肾上腺危象；确诊垂体炎时请内分泌科会诊

表1-1-2　嵌合抗原受体T细胞的主要毒性反应

毒性反应	监测手段	监测手段	诊断	分级
细胞因子释放综合征（CRS）	心脏监测；每日血常规；肝肾功能电解质、镁、磷、凝血功能；基线C反应蛋白，每周3次持续2周；高危期每天2次评估CRS	发热（诊断必备）、不适、肌肉疼痛、疲劳、皮疹、肺水肿、低血压、器官衰竭、循环衰竭	评估排除其他发烧、低血压和呼吸衰竭的原因，包括感染和肿瘤进展	1级：发热（体温≥38℃）；2级：发热伴低血压，但不需要升压药，或缺氧，需要最高6 Umin的鼻导管吸氧；3级：发热伴低血压，仅需要一种升压药，或缺氧，需要使用高流量鼻导管、面罩、储氧面罩或文丘里（venturi）面罩吸氧；4级：发热伴低血压，需要使用多于一种的升压药，不包括血管加压素，和（或）缺氧，需要正压通气
噬血细胞综合征/巨噬细胞活化综合征（HLH/MAS）	同上	如果CRS患者存在以下特点，请考虑HLH/MAS： -铁蛋白迅速升高（>5 000 ng/mL） -血细胞减少 -AST、ALT或胆红素升高≥3级 -肌酐升高≥3级 -肺水肿≥3级 -骨髓或其他器官存在噬血细胞		

续表1-1-2

毒性反应	监测手段	监测手段	诊断	分级
免疫效应细胞相关神经毒性综合征（ICANS）	每天2次神经系统评估，包括认知和运动功能；考虑基线脑部MRI	震颤；书写困难；表达性失语；失用；注意力减退；亚临床或临床癫痫发作；弥漫性脑水肿	≥2级：脑部MRI，脑电图；回顾镇静药物使用	美国移植与细胞治疗学会（ASTCT）共识分级包括： -免疫效应细胞相关性脑病（ICE）评分 -意识等级 -癫痫 -运动功能 -颅内压升高/脑水肿 -排除其他原因后，等级评定从重

参考文献

[1] Wang H, Kaur G, Sankin AI, et al. Immune checkpoint blockade and CAR-T cell therapy in hematologic malignancies[J]. J Hematol Oncol, 2019, 12(1): 59.

[2] Sanmamed MF, Chen L. A Paradigm Shift in Cancer Immunotherapy: From Enhancement to Normalization[J]. Cell, 2019, 176(3): 677.

[3] Hoos A. Development of immuno-oncology drugs - from CTLA4 to PD1 to the next generations[J]. Nat Rev Drug Discov, 2016, 15(4): 235-247.

[4] Martins F, Sofiya L, Sykiotis GP, et al. Adverse effects of immune-checkpoint inhibitors: epidemiology, management and surveillance[J]. Nat Rev Clin Oncol, 2019, 16(9): 563-580.

[5] Baroudjian B, Arangalage D, Cuzzubbo S, et al. Management of immune-related adverse events resulting from immune checkpoint blockade[J]. Expert Rev Anticancer Ther, 2019, 19(3): 209-222.

[6] Postow MA, Sidlow R, Hellmann MD. Immune-Related Adverse Events Associated with Immune Checkpoint Blockade[J]. N Engl J Med, 2018, 378(2): 158-168.

[7] Yang X, Lin J, Zhao H. Immune-Related Adverse Events of Immune Checkpoint Inhibitors-From a Clinical to Pathophysiological View[J]. JAMA Oncol, 2019.

[8] Ramos-Casals M, Brahmer JR, Callahan MK, et al. Immune-related adverse events of checkpoint inhibitors[J]. Nat Rev Dis Primers, 2020, 6(1): 38.

[9] Xu C, Chen YP, Du XJ, et al. Comparative safety of immune checkpoint inhibitors in cancer: systematic review and network meta-analysis[J]. BMJ, 2018, 363: k4226.

[10] Fan Y, Fan Y, Shen L, et al. Advances on immune-related adverse events associated with immune checkpoint inhibitors[J]. Front Med, 2020.

[11] Davar D, Kirkwood JM. PD-1 Immune Checkpoint Inhibitors and Immune-Related Adverse Events: Understanding the Upside of the Downside of Checkpoint Blockade[J]. JAMA Oncol, 2019, 5(7): 942-943.

[12] Eggermont AM, Chiarion-Sileni V, Grob JJ, et al. Prolonged Survival in Stage III Melanoma with Ipilimumab Adjuvant Therapy[J]. N Engl J Med, 2016, 375(19): 1845-1855.

[13] Weber JS, Kähler KC, Hauschild A. Management of immune-related adverse events and kinetics of response with ipilimumab[J]. J Clin Oncol, 2012, 30(21): 2691-2697.

[14] Paz-Ares L, Luft A, Vicente D, et al. Pembrolizumab plus Chemotherapy for Squamous Non-Small-Cell Lung Cancer[J]. N Engl J Med, 2018, 379(21): 2040-2051.

[15] Khunger M, Rakshit S, Pasupuleti V, et al. Incidence of Pneumonitis With Use of Programmed Death 1 and Programmed Death-Ligand 1 Inhibitors in Non-Small Cell Lung Cancer: A Systematic Review and Meta-Analysis of Trials[J]. Chest, 2017, 152(2): 271-281.

[16] Yoest JM. Clinical features, predictive correlates, and pathophysiology of immune-related adverse events in immune checkpoint inhibitor treatments in cancer: a short review[J]. Immunotargets Ther, 2017, 6: 73-82.

[17] Brahmer JR, Lacchetti C, Schneider BJ, et al. Management of Immune-Related Adverse Events in Patients Treated With Immune Checkpoint Inhibitor Therapy: American Society of Clinical Oncology Clinical Practice Guideline[J]. J Clin Oncol, 2018, 36(17): 1714-1768.

[18] Haanen JBAG, Carbonnel F, Robert C, et al. Management of toxicities from immunotherapy: ESMO Clinical Practice Guidelines for diagnosis, treatment and follow-up[J]. Ann Oncol, 2018, 29(Suppl 4): iv264-iv266.

[19] Khoja L, Day D, Wei-Wu Chen T, et al. Tumour- and class-specific patterns of immune-related adverse events of immune checkpoint inhibitors: a systematic review[J]. Ann Oncol, 2017, 28(10): 2377-2385.

[20] Hosoya K, Fujimoto D, Morimoto T, et al. Association Between Early Immune-related Adverse Events and Clinical Outcomes in Patients With Non-Small Cell Lung Cancer Treated With Immune Checkpoint Inhibitors[J]. Clin Lung Cancer, 2020, 21(4): e315-e328.

[21] Liu T, Jin B, Chen J, et al. Comparative risk of serious and fatal treatment-related adverse events caused by 19 immune checkpoint inhibitors used in cancer treatment: a network meta-analysis[J]. Ther Adv Med Oncol, 2020, 12: 1758835920940927.

[22] Pan C, Liu H, Robins E, et al. Next-generation immuno-oncology agents: current momentum shifts in cancer immunotherapy[J]. J Hematol Oncol, 2020, 13(1): 29.

[23] Suijkerbuijk KPM, Kapiteijn E, Verheijden RJ. Management of Immune-Related Adverse Events Affecting Outcome in Patients Treated With Checkpoint Inhibitors[J]. JAMA Oncol, 2020, 6(8): 1300-1301.

[24] de Moel EC, de Moel EC, Kapiteijn EH, et al. Autoantibody Development under Treatment with Immune-Checkpoint Inhibitors[J]. Cancer Immunol Res, 2019, 7(1): 6-11.

[25] Helmink BA, Reddy SM, Gao J, et al. B cells and tertiary lymphoid structures promote immunotherapy response[J]. Nature, 2020, 577(7791): 549-555

[26] Iwama S, De Remigis A, Callahan MK, et al. Pituitary expression of CTLA-4 mediates hypophysitis secondary to administration of CTLA-4 blocking antibody[J]. Sci Transl Med, 2014, 6(230): 230ra45.

[27] Noack M, Miossec P. Th17 and regulatory T cell balance in autoimmune and inflammatory diseases[J]. Autoimmun Rev, 2014, 13(6): 668-677.

[28] Sage PT, Paterson AM, Lovitch SB, et al. The coinhibitory receptor CTLA-4 controls B cell responses by modulating T follicular helper, T follicular regulatory, and T regulatory cells[J]. Immunity, 2014, 41(6): 1026-1039.

[29] Das R, Bar N, Ferreira M, et al. Early B cell changes predict autoimmunity following combination immune checkpoint blockade[J]. J Clin Invest, 2018, 128(2): 715-720.

[30] Puzanov I, Diab A, Abdallah K, et al. Managing toxicities associated with immune checkpoint inhibitors: consensus recommendations from the Society for Immunotherapy of Cancer (SITC) Toxicity Management Working Group[J]. J Immunother Cancer, 2017, 5(1): 95.

[31] Thompson JA, Schneider BJ, Brahmer J, et al. NCCN Guidelines Insights: Management of Immunotherapy-Related Toxicities, Version 1.2020[J]. J Natl Compr Canc Netw, 2020, 18(3): 230-241.

[32] Killock D. Insights into the risk of fatal AEs with ICIs[J]. Nat Rev Clin Oncol, 2018, 15(11): 653.

[33] Wang DY, Salem JE, Cohen JV, et al. Fatal Toxic Effects Associated With Immune Checkpoint Inhibitors: A Systematic Review and Meta-analysis[J]. JAMA Oncol, 2018, 4(12): 1721-1728.

[34] Lemiale V, Meert AP, Vincent F, et al. Severe toxicity from checkpoint protein inhibitors: What intensive care physicians need to know?[J]. Ann Intensive Care, 2019, 9(1): 25.

[35] Esfahani K, Elkrief A, Calabrese C, et al. Moving towards personalized treatments of immune-related adverse events[J]. Nat Rev Clin Oncol, 2020, 17(8): 504-515.

[36] Courand PY, Bouali A, Harbaoui B, et al. [Myocarditis: Uncommon but severe toxicity of immune checkpoint inhibitors][J]. Bull Cancer, 2019, 106(11): 1050-1056.

[37] Del Rivero J, Cordes LM, Klubo-Gwiezdzinska J, et al. Endocrine-Related Adverse Events Related to Immune Checkpoint Inhibitors: Proposed Algorithms for Management[J]. Oncologist, 2020, 25(4): 290-300.

[38] Moey MYY, Gougis P, Goldschmidt V, et al. Increased reporting of fatal pneumonitis associated with immune checkpoint inhibitors: a WHO pharmacovigilance database analysis[J]. Eur Respir J, 2020, 55(6): 2000038.

[39] Michot JM, Lazarovici J, Tieu A, et al. Haematological immune-related adverse events with immune checkpoint inhibitors, how to manage?[J]. Eur J Cancer, 2019, 122: 72-90.

[40] Grosser R, Cherkassky L, Chintala N, et al. Combination Immunotherapy with CAR T Cells and Checkpoint Blockade for the Treatment of Solid Tumors[J]. Cancer Cell, 2019, 36(5): 471-482.

[41] Chen H, Wang F, Zhang P, et al. Management of cytokine release syndrome related to CAR-T cell therapy[J]. Front Med, 2019, 13(5): 610-617.

[42] Sterner RM, Sakemura R, Cox MJ, et al. GM-CSF inhibition reduces cytokine release syndrome and neuroinflammation but enhances CAR-T cell function in xenografts[J]. Blood, 2019, 133(7): 697-709.

[43] Giavridis T, van der Stegen SJC, Eyquem J, et al. CAR T cell-induced cytokine release syndrome is mediated by macrophages and abated by IL-1 blockade[J]. Nat Med, 2018, 24(6): 731-738.

[44] Norelli M, Camisa B, Barbiera G, et al. Monocyte-derived IL-1 and IL-6 are differentially required for cytokine-release syndrome and neurotoxicity due to CAR T cells[J]. Nat Med, 2018, 24(6): 739-748.

[45] Liu Y, Fang Y, Chen X, et al. Gasdermin E-mediated target cell pyroptosis by CAR T cells

triggers cytokine release syndrome[J]. Sci Immunol, 2020, 5(43): eaax7969.

[46] Hay KA. Cytokine release syndrome and neurotoxicity after CD19 chimeric antigen receptor-modified (CAR-) T cell therapy[J]. Br J Haematol, 2018, 183(3): 364-374.

[47] Maillet D, Corbaux P, Stelmes JJ, et al. Association between immune-related adverse events and long-term survival outcomes in patients treated with immune checkpoint inhibitors[J]. Eur J Cancer, 2020, 132: 61-70.

[48] Zhou X, Yao Z, Yang H, et al. Are immune-related adverse events associated with the efficacy of immune checkpoint inhibitors in patients with cancer? A systematic review and meta-analysis[J]. BMC Med, 2020, 18(1): 87.

（刘明，广州医科大学附属第一医院、
广州呼吸健康研究院、国家呼吸医学中心）

第二篇　关于皮肤系统的不良反应

病例1　PD-1抑制剂引起中毒性表皮坏死松解症一例救治分享

一、摘要

该病例为一例54岁男性患者，确诊为左肺鳞癌，一线化疗后疾病进展（progressive disease，PD），二线化疗后疾病稳定（stable disease，SD），因化疗不良反应重，且体能状况差，根据肿瘤液体活检二代测序（next-generation sequencing，NGS）结果，诊疗团队内部讨论后，综合医患沟通结果，给予三线免疫治疗1个周期。用药7 d后，患者胸前出现皮疹，迅速进展为中毒性表皮坏死松解症（toxic epidermal necrolysis，TEN），4级（G4）不良反应，考虑为PD-1抑制剂引起的重度皮肤毒性反应，及时给予大剂量糖皮质激素联合免疫调节剂治疗，后因患者合并呼吸衰竭，家属放弃治疗，患者出院后死亡。

二、病史

患者，男性，54岁，因左肺中央型鳞癌化疗4个周期后，胸痛、乏力、纳差1个月，于2018年7月入院。

患者于2017年8月出现刺激性咳嗽，外院行胸部CT提示左肺中央型肺癌。2017年11月曾转入我院，胸部增强CT考虑为左肺癌，伴阻塞性改变，双侧锁骨上、纵隔及双肺门多发淋巴结转移（图2-1-1），行右锁骨上淋巴结活检及纤维支气管镜活检，病理检查结果示左肺鳞状细胞癌合并右锁骨上淋巴结转移（图2-1-2），行GP方案（吉西他滨1 000 mg/m²+顺铂80 mg/m²）化疗4个周期，化疗期间一度出现Ⅲ度骨髓抑制（血小板低至40×10⁹/L）。本次入院1个月前患者感右侧胸痛，服药疼痛控制可，伴乏力、纳差，为求进一步诊治入住我科。发病以来，患者食欲欠佳，近1周进食量减少约1/4，体重近1个月下降

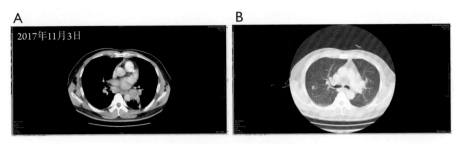

图2-1-1　胸部增强CT检查（2017年11月3日）

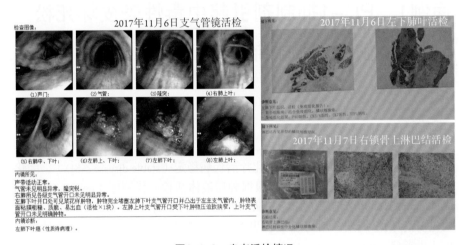

图2-1-2　患者活检情况

约10 kg。

　　既往史、个人史：患者有高血压病史4年余，服药血压控制可；有脑梗死病史4年余，未遗留后遗症，规律服药；有冠心病支架植入术史1年余，规律服药，暂无不适；否认结缔组织病和内分泌疾病病史。无长期服用激素类药物史；因贫血输血1次（具体不详）；有吸烟史30余年，40支/日，已戒烟10月余；否认饮酒史；否认药物和食物过敏史；家族史无特殊。

　　体格检查：患者入院时测体温36.8 ℃，脉搏70次/分，呼吸18次/分，血压122/63 mmHg，体重70 kg，身高171 cm，牛血清白蛋白（BSA）1.81 m²，卡氏评分（KPS）70分，疼痛数字评分（NRS）2分。患者神志清楚，自行步入病房，自主体位，右颈部见一长约4 cm手术切口瘢痕，愈合好，右锁骨上可触及一黄豆大小淋巴结，质硬，活动度差，无压痛。左肺呼吸音低，左上肺可闻及呼气末湿性啰音，未闻及干性啰音，右肺呼吸音粗，未闻及干湿性啰音，双侧未闻及胸膜摩擦音。心界不大，心率70次/分，律齐，未闻及病理性杂音，腹式呼吸，腹软，无压痛，肝脾肋下未及，移动性浊音阴性，双下肢不肿。

营养查体：体质指数（BMI）23.93 kg/m^2，营养风险筛查（NRS 2002）4分，患者自评-主观全面评定（PG-SGA）12分，眼眶脂肪垫无凹陷；三头肌皮褶、下肋脂肪厚度轻度减少；颞部（颞肌）无凹陷；肩峰轻度凸出；大腿（股四头肌）、小腿（腓肠肌）轻度消瘦；双下肢及踝关节部无水肿。

院前肿瘤标志物：2018年6月20日，细胞角蛋白19片段（CYFRA21-1）为4.1 ng/mL，癌胚抗原（CEA）、糖类抗原（CA）125、CA199均在正常范围。

血常规：2018年7月18日，红细胞计数$2.53×10^9$/L，血红蛋白浓度76 g/L，血小板计数$255×10^9$/L。

肝功能和肾功能检查：肌酐109 μmol/L；肝功能正常。

胸部CT检查：2018年7月20日，左肺癌合并左肺不张，左侧胸腔少许积液，病变较前进展（图2-1-3）。

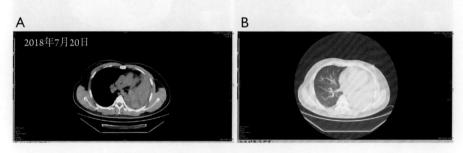

图2-1-3　胸部CT检查结果（2018年7月20日）

三、临床诊断

1. 左肺中央型鳞癌，双侧锁骨上、纵隔及双肺门多发淋巴结转移Ⅲc期（cT4N3M0）（肺癌第八版TNM分期）4个周期化疗后；

2. 癌性疼痛：NRS评分2分；

3. 重度蛋白质-能量营养不良；

4. 高血压病（3级，极高危）；

5. 冠状动脉粥样硬化性心脏病冠脉支架植入术后；

6. 陈旧性脑梗死；

7. 中度贫血；

8. 肾功能不全慢性肾脏病（CDK）2期。

四、临床治疗

2018年7月24日—2018年9月3日，该患者接受二线化疗方案紫杉醇（白蛋白结合型）联合铂类化疗3个周期，疗效评价疾病稳定（肿瘤较前缩小<30%）。

2018年9月30日，复查胸部CT示左肺癌合并左肺不张，左侧胸腔少许积液，同前。右肺转移瘤较前增大（图2-1-4）。经肿瘤液体活检NGS检测示肿瘤突变负荷（TMB）12.5个/Mb、微卫星高度不稳定（MSI-H）、错配修复缺陷（dMMR）。二线化疗期间一度出现了严重胃肠道反应和骨髓抑制。

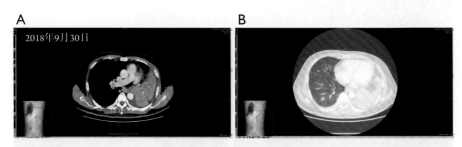

图2-1-4　患者胸部CT复查结果（2018年9月30日）

2018年10月4日，诊疗团队讨论并与患者沟通后，三线治疗方案决定单用PD-1抑制剂治疗，免疫治疗1个周期（纳武利尤单抗200 mg，d1，q2w）。

五、疗效

2018年10月13日，患者胸前开始出现散在皮疹，考虑免疫相关性皮肤毒性反应，给予地塞米松注射液10 mg/d联合抗组胺治疗。

2018年10月15日，患者皮疹扩展至全身，部分融合，直径超过3 cm，散在水疱（图2-1-5）。皮肤科会诊考虑为免疫治疗相关性大疱性皮炎，建议使用大剂量激素甲泼尼龙200 mg/d联合免疫球蛋白10 g/d治疗，同时加强皮肤护理（外用保湿、磺胺嘧啶银预防感染、定期换药）、营养、止痛、抗组胺、维生素C、葡萄糖酸钙等治疗。

2018年10月17日—10月19日，患者皮肤逐渐出现水疱破溃，散在的表皮剥脱，并出现口腔溃疡，口唇出血结痂，后迅速进展为全身皮肤表皮坏死溶解剥脱，面积超过30%（图2-1-6），诊断为TEN，皮肤不良事件评估/分级为危及生命（G4）。诊疗团队继续使用大剂量激素联合免疫调节剂等治疗，同时患者皮肤有渗出，血常规提示白细胞升高，考虑皮肤感染，加强抗感染，加用替加环素。

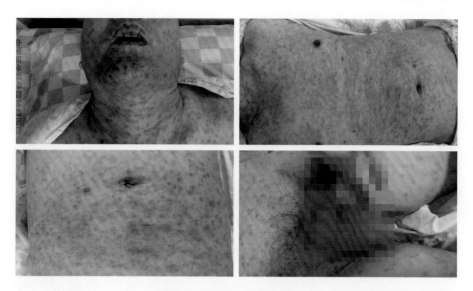

图2-1-5　患者皮疹扩展至全身

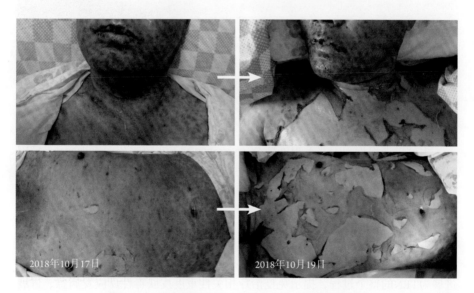

图2-1-6　患者迅速进展为全身皮肤表皮坏死溶解剥脱

　　2018年10月22日，患者皮肤表皮广泛剥脱，可见部分剥脱处有新鲜皮面生长，局部红润，偶可见较少渗出，口唇、腋下、会阴处溃疡可见部分结痂愈合（图2-1-7）。大剂量激素应用7 d后减量为120 mg/d，连续应用3 d。

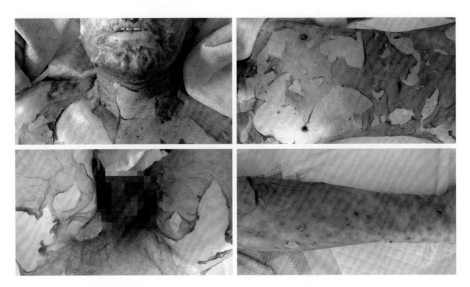

图2-1-7　患者病情变化情况（部分溃疡结痂愈合）

关于其他并发症的处理，患者在诊疗免疫相关不良反应期间，先后出现不全性肠梗阻、低钠血症、咯血、血糖升高、肝功能异常，给予相应对症处理后好转。

六、预后与随访

本例患者根据TEN严重程度评分（SCORTEN），预测死亡率为90%。后因患者出现Ⅰ型呼吸衰竭，家属放弃治疗，出院后随诊，患者死亡。

七、亮点与不足

本病例展示了一例PD-1抑制剂治疗晚期肺癌引起TEN发生、发展的过程，特别观察了免疫治疗相关性皮肤不良事件从斑丘疹发展为大疱性皮炎，并迅速进展为TEN的整个过程，提示免疫治疗相关性重度皮肤毒性反应发病急、进展快、死亡率高的特点。及时准确的诊断和合理治疗尤为重要。

八、总结与反思

近年来，以免疫检查点抑制剂为代表的免疫疗法异常火热，成为继化疗以后的又一种非常广谱的抗肿瘤治疗模式。2015年，纳武利尤单抗被批准用于治疗非小细胞肺癌（NSCLC）。对于晚期NSCLC患者，抗PD-1/PD-L1单抗治疗已成为标准的治疗方案，有研究提出经治疗的NSCLC患者5年生存率从5%提高到了15%。

虽然疗效确切，但免疫治疗也引起了较多的irAEs。有研究显示PD-1/PD-L1抑制剂的不良反应有迟发和持续时间长的特点，与治疗相关的死亡患者中出现irAEs的比例高达2%，并且很容易与一些常见疾病混淆[1]。另一项研究显示，与纳武利尤单抗同类的帕博利珠单抗（pembrolizumab）导致的irAEs呈剂量依赖性，剂量越高毒性越大，基因高表达的患者疗效很好，但不良反应也多[2]。解决此问题迫切需要专科医生的密切观察、多学科的指导，科学地识别、报告和管理这类药物的不良反应。

IrAEs可以累及所有的器官和组织，主要发生在皮肤、结肠、内分泌器官、肝脏、肺、肌肉骨骼等，而在心血管、血液、肾脏、神经系统和眼睛的发生率较低，这也是其与放疗、化疗、靶向治疗不同的地方。皮肤毒性发生率比较高，大部分是轻度到中度，3~4级不良反应少见。临床表现包括瘙痒、斑丘疹、苔藓样皮炎、银屑病、白癜风等，严重的皮肤毒性如Stevens-Johnson综合征（SJS）或TEN。这两种病变皆以广泛黏膜坏死和皮肤大疱为特征，同时伴有发热及内脏损害等全身症状。二者以表皮剥脱面积区分，表皮剥脱面积/体表面积<10%为SJS，>30%则归类为TEN，10%~30%为SJS/TEN重叠综合征。

SJS/TEN是一种死亡率很高的疾病，虽国外文献中报道的死亡率不一，但平均死亡率在20%以上[3]。该病的严重程度及预后可以利用SCORTEN标准进行评估，确定的7个风险因素包括：①年龄>40岁；②恶性肿瘤；③体表病变面积>10%；④心率>120次/分；⑤血尿素氮>10 mmol/L；⑥血糖>14 mmol/L；⑦血清碳酸氢盐<20 mmol/L。符合其中0~1个风险因素提示死亡率为3.2%，2个风险因素为12.1%，3个风险因素为35.3%，4个风险因素为58.3%，5个或更多风险因素则为90%[4]。

SJS/TEN尚无统一的治疗方案，激素仍为临床治疗SJS/TEN的首选方案，早期应用激素联合丙种球蛋白的治疗方案（最好在发病72 h内）对降低SJS/TEN死亡率有明显效果，根据情况调整药物剂量，必要时可给予冲击治疗[5]。糖皮质激素可以抑制免疫细胞活性，降低白细胞介素、TNF-α等细胞因子引起的炎性反应，减少角质形成细胞的凋亡。丙种球蛋白可以降低机体对大剂量激素或冲击疗法所产生的不良反应，具有免疫替代及免疫调节作用。

本病例为一例PD-1抑制剂纳武利尤单抗在治疗晚期肺癌过程中引起中毒性表皮坏死松解症的发生、发展过程，特别是观察到其从斑丘疹发展为大疱性皮炎，再迅速进展至危及生命的不良反应（G4）的中毒性表皮坏死松解的过程。从患者确诊晚期肺癌，一线、二线化疗后PD，经过诊疗团队讨论并与患者沟通后三线选择单用纳武利尤单抗，治疗和监测规范，后期患者出现疱疹、皮肤表皮坏死松解，进展迅速，程度严重，SCORTEN评分为6个风险因素，风险预测死亡率为90%。病情变化后虽然及时给予糖皮质激素联合免疫球蛋白等治疗，皮肤情况局部好转，但患者最终因合并呼吸衰竭家属放弃治疗后死亡。

分析本例TEN诊治经过，总结如下：①可能与药物效应相同的免疫机制驱动引起；②患者为晚期肺癌，多程化疗后，一般情况差；③可能有潜在的自身免疫抗体存在；④可能与患者基因表达状态有关，即可能存在易患基因；⑤患者出现皮肤不良反应后放弃皮肤活检，未能早期识别、诊断、及时干预。

总之，在临床应用免疫抑制剂时，肿瘤科医生需警惕其不良反应，在进行有效、无效人群筛选的同时，也需进行多因素评估、分析患者发生irAEs的风险，应用PD-1抑制剂治疗后一旦出现皮疹应立即进行皮肤活检，做到早识别、早诊断、早治疗，减少irAEs的死亡风险。图2-1-8示美国国立综合癌症网络（NCCN）指南2019年第1版中关于免疫检查点抑制剂皮肤毒性严重程度分级和处理原则。

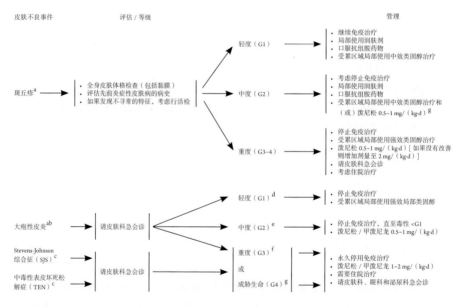

注解：
a：强烈或广泛；间歇性；皮肤因抓挠而发生变化（如：水肿、丘疹、脱屑、苔藓化、渗出/结痂）；限制工具性日常生活活动。
b：其特征表现为皮肤炎症和存在充满液体的大疱。
c：Stevens-Johnson综合征/中毒性表皮坏死松解症（SJS/TEN）应按3~4级大疱性皮炎治疗。SJS、SJS/TEN重叠和TEN分别表现为真皮分离的体表面积<10%、10%~30%和>30%。该表现被认为是影响皮肤和黏膜的超敏反应综合征。
d：无症状，水疱覆盖体表面积<10%。
e：水疱覆盖体表面积占10%~30%；疼痛性水疱；限制工具性日常生活活动。
f：水疱覆盖体表面积>30%；限制自我照顾性日常生活活动。
g：水疱覆盖体表面积>30%；与体液或电解质异常相关；有指征入住ICU或烧伤病房。

图2-1-8　NCCN指南2019第1版中关于免疫检查点抑制剂皮肤毒性严重程度分级和处理原则

参考文献

[1] Topalian SL, Hodi FS, Brahmer JR, et al. Safety, activity, and immune correlates of anti-PD-1 antibody in cancer[J]. N Engl J Med, 2012, 366(26): 2443-2454.

[2] 李小雪, 任军, 王鑫, 等. 免疫检查点抑制剂相关毒性管理研究综述[J]. 中国医学前沿杂志(电子版), 2019, 11(12): 27-31.

[3] Schneider JA, Cohen PR. Stevens-Johnson Syndrome and Toxic Epidermal Necrolysis: A Concise Review with a Comprehensive Summary of Therapeutic Interventions Emphasizing Supportive Measures[J]. Adv Ther, 2017, 34(6): 1235-1244.

[4] Bastuji-Garin S, Fouchard N, Bertocchi M, et al. SCORTEN: a severity-of-illness score for toxic epidermal necrolysis[J]. J Invest Dermatol, 2000, 115(2): 149-153.

[5] Trautmann A, Akdis M, Schmid-Grendelmeier P, et al. Targeting keratinocyte apoptosis in the treatment of atopic dermatitis and allergic contact dermatitis[J]. J Allergy Clin Immunol, 2001, 108(5): 839-846.

（芦兰，中国医学科学院肿瘤医院深圳医院）

点评：PD-1抑制剂治疗晚期肺癌引起中毒性表皮坏死松解症的处理——大剂量糖皮质激素联合免疫调节剂治疗

被点评病例

病例1　PD-1抑制剂引起中毒性表皮坏死松解症一例救治分享

点评内容

该患者为中年男性，左肺鳞癌晚期，接受一线化疗后PD，二线化疗后SD，三线免疫治疗1个周期。免疫治疗1周后患者全身出现斑丘疹，迅速进展为免疫治疗相关性大疱性皮炎，及时请皮肤科会诊，给予大剂量激素联合免疫调节剂治疗及对症治疗。但患者皮肤毒性反应仍持续进展，并迅速发展为TEN，皮肤不良事件分级为危及生命（G4）。后因患者并发呼吸衰竭，患者家属拒绝进一步抢救并出院，随访患者出院后死亡。

本患者体现了重症免疫相关性皮肤不良反应"突发性"和"变化快"的基本特征；早诊、早治、及时应用糖皮质激素联合免疫调节剂治疗，同时给予加强皮肤护理、营养、止痛等对症治疗，对疾病的转归是非常重要的。

该病例处理的亮点之处在于大剂量糖皮质激素联合免疫调节剂治疗。当然，该患者的临床诊疗过程中仍然有待完善之处：患者应用免疫抑制剂出现皮疹，后期发展至TEN，期间未进行皮肤活检，糖皮质激素的应用可能偏于保守等。

点评专家

杨渤彦，中国医学科学院肿瘤医院深圳医院。

病例2　特瑞普利单抗联合治疗引起的中毒性表皮坏死松解症一例和Stevens-Johnson综合征一例

例1：特瑞普利单抗联合治疗引起的中毒性表皮坏死松解症一例

一、摘要

　　该病例为一例77岁老年女性，诊断为弥漫性原发性肝癌。患者于2019年5月入院，接受特瑞普利单抗联合安罗替尼联合治疗，患者随后出现呕血和黑便，考虑消化道出血，安罗替尼停用一周后，继续使用特瑞普利单抗治疗。

　　患者在第二次使用特瑞普利单抗两周后，出现全身皮疹，并迅速发展成中毒性表皮坏死松解症（TEN）。患者于2019年7月29日再次入院，主治团队每天使用甲泼尼龙2 mg/kg静脉注射，免疫球蛋白冲击治疗和抗生素治疗，但患者病情迅速恶化。患者因发生脓毒性休克和多器官功能衰竭，在入院后第5天死亡。

二、病史

　　患者于2019年5月因腹胀及腹泻20天入院，既往有"高血压病"史20余年，最高收缩压155 mmHg，自服"硝苯地平"控制血压，血压控制平稳。否认"糖尿病、冠心病"等慢性疾病病史，否认自身免疫疾病病史，无烟酒嗜好，家族史无特殊。东部肿瘤协作组（ECOG）/体能状态（PS）评分：1分。

三、临床诊断

入院后检查示甲胎蛋白2 746.653 ng/mL。腹部CT示：①肝内（各段）多发病变，考虑弥漫性原发性肝癌可能性大，肝中、肝左静脉受累，不除外肝右静脉受累，门静脉主干、左/右支广泛癌栓形成，门静脉海绵样变；②肝硬化，门脉高压，脾大，食管下段–胃底静脉、胃冠状静脉和脾静脉曲张，附脐静脉开放，腹水；③胆囊壁病变，不除外胆囊癌，胆囊结石；④双肾多发囊肿；⑤腹主动脉及双侧髂总动脉硬化。

入院诊断：①弥漫性肝癌（BCLC-C期），Child-Pugh A级；②高血压病（1级，高危组）。

四、临床治疗

2019年5月27日，主治团队予"特瑞普利单抗240 mg+安罗替尼10 mg d1~14"方案抗肿瘤治疗，患者用药后腹胀减轻，但服药8天后出现呕血及黑便，给予对症支持治疗后消化道出血停止，继续予特瑞普利单抗240 mg治疗，治疗过程顺利，随后出院。

五、疗效及不良反应

患者在接受第2次特瑞普利单抗后于2019年7月初出现全身皮疹，伴畏寒、发热（体温最高38 ℃），咳嗽，血气分析示二氧化碳分压29.5 mmHg，氧分压65.2 mmHg，血氧饱和度92.7%。胸部CT示双肺炎症稍增多；双肺多发结节，变化不大，建议定期复查；双肺多发支气管炎症。给予亚胺培南西司他丁抗感染治疗，并予抗过敏治疗，患者肺部感染控制，皮疹逐渐消退。7月27日，患者出现发热（最高体温38.9 ℃），伴畏寒、咳白色脓痰，全身皮疹加重，双手、双下肢、双足及臀部出现水疱，部分破溃，伴血性渗出液。复查胸部CT示炎症较前进展，双肺结节消失，疗效评估部分缓解（PR）。考虑患者为irAEs中毒性表皮坏死松解症。于我院急诊科行亚胺培南西司他丁抗感染及激素甲泼尼龙冲击治疗，体温恢复正常，皮肤剥脱无明显好转，7月29日收入肿瘤内科。

患者入院后疼痛剧烈，予加强全身皮肤护理；行大剂量激素甲泼尼龙（2 mg/kg）冲击治疗同时全静脉营养补液、丙种球蛋白输注、亚胺培南西司他丁每8个小时一次抗感染、祛痰、止痛、补充白蛋白等对症治疗，并请麻醉科医生会诊协助止痛治疗。患者皮肤毒性症状迅速恶化（图2-2-1），一般

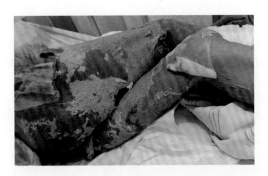

图2-2-1　特瑞普利单抗导致TEN死亡病例

一位77岁的女性，弥漫性肝细胞癌患者，在接受特瑞普利单抗联合安罗替尼后发展为TEN。患者接受甲泼尼龙、丙种球蛋白和抗生素治疗，但皮肤毒性恶化很快。不幸的是，患者发生脓毒性休克和多器官衰竭，入院后第5天死亡。

情况迅速变差，发生脓毒性休克和多器官功能衰竭之后，2019年8月2日患者死亡。

六、预后与随访

患者在发生TEN、继发脓毒性休克和多器官功能衰竭之后，家属只选择最佳支持治疗，最终患者疾病迅速进展、死亡，总生存期3个月。

七、反思与不足

重度免疫相关不良反应（irAEs）往往预示肿瘤的明显缩小，患者发生严重irAEs后复查肺部转移瘤消失，进一步印证此种观点。IrAEs的处理主要是停药，给予激素、丙种球蛋白及其他对症支持治疗，在处理TEN时严格按照指南进行，无奈TEN程度高，影响皮肤面积范围广，同时患者为高龄患者，多器官功能衰竭后抢救难度极大。这提示在抢救irAEs重度毒性时往往需要早期诊断并积极处理，使用强化免疫抑制治疗及多学科共同努力，动态评估irAEs的严重程度，以抢救患者生命为第一要义。

不足之处有以下3点：

①加强对免疫检查点抑制剂（ICIs）治疗患者的宣教及随访，早发现、早诊断、早治疗。该患者出现症状一段时间后才来就诊，延误了最佳治疗时期。

②诊断方面，ICIs重度皮肤不良反应的诊断金标准是皮肤活检，本案例中因患者主观意愿和病情危急，未能进行皮肤活检，根据临床诊断irAEs TEN。

③治疗方面，对于irAEs TEN，在充分使用激素冲击治疗及丙种球蛋白治疗的同时，也可以积极考虑使用其他免疫抑制剂治疗。在发生重度TEN时，烧伤科、皮肤科、ICU医生、主管医生及护理团队均应当紧密配合，做好皮肤护理、出入量管理、抗感染及营养支持治疗等。

例2：特瑞普利单抗联合治疗引起的 Stevens-Johnson综合征一例

一、摘要

该病例为一例68岁老年男性，2019年9月因呕血和黑便入院。诊断为：①食管胃底低分化鳞状细胞癌合并肝脏多发转移、腹膜后淋巴结转移；②胃巨大溃疡合并上消化道出血。胃镜下活检显示鳞状细胞癌分化较差。从2019年9月20日—9月24日，患者接受特瑞普利单抗240 mg，联合顺铂20 mg d1~3和5-氟尿嘧啶2.25 g、持续静脉微量电脑泵泵注1 20 h治疗。2周后，患者的胸部、背部和腹部皮肤出现了皮疹和瘙痒。对症处理后皮疹仍继续发展。紫癜、水疱和红斑在3天内迅速强化，并扩散到嘴唇、口腔黏膜、眼睑、外阴和四肢，影响总体表面积至少为70%。考虑为Stevens-Johnson综合征，使用长春新碱+丙种球蛋白+激素等治疗后皮疹好转出院。虽然该患者皮肤毒性明显，但可喜的是，11月15日的CT扫描发现患者的肿瘤缩小约50%，获得了良好的部分缓解（PR），长期的随访发现疗效持续达6个月之久。

二、病史

患者，男性，68岁，因"呕血、黑便10余天"于2019年9月11日到肿瘤内科就诊。患者入院前10余天无诱因出现晕倒，呕吐少量鲜血，排黑色大便，每次量中。9月3日行上腹部增强CT提示胃癌合并巨大溃疡形成可能，胃右动脉受侵；肝S2、S8段病灶，考虑转移瘤；腹膜后多发淋巴结转移。胸部增强CT提示双侧肺动脉远端分支散在肺栓塞。9月11日，患者收入肿瘤内科。

入院查体：PS评分为3分，中度贫血貌，腹部平软，剑突下有压痛，腹部未扪及包块，肝脾肋下未触及，移动性浊音阴性。

既往史：乙肝病毒携带者，患2型糖尿病十余年，口服二甲双胍治疗。个人史、家族史无特殊。

三、临床诊断

2019年9月16日，胃镜提示距离门齿36~39 cm可见环腔1/4周肿物，贲门部、前壁可见直径3.5 cm溃疡型肿物。病理结果：（食管肿物、胃底肿物）低分化鳞状细胞癌。免疫组化（IHC）：CK（弱+），Syn（-），CgA（-），CD56（-），CK5/6（+），p63（+），Ki-67（80%+）。辅助检查：血常规白细胞$5.22×10^9$/L，血红蛋白78 g/L，血小板$294×10^9$/L。血生化全套：血清白蛋白29.8 g/L，血尿素氮6.55 mmol/L；乙肝病毒（HBV）-DNA（-）；大便常规：潜血试验（+），肿瘤三项（-）。

入院诊断：①食管胃底低分化鳞状细胞癌合并肝脏多发转移、腹膜后淋巴结转移；②胃巨大溃疡合并上消化道出血；③双侧肺动脉远端分支散在肺栓塞；④2型糖尿病；⑤乙肝病毒携带者。

四、临床治疗

入院后予禁食、制酸、止血及营养支持治疗后消化道出血停止。2019年9月20日予以特瑞普利单抗240 mg+顺铂20 mg、d1~3+5-氟尿嘧啶2.25 g、持续静脉微量电脑泵泵注120 h方案治疗，过程顺利，出院。

五、疗效及不良反应

2019年10月3日，患者开始出现胸腹部少量皮疹伴瘙痒，2度。予抗组胺类药物口服及局部外涂类固醇软膏，效果欠佳。皮疹范围逐渐增大，累及唇部、颈部、躯干、四肢，伴有少量水疱。10月7日，患者再次入院。诊断为irAEs，Stevens-Johnson综合征（G4）。

对患者停用特瑞普利单抗后，紧急请皮肤科进行会诊，对皮肤病变进行活检和组织病理学检查，并每天对受影响皮肤进行拍照记录。活检病理显示表皮片状坏死，基底细胞液化变性，表皮下水疱形成，真皮血管周围淋巴细胞及中性粒细胞浸润。

10月14日进行血清细胞因子检测，主治团队发现患者的血清白细胞介素（IL）-10为9.42 pg/mL，较前有明显增加。给予全身糖皮质激素（甲泼尼龙500 mg/d）3天冲击治疗，每天都观察患者皮肤。第3天，患者皮疹仍有进展，改用长春新碱（VCR）（2 mg/次）静脉滴注8 h，每周1次，共3次。此外还注射了3天的免疫球蛋白，并继续每周给予VCR。每3天将甲泼尼龙减半。经过2周治疗后，患者水疱干燥，皮疹变干燥，躯干上的皮疹干燥，四肢仍有红斑，继续口服泼尼松20 mg维持2周。一个月后，皮肤毒性得到了很好的控制（图2-2-2~图2-2-3）。虽然该患者皮肤毒性明显，但可喜的是，2019年11月15日的CT扫描结果发现食管胃交界处肿瘤明显缩小，肝转移灶和淋巴结转移灶明显变小，一个周期的治疗后获得了良好的部分缓解（PR）（图2-2-4），并且疗效持续了6个月。

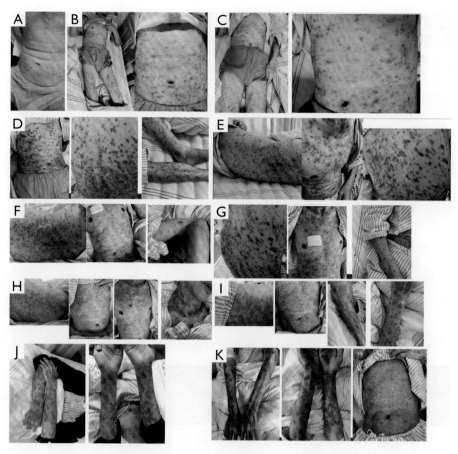

图2-2-2　特瑞普利单抗诱导的Stevens-Johnson综合征的系列皮肤图像

（A）10月6日皮肤图像；（B）10月7日皮肤图像，主治团队观察到环形红斑，中心有水疱，患者嘴唇也有黏膜溃疡；（C）10月8日皮肤图像；（D）10月11日皮肤图像；（E~K）10月12、13、14、16、21、23、28日和11月5日皮肤图像。

六、预后与随访

截至2020年6月2日，该患者状态良好，已经重启化疗，希望通过多学科治疗达到无瘤状态。

七、亮点与不足

PD-1抗体相关皮疹发生率为20%~40%，随着PD-1抗体的广泛使用，皮疹的不良反应及其处理必须引起重视；及时干预特别重要；激素冲击、长春新碱及

病史回顾

日期、药物、检查	10-7	10-8	10-9	10-10	10-11	10-12	10-13	10-14	10-15	10-16	10-17	10-18	10-19	10-20	10-21	10-22	10-23
甲泼尼龙	500	500	500	250	250	250	125	125	125	80	80	80	60	60	40	40	20
长春新碱			2							2							
免疫球蛋白			20	20	20						10	10	10				
白细胞	5.22		14.76					9.31			9.31				6.24		
红细胞	3.8		3.81					3.61			3.86				3.72		
血红蛋白	78		79					74			79				77		
血小板	294		285					173			175				161		
ALT	16							16			155				48		
AST	15							15			69				27		

病史回顾

日期、药物、检查	10-24	10-25	10-26	10-27	10-28	10-29	10-30	10-31	11-1	11-2	11-3	11-4	11-5
甲泼尼龙	20	20	20	20	20	20	20	20	泼尼松 20mg、qd	20	20	20	20
长春新碱					2								
免疫球蛋白					5	5	5						
白细胞					6.04						10.03		
红细胞					3.77						3.64		
血红蛋白					80						77		
血小板					256						303		
ALT					36						25		
AST					20						17		

图2-2-3　病例2治疗过程回顾：甲泼尼龙、长春新碱及免疫球蛋白的具体使用剂量

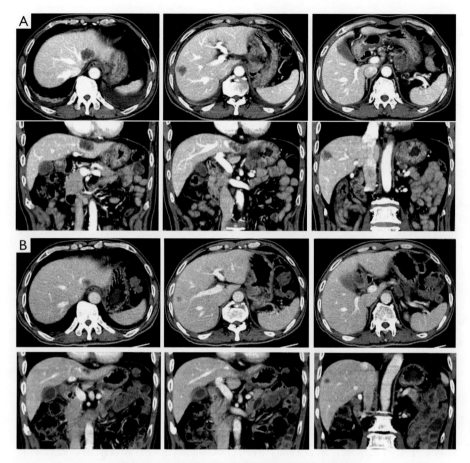

图2-2-4 特瑞普利单抗联合治疗前后的CT检查

（A）特瑞普利单抗联合治疗前上腹部CT扫描显示胃癌伴巨大溃疡形成，右胃动脉侵犯，肝S2和S8转移，多个腹膜后淋巴结转移；（B）特瑞普利单抗联合治疗1个周期后上腹部CT扫描（11月15日）显示，胃部肿瘤明显缩小，肝转移灶和淋巴结转移灶明显变小。

免疫球蛋白在严重皮疹时需积极考虑使用；全程管理，医护配合，做好患者宣传教育十分重要。

医疗组对该患者使用大剂量激素缓解其免疫不良反应，考虑到大剂量激素冲击有消化道出血、乙肝激活的风险，医疗组做了充分的考虑并及时采取了应对措施。该患者既往因消化道出血起病，在使用激素的同时，予质子泵抑制剂（PPI）、生长抑素、流质饮食、全静脉营养，未出现消化道出血；该患者合并乙肝病毒携带，同时服用替诺福韦，未出现病毒激活，出现短暂的转氨酶升高，激素减量后好转；同时使用长春新碱使激素可以较快减量，避免大剂量长期使用激素可能带来的不良反应。

不足之处：应加强对ICIs治疗患者的宣教及随访，早发现、早诊断、早治疗；该患者使用激素冲击、长春新碱及免疫球蛋白治疗后皮疹有明显好转时可以及时出院，转入门诊随诊；患者在皮肤毒性恢复后可以更早重启抗肿瘤治疗，以期达到更好的治疗效果。

八、总结与讨论

在2014年FDA批准首个PD-1抗体纳武利尤单抗被应用于临床以后，越来越多的PD-1抗体被用于临床实践。虽然不同的PD-1抗体具有不同的PD-1结合结构域，但其不良反应相似。在irAEs中，皮肤毒性是最常见的[1-2]。在伊匹单抗治疗的患者中，皮肤毒性发生率为45%~50%，使用帕博利珠单抗或纳武利尤单抗的患者皮肤毒性发生率为30%~40%。大多数是1~2级皮肤毒性，可以通过暂停PD-1抗体和给予糖皮质激素治疗来缓解毒性反应。然而，罕见的皮肤毒性病例可能是致命的，如Stevens-Johnson综合征（SJS）和中毒性表皮坏死松解症（TEN），总SJS/TEN死亡率约为22%[3]。SJS和TEN是罕见的严重皮肤毒性反应，在使用纳武利尤单抗、帕博利珠单抗和阿替利珠单抗（atezolizumab）患者中均有报道[4-7]。

PD-1抗体治疗最常见和最早的不良反应是皮肤毒性。当广泛应用PD-1抗体联合治疗时，皮肤毒性更常见、更严重。严重的皮肤毒性，如SJS、TEN和全身症状的药物皮疹，可能导致死亡。所有肿瘤学家都应该警惕严重的皮肤毒性，并学习如何治疗这些严重的皮肤毒性[8]。

早期发现SJS样的皮疹并及时治疗是关键[9-10]。SJS样皮疹的特点为：环状红斑，中心可见水疱，患者唇部、外阴及眼部黏膜也可有黏膜溃疡。做好早期识别、及时住院及皮肤科会诊都至关重要。对于4级皮肤毒性，可观察到全身皮肤脱落、溃疡或大疱性皮炎。美国国立综合癌症网络（NCCN）指南建议，高剂量的全身类固醇治疗[甲泼尼龙1~2 mg/（kg·d）]，口服类固醇应被视为第一种治疗策略。NCCN指南还建议，如果症状在5~7 d内没有缓解，使用他克莫司或英夫利昔单抗替代免疫抑制是推荐的做法。

对于例2，主治团队报告了一例成功接受特瑞普利单抗联合治疗诱导的SJS的病例。患者既往有消化道出血。应用PPI、生长抑素、全静脉营养治疗，使消化道出血停止。患者为乙肝病毒携带者，同时服用替诺福韦，无病毒激活；使用糖皮质激素时有短暂转氨酶升高，糖皮质激素减量后肝功能恢复正常。当主治团队使用糖皮质激素的同时使用长春新碱，可使糖皮质激素迅速减量，避免长期大量使用糖皮质激素的不良影响。长春新碱价格低廉，具有较强的免疫抑制功能，不影响骨髓造血功能。长春新碱是一种免疫抑制剂，在处理PD-1抗体的皮肤毒性时可以积极考虑。如果发生危及生命的皮肤毒性，应永久停用免疫检查点抑制剂，要求住院和皮肤科医生咨询。患者严重皮肤毒性后也经历了良好的部分缓解，提示不良皮肤毒性可能是PD-1抗体治疗的有效指标之一。

对于例1，主治团队首次报道了特瑞普利单抗诱导的TEN病例，最终患者死亡。SCORTEN评分系统是TEN患者计算和预测死亡率很重要的评分系统。免疫检查点抑制剂目前广泛存在，皮肤毒性是最常见的免疫相关不良反应。一旦皮肤毒性发展到TEN，就很难处理，通常会导致死亡。迄今为止，文献报道了10例免疫检查点抑制剂引起的TEN导致的死亡。在一篇文献中，一例淋巴瘤患者使用纳武利尤单抗后出现了致死性TEN，作者发现高剂量糖皮质激素并没有减缓TEN的进展，而是增加了机会性感染的发生率，作者的结论是，治疗PD-1抗体相关的TEN是非常困难的[11]，需要大家共同努力。

在主治团队有限的SJS/TEN治疗经验中，早期发现皮肤毒性和积极使用免疫抑制疗法是非常重要的[12]。长春新碱、糖皮质激素、免疫球蛋白联合治疗SJS是一种很好的联合治疗方法。使用强免疫抑制疗法后，皮肤状况的恶化似乎不会立即停止，通常需要3~5天以后才能开始改善。因此，对严重皮肤毒性的不良反应保持警惕，一旦发生，及时进行免疫抑制治疗是非常重要的。

发生严重皮肤毒性的确切机制目前尚不清楚，今后在接受PD-1抗体联合治疗时，主治团队必须探索和了解SJS/TEN发生的分子机制和免疫学变化，希望阐明机制有助于临床医生更好、更及时地挽救更多患者的生命。

参考文献

[1] Ribas A. Tumor immunotherapy directed at PD-1[J]. N Engl J Med, 2012, 366(26): 2517-2519.

[2] Plachouri KM, Vryzaki E, Georgiou S. Cutaneous Adverse Events of Immune Checkpoint Inhibitors: A Summarized Overview[J]. Curr Drug Saf, 2019, 14(1): 14-20.

[3] Coleman E, Ko C, Dai F, et al. Inflammatory eruptions associated with immune checkpoint inhibitor therapy: A single-institution retrospective analysis with stratification of reactions by toxicity and implications for management[J]. J Am Acad Dermatol, 2019, 80(4): 990-997.

[4] Larkin J, Chiarion-Sileni V, Gonzalez R, et al. Combined Nivolumab and Ipilimumab or Monotherapy in Untreated Melanoma[J]. N Engl J Med, 2015, 373(1): 23-34.

[5] Nayar N, Briscoe K, Fernandez Penas P. Toxic Epidermal Necrolysis-like Reaction With Severe Satellite Cell Necrosis Associated With Nivolumab in a Patient With Ipilimumab Refractory Metastatic Melanoma[J]. J Immunother, 2016, 39(3): 149-152.

[6] Chirasuthat P, Chayavichitsilp P. Atezolizumab-Induced Stevens-Johnson Syndrome in a Patient with Non-Small Cell Lung Carcinoma[J]. Case Rep Dermatol, 2018, 10(2): 198-202.

[7] Vivar KL, Deschaine M, Messina J, et al. Epidermal programmed cell death-ligand 1 expression in TEN associated with nivolumab therapy[J]. J Cutan Pathol, 2017, 44(4): 381-384.

[8] Habre M, Habre SB, Kourie HR. Dermatologic adverse events of checkpoint inhibitors: what

an oncologist should know[J]. Immunotherapy, 2016, 8(12): 1437-1446.

[9] La-Beck NM, Jean GW, Huynh C, et al. Immune Checkpoint Inhibitors: New Insights and Current Place in Cancer Therapy[J]. Pharmacotherapy, 2015, 35(10): 963-976.

[10] Whiteside TL, Demaria S, Rodriguez-Ruiz ME, et al. Emerging Opportunities and Challenges in Cancer Immunotherapy[J]. Clin Cancer Res, 2016, 22(8): 1845-1855.

[11] Si X, He C, Zhang L, et al. [Management of Dermatologic Toxicities Related to Immune Checkpoint Inhibitors][J]. Zhongguo Fei Ai Za Zhi, 2019, 22(10): 639-644.

[12] Spain L, Diem S, Larkin J. Management of toxicities of immune checkpoint inhibitors[J]. Cancer Treat Rev, 2016, 44: 51-60.

（陈展洪，中山大学附属第三医院）

点评：免疫检查点抑制剂相关重度皮肤不良反应需要时刻警惕——长春新碱+丙种免疫球蛋白+激素是治疗利器

被点评病例

病例2　特瑞普利单抗联合治疗引起的中毒性表皮坏死松解症一例和Stevens-Johnson综合征一例

点评内容

这2例病例皆涉及PD-1抗体联合治疗导致的严重皮肤不良反应。

第一例发生TEN，严重程度更高，患者年龄更大，基础条件更差，器官功能更差，虽然按照指南积极处理但是患者仍然出现死亡。

第二例发生SJS，通过创新性使用长春新碱+甲泼尼龙+免疫球蛋白等综合治疗成功挽救患者，且患者肿瘤在接受一个疗程治疗后便缩小50%，并持续了6个多月，令人印象深刻。

SJS和TEN是罕见但致命的皮肤毒性反应，需要早期识别和立即开始免疫抑制治疗。在PD-1抗体联合治疗的时代，SJS/TEN可能会更频繁地发生，主治团队都应该保持警惕。

长春新碱、糖皮质激素、免疫球蛋白联合治疗在内科系统治疗难治性特发性血小板减少性紫癜已经很多年，起到调节免疫的作用。从宏观的免疫抗炎治疗来看，细胞毒免疫抑制剂效果更好，但同时也要注意细胞毒药物的其他不良反应（图2-2-5）。

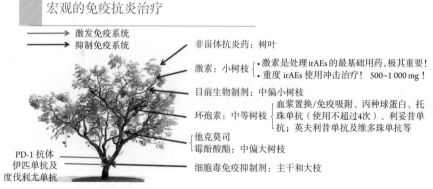

图2-2-5　宏观的免疫抗炎治疗示意图

45

长春新碱、糖皮质激素、免疫球蛋白联合治疗SJS/TEN似乎是一种很好的联合治疗方法，这也需要在今后的临床试验和临床实践中得到验证。

点评专家

吴祥元，中山大学附属第三医院。

病例3　肺腺癌初次免疫治疗后速发皮肤黏膜损害一例

一、摘要

该病例为一例70岁男性肺腺癌初诊患者，经肺穿刺活检病理明确肺腺癌，诊断：右肺腺癌伴双侧肺门、纵隔、锁骨上淋巴结转移（cT1N3Mx，ⅢB期），EGFR、ALK、ROS1突变阴性，PD-L1表达90%（Dako 22C3），排除禁忌证后予以帕博利珠单抗200 mg单药免疫治疗。免疫治疗后第3天胸闷、气促加剧伴下腹部散在红色斑丘疹，胸部增强CT提示大量心包积液，双侧胸腔积液，肺内渗出性改变，头臂静脉栓塞，肺动脉栓塞，继而发热（测体温38.6 ℃）。心包及左侧胸腔穿刺见出血性液体，液基病理检查提示肿瘤转移。免疫治疗后第6天，皮疹进展为躯干及近端四肢为主弥漫广泛分布的多形性红斑伴瘙痒，伴口腔舌体溃疡，不良事件分级为G3。经大剂量全身激素及外用激素、积液穿刺引流、抗感染等治疗后，患者皮疹、气促及发热得到有效控制，免疫治疗后17天复查胸部CT提示右肺病灶较前缩小。但患者口腔溃疡损害持久且严重。

二、病史

患者，男性，70岁，因"确诊肺癌10天，胸闷、纳差3天"入院。

患者因"咳嗽、气促"于2020年4月22日至绍兴市某医院查上腹部+胸部CT，结果示：右肺上叶尖段结节，右肺门、纵隔及双侧锁骨上多发淋巴结肿大，考虑恶性肿瘤，后至我科住院。

4月24日，患者行B超引导下左侧锁骨上淋巴结穿刺活检。病理（淋巴结针吸）：转移或浸润性非小细胞癌，倾向腺癌。4月27日，患者行CT引导下肺活检，活检病理提示非小细胞癌，免疫组化、基因检测及PD-L1表达检测未回报，暂予出院。近3天，患者自觉胸闷，间断有咳嗽，痰不多，胃口较差，乏力明显，左下肢稍感酸胀等不适，拟诊"右肺腺癌"收治入院。

既往史、个人史：吸烟50年，20支/天，未戒。长期予以"替米沙坦1片qm po"治疗，血压控制良好。家族史无特殊。

体格检查：体温36.6℃，脉搏90次/分，呼吸18次/分，血压120/60 mmHg，双侧锁骨上淋巴结触及，心肺听诊无特殊，全腹平软，无压痛，双下肢无凹陷性浮肿。

相关辅助检查：4月25日胸部增强CT检查示右肺上叶周围型肺癌，伴纵隔及两肺门多发淋巴结转移。两肺散在纤维灶、慢性炎性灶。双侧胸腔少量积液。心包见少量积液（图2-3-1）。免疫组化提示肺腺癌。5月7日，患者接受基因检测（425个基因），提示BRAF第15外显子V600E错义突变，IDH1第4外显子R132C错义突变，TP53第5外显子H179R错义突变。微卫星稳定（MSS）。TMB：3.4个/Mb。PD-L1高表达（TPS 90%）。CYFRA21-1：14.61 μg/L↑，CA50：39.39 IU/mL↑，CA199：37.3 U/mL↑。D-二聚体：3 092 μg/L DDU↑，纤维蛋白原降解产物（FDP）：23.97 mg/L。头颅增强MRI及肝胆胰脾后腹膜、双肾输尿管肾上腺B超未见异常。

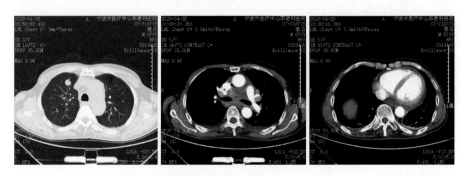

图2-3-1　胸部增强CT影像学资料（2020年4月25日）
右肺上叶周围型肺癌，伴纵隔及两肺门多发淋巴结转移。双侧胸腔少量积液。心包见少量积液。

三、临床诊断

①右肺腺癌伴双侧肺门、纵隔、锁骨上淋巴结转移（cT1N3Mx，ⅢB期）；②高血压病。

四、治疗过程

排除禁忌证后，于2020年5月9日予以帕博利珠单抗200 mg单药免疫治疗。

5月11日，患者诉胸闷、气促明显，鼻导管吸氧4 L/min，血氧饱和度95%，右侧上肢肤色较对侧青紫，稍肿，皮温正常，无疼痛或活动不利。急查胸部增强CT（图2-3-2）：右肺上叶周围型肺癌，与4月27日CT检查比较，显影大小相仿；纵隔、两肺门、两侧锁骨上多发淋巴结肿大，较前片进展；右侧头臂静脉充盈缺损考虑癌栓；伴右侧肩颈部软组织水肿，较前片为新出现；右

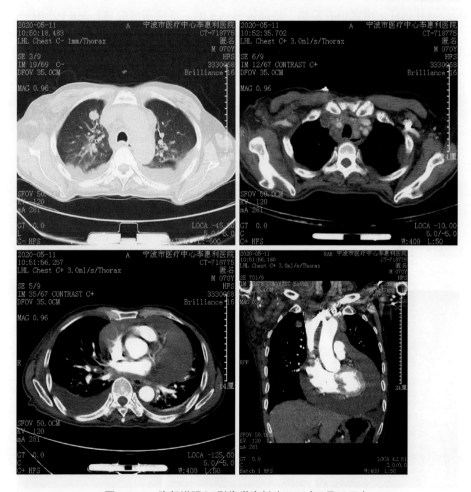

图2-3-2　胸部增强CT影像学资料（2020年5月11日）

右肺上叶周围型肺癌较前相仿，右侧头臂静脉充盈缺损考虑癌栓；右肺下叶前、外基底段栓子，较前片新出现；大量心包积液；两侧胸腔积液伴两下肺压迫性不张；两肺间质性肺水肿可能。

肺下叶见前、外基底段栓子，较前片为新出现；大量心包积液；两侧胸腔积液伴两下肺压迫性不张；两肺间质性肺水肿可能；两肺散在慢性炎症灶。

5月11日，予以心包积液穿刺引流，引出血性液体，病理切片找到恶性肿瘤细胞。下腹部散在少量红色斑丘疹，无瘙痒，予氯雷他定口服。

5月12日，患者当日发热，最高体温38.6℃，皮疹范围扩大，肝功能异常。予高频吸氧；每天静脉推注甲泼尼龙40 mg，泮托拉唑护胃，多烯磷脂酰胆碱、异甘草酸镁护肝；每天静脉滴注莫西沙星0.4 g；每天口服美托洛尔缓释片23.75 mg；予左侧胸腔积液穿刺引流，引出血性液体，病理切片找到恶性肿瘤细胞。

5月13日，患者仍有发热，最高体温38.6℃。继续高频吸氧；每8个小时静脉推注激素加量（甲泼尼龙40 mg）；外用糠酸莫米松软膏；停用莫西沙星，改为每8个小时静脉滴注亚胺培南西司他丁0.5 g、q8h、静脉滴注（ivgtt）；每天口服呋塞米20 mg；予右侧胸腔积液穿刺引流，引出黄色澄清液体，病理切片未见癌细胞。

5月14日，患者体温正常，皮疹较前明显进展（图2-3-3），继续高频吸氧；激素加量予每8个小时静脉推注甲泼尼龙80 mg；每天两次口服氟康唑200 mg以抗真菌治疗。皮肤科会诊意见：多形性红斑型药疹，加用酮替芬1 mg，每晚口服。

5月18日，患者全身皮疹范围扩大，色泽趋向陈旧，在摩擦和压迫部位有水疱，局部脱屑，口腔溃疡，吞咽疼痛基本同前（图2-3-4），可进食少量温凉流质。5月19日，诊疗方案改为每12个小时静脉推注甲泼尼龙80 mg；停用亚

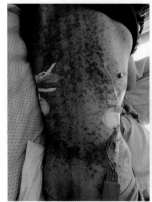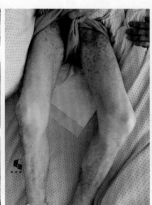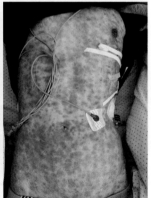

图2-3-3　患者皮疹情况（2020年5月14日）

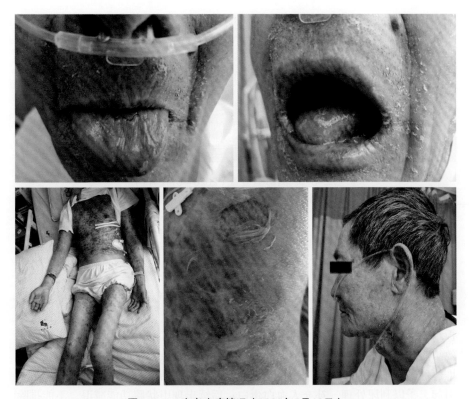

图2-3-4　患者皮疹情况（2020年5月18日）

胺培南西司他丁，改为莫西沙星。

　　5月22日，患者躯干及四肢皮疹好转，口腔溃疡未见明显好转（图2-3-5），诊疗方案改为每12小时静脉推注甲泼尼龙40 mg。

　　5月25日，诊疗方案改为一天三次口服甲泼尼龙12 mg，复查胸部CT（图2-3-6）。

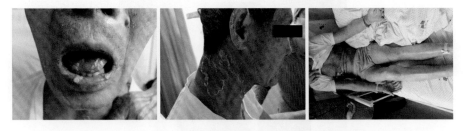

图2-3-5　患者口腔溃疡及皮疹的情况（2020年5月22日）

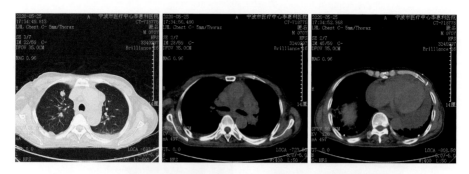

图2-3-6　胸部CT复查（2020年5月25日）

右肺上叶周围型肺癌较5月11日CT检查结果稍缩小，肺门、纵隔淋巴结较前相仿，可见大量心包积液。

五、预后转归

患者皮疹好转后未复发，但口腔溃疡经久不愈（图2-3-7），考虑是免疫治疗不良反应及长期大剂量激素带来的不良反应双重因素造成的。患者血小板水平降低，最低时低至43×10⁹/L，予以重组人白细胞介素-11升血小板治疗有效。心包积液量增多，予持续心包引流，心包积液液基细胞学检查持续找到多堆恶性肿瘤细胞。患者后期出现双下肢水肿，考虑由低蛋白血症及心功能不全引起，予以利尿处理，补充人血白蛋白；后续出现甲状腺功能减退，不能排除免疫治疗不良反应。B超提示右上肢动静脉栓塞，继续抗凝治疗。经过上述病情变化，主治团队再予以激素加量至"每12个小时静脉推注甲泼尼龙40 mg"并逐渐减量，"每天静脉滴注人免疫球蛋白5 g"连续3天，予利尿、抗感染、营养支持等对症治疗后，患者大量心包积液未能得到有效缓解，气促逐渐加重至呼吸衰竭，双肺大量湿啰音，最终家属放弃治疗，自动出院。

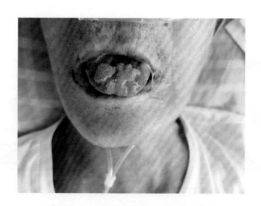

图2-3-7　6月5日患者口腔溃疡表现

六、修正诊断

①右肺癌伴双侧肺门、纵隔、锁骨上淋巴结、心包、胸膜转移（cT1N3M1，Ⅳ期）；②多形性红斑型药疹（G3）；③肺栓塞；④右上肢动静脉栓塞；⑤血小板减少；⑥甲状腺功能减退；⑦高血压病；⑧低蛋白血症。

七、亮点和不足

本病例诊治的亮点如下：患者临床资料包括皮肤图像较为完整；初次免疫治疗第3天发生皮疹并进展迅速、广泛的病例相对少见；皮疹处理及时，效果佳。

不足包括：病历资料收集方面缺少治疗第3天皮疹初发时的图像；诊治方面未进行皮肤活检、缺少皮肤病理资料，皮肤科会诊对Stevens-Johnson综合征的鉴别不足；"来势汹汹"的皮疹经大剂量糖皮质激素治疗虽得到满意控制，但恶性心包积液未能得到缓解，进展为心力衰竭、肺水肿，最终预后极差。

八、总结与反思

近年来，以抗PD-1抑制剂纳武利尤单抗、帕博利珠单抗及CTLA-4抑制剂伊匹单抗为代表的免疫检查点抑制剂（ICIs）的引入，一方面，对晚期非小细胞肺癌的治疗产生了巨大的影响，另一方面，这些药物的使用可能伴随着非特异性免疫激活，导致大量的自身免疫性和自身炎症现象，被称为irAEs。

在ICIs的关键临床研究中，皮肤毒性是最常见的不良事件之一。皮肤毒性可表现为瘙痒、皮疹、皮炎、红斑、掌跖红肿、光敏反应、中毒性表皮坏死松解症、荨麻疹和白癜风等[1]。与PD-1/PD-L1抑制剂单药治疗相比，CTLA-4抑制剂的皮疹表现更明显[2-3]。皮肤毒性出现在治疗早期，通常在初始剂量后3~6周出现，多数具有自限性，轻度毒性通过局部类固醇药物处理[2]。帕博利珠单抗单药治疗局部晚期或转移性非小细胞肺癌Ⅲ期临床研究中，瘙痒和皮疹发生率均约为7%，3~5级皮肤不良反应发生率<1%[4]。临床处理毒性是根据分级原则来进行的[5]。美国国立卫生研究院癌症研究所制定的《常见不良反应事件评价标准（CTCAE）4.03》将皮肤毒性分为5级，我国也在2019年首次发布《中国临床肿瘤学会（CSCO）免疫检查点抑制剂相关的毒性管理指南》[6]，将毒性分为5个级别：G1轻度毒性；G2中度毒性；G3重度毒性；G4危及生命的毒性；G5与毒性相关的死亡。基本对应于CTCAE分级。指南指出毒性管理在很大程度上依赖于使用糖皮质激素。糖皮质激素是常用的免疫抑制剂。临床上应该根据毒性分级来判断是否使用糖皮质激素，以及使用激素的剂量和剂型。G1~G2的毒性一般选择口服的糖皮质激素制剂。不过，有时由于严重毒性来势凶险，要首选高剂量静脉滴注糖皮质激素。使用糖皮质激素要及时，延迟使用

（>5天）会影响部分ICIs相关毒性的最终处理效果。为防止毒性复发，糖皮质激素减量应逐步进行（使用时间>4周，有时需要6~8周或更长时间）。具体分级及管理见表2-3-1。

该患者在住院期间胸腔积液及心包积液细胞学检查找到恶性肿瘤细胞，患者肿瘤分期修正为Ⅳ期，结合其驱动基因表达阴性，PD-L1表达阳性TPS 90%，帕博利珠单抗单药治疗对此类患者在国内外指南中均为一线推荐治疗方案[5]。该患者在治疗后第3天即出现皮疹并迅速进展，同时伴有胸腔和心包大量液体渗出，皮疹覆盖面积>30%，伴瘙痒，局部出现水疱和脱屑，口腔溃疡

表2-3-1 《中国临床肿瘤学会（CSCO）免疫检查点抑制剂相关的毒性管理指南》皮肤毒性分级及管理

分级	描述	Ⅰ级推荐	Ⅱ级推荐	Ⅲ级推荐
斑丘疹/皮疹				
G1	斑疹/丘疹区域<10%全身体表面积（BSA），伴或不伴症状	•继续ICIs治疗，局部使用润肤剂 •口服抗组胺药物 •使用中等强度的糖皮质激素（局部外用）		•必要时进行血常规、肝肾功能检查
G2	斑疹/丘疹区域占10%~30%全身BSA，伴或不伴症状；日常使用工具受限	•局部使用润肤剂 •口服抗组胺药物 •使用强效糖皮质激素外用和（或）泼尼松，0.5~1 mg/（kg·d）	•考虑暂停ICIs治疗	•必要时进行血常规、肝肾功能检查 •考虑转诊至皮肤科并进行皮肤活检
G3	斑疹/丘疹区域>30%全身BSA，伴或不伴症状；日常生活自理受限	•暂停ICIs治疗 •使用强效糖皮质激素外用，泼尼松，0.5~1 mg/（kg·d）[如无改善，剂量可增加至2 mg/（kg·d）]	•考虑住院治疗 •请皮肤科急会诊 •皮肤组织活检	•必要时进行血常规、肝肾功能检查
瘙痒				
G1	轻微或局限	•继续ICIs治疗 •口服抗组胺药物 •使用中等强度的糖皮质激素外用		•必要时进行血常规、肝肾功能检查
G2	强烈或广泛；间歇性；抓挠致皮肤受损；日常使用工具受限	•在加强止痒下可继续ICIs治疗 •使用强效糖皮质激素外用 •口服抗组胺药物 •某些严重患者可以考虑停用	•请皮肤科会诊，考虑转诊至皮肤科	•必要时进行血常规、肝肾功能检查

续表2-3-1

分级	描述	Ⅰ级推荐	Ⅱ级推荐	Ⅲ级推荐
G3	强烈或广泛；持续性；日常生活自理明显受限或影响睡眠	•暂停ICIs治疗 •泼尼松/甲泼尼龙，0.5~1 mg/（kg·d） •口服抗组胺药物 •γ-氨基丁酸（GABA）激动剂（加巴喷丁、普瑞巴林） •难治性瘙痒可考虑给予阿瑞吡坦或奥马珠单抗（如血IgE水平升高）	•皮肤科急会诊 •查血清IgE和组胺	•必要时进行血常规、肝功能和肾功能检查 •必要时取活检

大疱性皮炎/Stevens-Johnson综合征（SJS）/中毒性表皮坏死松解症（TEN）

分级	描述	Ⅰ级推荐	Ⅱ级推荐	Ⅲ级推荐
G1	无症状，水疱区域<10%全身BSA	•暂停ICIs治疗 •使用强效糖皮质激素外用	•皮肤科急会诊 •血常规、肝功能和肾功能、电解质、C反应蛋白检查	
G2	水疱区域覆盖10%~30%全身BSA伴疼痛；日常使用工具受限	•暂停ICIs治疗直至毒性<1级 •泼尼松/甲泼尼龙，0.5~1 mg/（kg·d） •血常规、肝肾功能、电解质、C反应蛋白检查	•皮肤科急会诊	
G3	水疱覆盖全身BSA>30%；日常生活自理明显受限；SJS或TEN	•永久停用ICIs治疗 •泼尼松/甲泼尼龙，1~2 mg/（kg·d） •需要住院治疗，有指征入住		•必要时皮肤活检
G4	水疱覆盖全身BSA>30%；合并水、电解质紊乱；致死性SJS或TEN	•ICU监护或烧伤病房，请皮肤科、眼科、泌尿科急会诊 •血常规、肝功能和肾功能、电解质、C反应蛋白、补体等相关炎症因子检查		

作为黏膜损害持续存在。如此快速而广泛的皮肤不良事件实属少见，分级达到G3~4。经过一段时间大剂量的全身糖皮质激素应用，全身皮疹虽得到有效控制未见复发，但口腔溃疡、心包积液、动静脉栓塞、血小板减低、甲状腺功能减退、血糖升高等问题此消彼长，使患者的康复之路困难重重。其中部分是肿瘤与免疫治疗不良事件，而另一部分与长期大剂量激素使用有关。严重皮肤不良事件尤其是SJS、TEN等有可能致死的重症皮肤病的诊断，离不开专科医生的帮助。如何掌握处理irAEs的时机、用药剂量及疗程，仍需临床医生不断探索。

参考文献

[1] Eigentler TK, Hassel JC, Berking C, et al. Diagnosis, monitoring and management of immune-related adverse drug reactions of anti-PD-1 antibody therapy[J]. Cancer Treat Rev, 2016, 45: 7-18.

[2] Sibaud V. Dermatologic Reactions to Immune Checkpoint Inhibitors: Skin Toxicities and Immunotherapy[J]. Am J Clin Dermatol, 2018; 19(3): 345-361.

[3] Sibaud V, Meyer N, Lamant L, et al. Dermatologic complications of anti-PD-1/PD-L1 immune checkpoint antibodies[J]. Curr Opin Oncol, 2016, 28(4): 254-263.

[4] Nosaki K, Saka H, Hosomi Y, et al. Safety and efficacy of pembrolizumab monotherapy in elderly patients with PD-L1-positive advanced non-small-cell lung cancer: Pooled analysis from the KEYNOTE-010, KEYNOTE-024, and KEYNOTE-042 studies[J]. Lung Cancer, 2019, 135: 188-195.

[5] Ettinger DS, Wood DE, Aggarwal C, et al. NCCN Guidelines Insights: Non-Small Cell Lung Cancer, Version 1.2020[J]. J Natl Compr Canc Netw, 2019, 17(12): 1464-1472.

[6] 中国临床肿瘤学会指南工作委员会.中国临床肿瘤学会(CSCO)免疫检查点抑制剂相关的毒性管理指南2019[M].北京:人民卫生出版社,2019.

（焦文睿，宁波市医疗中心李惠利医院）

点评：处理免疫相关严重皮肤黏膜毒性时，谨防长期应用激素本身的影响

被点评病例

病例3　肺腺癌初次免疫治疗后速发皮肤黏膜损害一例

点评内容

该患者首诊时是至少ⅢB期以上的肺腺癌患者，基因检测提示BRAF第15外显子V600E错义突变，PD-L1高表达。由于该患者出现BRAF V600E（+），维莫非尼/达拉非尼±曲美替尼的靶向治疗为NCCN指南优先推荐的方案。但考虑到靶向药物的不可及性，以及患者本身对化疗的抵触，结合患者家庭对药物的经济承受能力，最终选择了ICIs。

药物临床研究和真实世界研究数据显示，与CTLA-4抑制剂相比，PD-1抑制剂引起的皮肤毒性较少也较轻。与PD-1抑制剂相关的皮肤黏膜不良事件通常是自限性的，大多使用局部类固醇即可控制。本例如此严重而迅速的皮肤黏膜不良事件相对少见，因此更体现了此病例的警示意义。

本例患者在用药后72小时内出现严重的皮肤黏膜不良反应，在出现不良事件后立即给以每天240 mg甲泼尼龙的剂量，这种剂量比常规指南推荐的1~2 mg/（kg·d）更大，这种大剂量的激素使用的确使皮疹快速得到了控制，但对口腔黏膜溃疡愈合疗效甚微，后期对黏膜修复甚至起了负面作用，同时增加感染风险。所以，长期的较大剂量的糖皮质激素维持的减量过程可能引发血糖波动、黏膜修复困难的不良反应，甚至影响到患者的预后，值得临床思考和探讨。对本例PD-L1高表达（TPS 90%）的首次免疫单药治疗患者出现这种严重皮肤黏膜不良反应只能永久停药。在免疫治疗中止后，为控制肿瘤我们还有什么选择吗？在为该患者治疗皮肤黏膜不良反应的过程中，患者PS评分逐渐变差，动态复查提示肿瘤进展趋势明显，为控制顽固性恶性心包积液等方面的肿瘤进展，在明确合并肺栓塞、上肢动静脉血栓的情况下，不能确定是否可以使用抗血管生成药物，所以一直未能尝试。最终患者病情恶化于大量恶性心包积液、心力衰竭、肺水肿、呼吸衰竭等一系列并发症。在总结反思中仍然有许多

悬而未决的问题，需要更多系统、科学的临床观察帮助我们抉择。用生命书写答案，这或许就是医学的致命而又迷人之处。

点评专家

吴仕波，宁波市医疗中心李惠利医院。

病例4　免疫治疗引起的结缔组织疾病复发病例一例

一、摘要

该病例为一例62岁肺鳞癌（T2N3M0，ⅢB期）患者，组织病理学检查示PD-L1 90%+。在治疗上，主治团队先后予以"多西他赛+顺铂"方案、"帕博利珠单抗+多西他赛+顺铂"方案、"多西他赛+顺铂"方案进行化疗。免疫治疗10天后，患者开始出现双侧脚踝处疼痛伴表面红肿，因患者既往有结缔组织疾病，故考虑免疫治疗导致结缔组织疾病复发，予以激素治疗并停用免疫治疗后症状逐渐好转。

二、病史

患者，男性，62岁，因"咳嗽半个月"入院。患者吸烟20支/天，持续40年，饮酒半斤/天，持续20年。患者父亲及爷爷均有肺癌病史，否认家族传染性疾病史。

2004年，患者先是下颌关节疼痛，后发展至全身关节痛，到多家医院就诊后考虑为"结缔组织疾病"，临床考虑为类风湿关节炎可能性较大，间断服用泼尼松、甲氨蝶呤治疗，2019年6月病情平稳后予以停药。

2019年9月初，患者因受凉后出现咳嗽、咳痰，痰为白痰，自觉偶有低热及右侧胸痛，前往当地县医院就诊，予以口服药物治疗，症状稍好转。9月10日，患者咳嗽剧烈后出现痰中带血，色鲜红，后自行停止，9月12日前往本院门诊进行胸部CT检查（图2-4-1）。

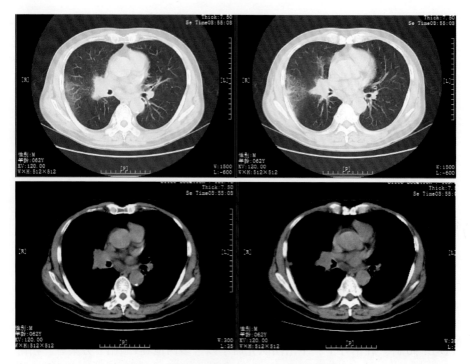

图2-4-1 胸部CT检查结果（2019年9月12日）
右肺中叶支气管闭塞，右肺门团块状软组织影，纵隔多发肿大淋巴结。

体格检查示：体温36.2 ℃；脉搏70次/分；呼吸18次/分；血压120/61 mmHg（kPa）。

患者神志清楚，精神可，呼吸平稳，步入病房，自主体位，查体合作，对答切题。全身皮肤黏膜未见黄染、出血点，浅表淋巴结未及肿大，口唇无紫绀。双侧瞳孔等大等圆，对光反射灵敏。颈软，无颈静脉充盈，气管居中，甲状腺未及肿大。胸廓未见明显畸形，两肺呼吸音粗，未闻及明显干湿啰音。心率70次/分，心律齐，各瓣膜区未闻及病理性杂音。腹平软，未及压痛及反跳痛，肝脾肋下未及。双下肢无浮肿。脑膜刺激征阴性，Babinski征、Oppenheim征、Gordon征、Hoffmann征均阴性。

辅助检查：甲胎蛋白（AFP）3.29 ng/mL；糖类抗原（CA）125 29.4 U/mL；CA50 4.81 U/mL；CA153 7.04 U/mL；CA199 10.32 U/mL；细胞角蛋白19片段（CYFRA21-1）20.12 ng/mL；铁蛋白（SF）286.2 ng/mL；神经元特异性烯醇化酶（NSE）5.89 ng/mL；前列腺特异性抗原（PSA）1.347 ng/mL；癌胚抗原（CEA）2.1 ng/mL；鳞状细胞癌相关抗原（SCCA）3.2 ng/mL。

2019年9月17日，予以支气管镜检查术，结果示：气管黏膜轻度充血水肿，管腔内少许黏液性分泌物予以吸除，管腔通畅，未见新生物，隆嵴锐利；左侧支气管上叶、舌叶、下叶各支气管黏膜轻度充血水肿，管腔内见少许黏液性分泌物给予吸除，管腔通畅，未见新生物；右侧支气管上叶、中叶、下叶各支气管黏膜轻度充血水肿、肥厚，管腔内少许黏液性分泌物给予吸除，管腔通畅，未见新生物。根据胸部CT在中叶支气管内行支气管肺泡灌洗收集支气管肺泡灌洗液、刷检。常规支气管镜检查结束后行超声引导下经支气管针吸活检（EBUS-TBNA）术，超声支气管镜（EBUS）探及11R组、7组、4R组肿大淋巴结，多普勒模式显示其内无明显血流信号，并给予活检。

2019年9月19日，PET-CT示右肺门占位，考虑右肺癌（中央型）伴纵隔、右锁骨上及右颈部根部淋巴结转移，右肺上叶数个结节状软组织密度影，考虑炎性肉芽肿可能，双侧腋下多发中小淋巴结，考虑反应性增生，右侧胸膜局部增厚，双肺肺气肿，左侧颞极网膜囊肿，肝脏多发囊肿，前列腺轻度增生可能。

2019年9月23日，支气管镜检查病理结果如下：EBUS-TBNA（11R组淋巴结）示镜下见大量红细胞中散在部分异型细胞团；免疫组化标记结果提示为鳞状细胞癌，肿瘤细胞中CK（+）、p40（+）、Ki-67（80%+）、Syn（-）、CD56（-）、CgA（-）、TTF-1（-）、NapsinA（-）；EBUS-TBNA（4R组淋巴结）：镜下见大量红细胞中散在少数异型细胞团；EBUS-TBNA（7组淋巴结）：镜下见大量红细胞中散在少数异型细胞团。

三、临床诊断

右肺鳞癌（T2N3M0，ⅢB期，PS 0分）；结缔组织疾病。

四、临床治疗

该患者于2019年9月27日接受"多西他赛120 mg+顺铂120 mg"方案治疗1个周期；后病理补充报告示PD-L1 90%+。

2019年10月15日，患者再次入院，复查胸部CT（图2-4-2）示病灶无明显缩小，疗效评价疾病稳定（SD），考虑到患者PD-L1高表达，预测免疫治疗效果较好，因此告知患者可联合免疫治疗，但由于患者有可疑类风湿关节炎，当时病情稳定且停药，告知患者免疫治疗有诱发结缔组织病加重的风险，予以完善基线评估（图2-4-3）。经过患者同意后于2019年10月18日予以"帕博利珠单抗100 mg+多西他赛120 mg+顺铂120 mg"方案治疗。

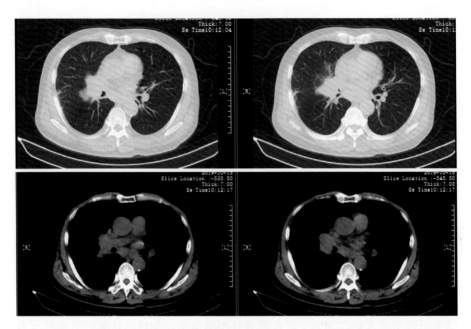

图2-4-2　患者复查胸部CT检查结果（2019年10月15日）

右肺鳞癌伴阻塞性炎症，纵隔淋巴结转移可能，肝囊肿可能。

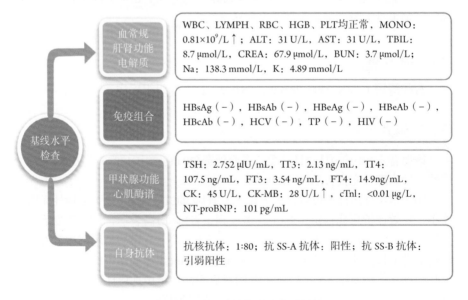

图2-4-3　患者免疫治疗前常规筛查

基线水平检查

血常规
肝肾功能
电解质

WBC、LYMPH、RBC、HGB、PLT均正常，MONO：0.81×10⁹/L↑；ALT：31 U/L，AST：31 U/L，TBIL：8.7 μmol/L，CREA：67.9 μmol/L，BUN：3.7 μmol/L；Na：138.3 mmol/L，K：4.89 mmol/L

免疫组合

HBsAg（−），HBsAb（−），HBeAg（−），HBeAb（−），HBcAb（−），HCV（−），TP（−），HIV（−）

甲状腺功能
心肌酶谱

TSH：2.752 μIU/mL，TT3：2.13 ng/mL，TT4：107.5 ng/mL，FT3：3.54 ng/mL，FT4：14.9ng/mL，CK：45 U/L，CK-MB：28 U/L↑，cTnI：<0.01 μg/L，NT-proBNP：101 pg/mL

自身抗体

抗核抗体：1:80；抗 SS-A 抗体：阳性；抗 SS-B 抗体：引弱阳性

五、疗效

该患者用药1个周期后于2019年10月28日开始出现双侧脚踝处疼痛伴表面红肿，诊疗团队考虑结缔组织疾病复发可能，予以泼尼松20 mg/d口服治疗，患者脚踝疼痛及红肿逐渐缓解，后办理出院。

六、后续调整治疗方案

2019年11月8日复查胸部CT（图2-4-4），疗效评价SD，患者要求停用免疫治疗，2019年11月18日继续予以"多西他赛120 mg+顺铂120 mg"方案化疗1个周期后因患者个人及新型冠状病毒疫情原因停止化疗。

2020年4月6日，患者因"胸闷伴右侧胸痛十余天"入院，复查胸部CT（图2-4-5）示右肺门病灶明显增大，且出现多发转移，疗效评价疾病进展（PD），PS评分为4分，诊疗团队予以最佳维持性支持治疗。

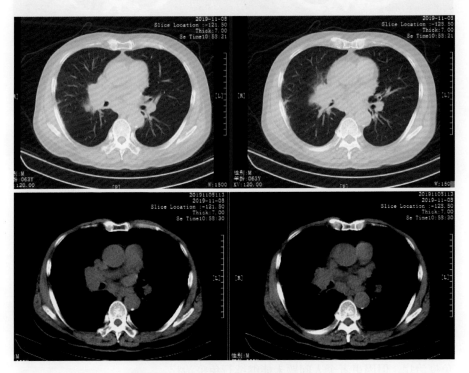

图2-4-4　胸部CT复查（2019年11月8日）
右肺癌伴阻塞性炎症，纵隔淋巴结转移可能。

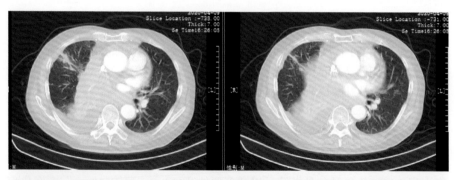

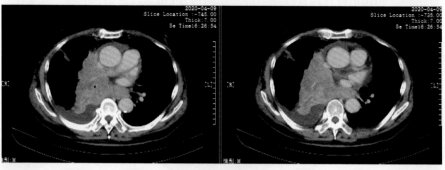

图2-4-5　胸部CT复查结果（2020年4月6日）

右肺癌伴阻塞性肺不张，多发淋巴结、心包腔、右侧胸膜及两侧肋骨多发转移可能；肝左叶内侧段稍低密度灶，转移待排；肝囊肿。

七、预后与随访

患者于2020年4月19日去世。

八、亮点与不足

本病例诊治亮点如下：患者PD-L1 90%+为高表达，预测帕博利珠单抗治疗效果较好，诊疗团队及时予以加用免疫检查点抑制剂（ICIs）。

本病例诊治不足如下：患者治疗前有结缔组织疾病病史，考虑为类风湿关节炎可能，在其病情稳定的情况下予以免疫治疗，但1个周期后出现类风湿关节炎复发的情况，分级为G1级，予以激素治疗后好转，根据2019年《中国临床肿瘤学会（CSCO）免疫检查点抑制剂相关的毒性管理指南》可以继续予以免疫治疗，但因患者个人问题未能继续行免疫治疗。

　　临床医生必须在治疗前与患者及其家属充分沟通，权衡利弊，告知潜在的毒性风险，谨慎选择免疫检查点抑制剂治疗。

九、总结与反思

　　免疫检查点抑制剂（ICIs）在阻断T细胞负性调控信号、解除免疫抑制、增强T细胞抗肿瘤效应的同时，也可能异常增强自身正常的免疫反应，导致免疫耐受失衡，累积到正常组织时表现出自身免疫样的炎症反应，称为免疫相关不良反应。随着其应用得越来越广泛，irAEs也随之增多。在开始免疫治疗前，医生必须评估患者发生毒性的易感性，并进行irAEs相关的教育；在治疗后需要鉴别判断患者出现的症状是否是免疫治疗的不良反应以及不良反应的严重程度，及时予以对症治疗并掌握停止免疫药物的指征。

　　此病例中的患者经超声引导下经支气管针吸活检（EBUS-TBNA）明确诊断为右肺鳞癌（T2N3M0，ⅢB期，PS 0分），诊断及时，按照《中国临床肿瘤学会（CSCO）原发性肺癌诊疗指南》，一线予以多西他赛联合顺铂化疗。诊疗团队考虑到目前免疫治疗在鳞癌中也取得了突破性进展，帕博利珠单抗已作为Ⅱ级推荐用于鳞癌的治疗，且其病理检测结果提示PD-L1 90%+，为高表达，预示着免疫治疗效果较好。该团队在予以免疫治疗前完善了基线的评估，在结缔组织疾病病情稳定的情况下予以帕博利珠单抗治疗，仅用药1个周期后就出现了双侧脚踝处疼痛伴表面红肿，该团队及时判断为irAEs，并予以激素治疗，症状得到缓解，后因患者个人因素等原因未能继续进行治疗。

　　在2019年美国风湿病学会/风湿病卫生专业人员协会（ACR/ARP）年会上，纽约大学医学院风湿病学部Sabina Sandigursky医师公布了类风湿关节炎患者免疫治疗相关毒性风险的研究，研究结果表明，在接受免疫检查点抑制剂治疗的类风湿关节炎患者中，有一半的人会出现疾病复发，但大多数人能够继续治疗。

　　中国临床肿瘤学会（CSCO）也为免疫检查点抑制剂相关不良反应中的类风湿关节炎制定了诊疗指南（表2-4-1）。

　　此病例提示我们，免疫检查点抑制剂在自身免疫性疾病等其他基础疾病的患者中需谨慎使用，有自身免疫性疾病病史或正在接受原发病治疗的患者有可能在接受ICIs治疗后出现原发病症状恶化或出现新的免疫相关症状，甚至可能有危及生命，因此在治疗前需对患者进行评价并完善检查和常规筛查（表2-4-2），同时药物应用期间遵循免疫检查点抑制剂irAEs管理基本原则：预防、评估、检查、治疗、监测。

表2-4-1 《CSCO免疫检查点抑制剂相关的毒性管理指南》类风湿关节炎分级及管理

分级	描述	Ⅰ级推荐	Ⅱ级推荐	Ⅲ级推荐
G1	轻度疼痛伴炎症症状（通过运动或加温可改善），红斑，关节肿胀	•继续ICIs •非甾体类抗炎药（NSAIDs）（如4~6周萘普生，0.5g，2次/日），如果NSAIDs无效，考虑使用2~4周泼尼松，10~20mg/d；如果症状没有改善，升级为2级管理治疗	•考虑受损关节腔内给予糖皮质激素，主要取决于受损关节的位置和数目	
G2	中度疼痛伴炎症改变，红斑，关节肿胀；影响使用工具性日常生活活动能力（ADL）	•暂停ICIs •使用4~6周泼尼松0.5mg/（kg·d），如果症状没有改善，升级为3级管理治疗；如果4周后症状没有改善，推荐请内分泌科会诊	•评估是否有炎症性关节炎，是否需要关节腔内注射治疗和检查早期骨损伤情况	
G3	重度伴有炎症表现的剧痛，皮肤红疹或关节肿胀；不可逆的关节损伤；残疾；自理ADL受限	•暂停或永久停用ICIs •使用4~6周泼尼松，1mg/（kg·d），如果2周内症状没有改善，请内分泌科会诊考虑其他免疫抑制药物（如甲氨蝶呤、柳氮磺胺嘧啶或来氟米特等）	•对糖皮质激素和抗炎治疗效果不佳的顽固性或重度的关节炎，考虑使用托珠单抗或英夫利昔单抗	

表2-4-2 患者治疗前常规筛查

条目	内容
病史	•详细询问既往史，包括自身免疫性疾病、感染性疾病及器官特异性疾病病史 •肠道功能的基线评估（如肠蠕动能力、便秘情况）
血液检查	•血常规；生化检查；甲状腺功能 •感染性疾病筛查：HBsAg、HBsAb、HBcAb、hCAb、CMV抗体、T-spot检测、HIV抗体、HIV抗原（p24）
皮肤科查体	•皮肤、黏膜检查，记录病变的类型和程度（尤其针对有自身免疫性皮肤病史的患者）
肺部检查	•基础状态下和活动后心脏功能检查过程中的血氧饱和度；常规胸部影像学检查
心脏检查	•心电图；肌钙蛋白I或T值；基线水平及连续6周的测量值；心脏彩超（射血分数）
*内分泌检查	•早上8点皮质醇水平；早上8点促肾上腺皮质激素（ACTH）水平
*心脏检查	•脑钠肽（BNP）或氮末端B型脑钠肽前体（NT pro-BNP）
*肺部检查	•肺功能检查（PFT）；6分钟步行试验（6MWT）

* 对有基线存在器质性疾病或存在器官特异性毒性风险人群进行的补充筛查项目。

参考文献

[1]　Efuni E, Cytryn S, Boland P, Sandigursky S. Risk of Immunotherapy Related Toxicity in Patients with Rheumatoid Arthritis [J/OL]. Arthritis Rheumatol, 2019, 71 (suppl 10). https://acrabstracts.org/abstract/risk-of-immunotherapy-related-toxicity-in-patients-with-rheumatoid-arthritis/. Accessed December 7, 2020.

[2]　Thompson JA, Schneider BJ, Brahmer J, et al. Management of Immunotherapy-Related Toxicities, Version 1.2019[J]. J Natl Compr Canc Netw, 2019, 17(3): 255-289.

[3]　Johnson DB, Sullivan RJ, Ott PA, et al. Ipilimumab Therapy in Patients With Advanced Melanoma and Preexisting Autoimmune Disorders[J]. JAMA Oncol, 2016, 2(2): 234-240.

[4]　Puzanov I, Diab A, Abdallah K, et al. Managing toxicities associated with immune checkpoint inhibitors: consensus recommendations from the Society for Immunotherapy of Cancer (SITC) Toxicity Management Working Group[J]. J Immunother Cancer, 2017, 5(1): 95.

[5]　Naidoo J, Cappelli LC, Forde PM, et al. Inflammatory Arthritis: A Newly Recognized Adverse Event of Immune Checkpoint Blockade[J]. Oncologist, 2017, 22(6): 627-630.

（蔡雪倩，安徽省胸科医院）

点评：免疫治疗引起的结缔组织疾病复发病例一例

被点评病例

病例4 免疫治疗引起的结缔组织疾病复发病例一例

点评内容

该患者明确诊断为右肺鳞癌（T2N3M0，ⅢB期，PS 0分），其PD-L1 90%+为高表达，预测免疫检查点抑制剂（ICIs）治疗效果较好；根据指南推荐可考虑予以帕博利珠单抗治疗。此病例患者既往有结缔组织疾病病史，在其病情稳定且停药一年的情况下选择了帕博利珠单抗治疗，治疗前充分评估患者情况，符合免疫治疗规范，但在用药1个周期后即出现了结缔组织疾病复发，及时停药并予以激素治疗后好转。

本患者的治疗体现了存在结缔组织疾病等基础疾病的患者在使用免疫检查点抑制剂时很可能出现原有疾病的复发、恶化或新的免疫相关症状，因此我们在使用药物之前需充分评估患者情况，谨慎用药并进行动态监测，及时发现并快速判断是否为免疫治疗的不良反应及其严重程度，掌握免疫治疗不良反应的处理及停药指征。

点评者信息

方浩徽，安徽省胸科医院。

第三篇 关于呼吸系统的不良反应

病例1 一例致死性免疫相关性肺炎病例救治过程分享

一、摘要

该病例为一例49岁肺鳞癌患者，因纵隔肿瘤侵犯大气道导致PS评分差，经气管插管、呼吸机通气病情稍稳定后，行气管支架植入术，术后PS评分明显改善，接受一、二、三线化疗，并行纵隔放疗，四线接受特瑞普利单抗免疫治疗，经过2个周期免疫治疗后，纵隔肿瘤明显缩小，但出现可疑1级免疫相关性肺炎，因临床获益再次接受第3周期免疫治疗，治疗12天后气促加重，胸片提示出现肺炎，2天后出现呼吸衰竭，迅速进展为4级免疫相关性肺炎，经过无创呼吸机生命支持和及时激素治疗，使患者转危为安，肺部渗出基本消失。

二、病史

患者，男性，49岁，因"确诊右肺鳞癌6个月余"入院。

患者2018年11月上旬因"咳嗽、咳少量血丝痰1周"就诊于佛山某医院，行PET-CT检查提示右上纵隔恶性肿瘤侵犯右主支气管致相应局部管腔狭窄，右肺门及纵隔内多发淋巴结转移，考虑晚期肿瘤，病情危重，建议转广州呼吸健康研究院治疗。患者于2018年11月28日转入我院急诊ICU，予气管插管、呼吸机通气等治疗。

患者有吸烟史20余年、每日一包（吸烟指数：20包年），既往史、家族史无特殊。

体格检查示，体温37.2 ℃，脉搏116次/分，呼吸28次/分，血压138/88 mmHg。患者神志清，血氧饱和度85%（面罩，经皮血氧饱和度45%），呼吸急促，平卧体位；皮肤黏膜无黄染，全身浅表淋巴结未触及；颈软无抵抗，气管居中，甲状腺无肿大；心界不大，心率116次/分，律齐，未闻及病理性杂音。

在诊治过程中，入院查肺肿瘤六项：NSE 18.03 ng/mL、CEA 1.31 ng/mL、CA125 12.06 U/mL、CA153 47.75 U/mL、CYFRA21-1 9.12 ng/mL、鳞状上皮细胞癌抗原（SCC）1.9 U/mL。

2018年12月5日，诊疗团队与气管镜室联系，拟行气管支架植入术。术后，患者气促明显改善，PS评分1分，随后复查CT（图3-1-1）。

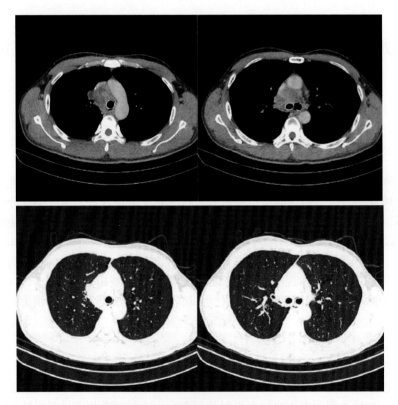

图3-1-1　患者术后第一次胸部CT检查

纤维支气管镜下活检病理示，（气管下段）上皮源性恶性肿瘤，符合非角化性鳞状细胞癌。免疫组化结果：CK（+），P40（部分+），P63（部分+），NapsinA（-），TTF1（-），Vim（-）；特殊染色结果：黏液卡红（-），PD-L1阴性，常见基因检测阴性。

三、临床诊断

患者，49岁男性，办公室人员，有吸烟史，因"确诊右肺鳞癌6个月余"

入院，胸部CT（图3-1-1）、气管镜病理示肺鳞癌，目前诊断为：①右肺鳞癌（cT4N2M0，ⅢB期，PS 1分）；②气管狭窄并支气管支架植入术后。

四、临床治疗

一线治疗方案予以"紫杉醇（白蛋白结合型）+奈达铂"化疗2个周期，之后患者肿瘤进展；二线治疗方案予以"吉西他滨+洛铂"方案化疗1个周期，而后胸部X线片提示病灶较前增大伴右上肺阻塞性炎症；三线治疗方案予以"多西他赛+奥沙利铂"化疗，并行气管镜下治疗。

2019年3月4日，患者复查胸部CT提示气管下段及两侧主支气管近端支架植入术后改变，管腔尚通畅。右上肺中央型肺癌合并右上肺阻塞性炎症，右上肺大部分不张，较前进一步加重（图3-1-2）。

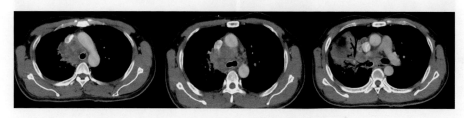

图3-1-2　2019年3月4日胸部CT资料

2019年3月4日，诊疗团队予以患者纵隔放疗17次（2 Gy/次），依托泊苷增敏。

2019年4月4日，患者放疗后复查胸部CT示右上肺中央型肺癌合并右上肺阻塞性炎症，右上肺大部分不张，其间可见肿瘤坏死（图3-1-3）。

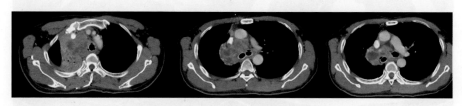

图3-1-3　2019年4月4日胸部CT资料

2019年4月，患者因出现左侧肢体抽搐而在佛山检查颅脑磁共振成像（MRI），示肿瘤脑转移，接受间断"甘露醇、地塞米松"脱水治疗。

　　诊疗团队采用四线治疗方案，即特瑞普利单抗240 mg免疫治疗2个周期，分别于4月24日和5月30日进行。行免疫治疗前，胸部X线片（2019年3月25日）示右上肺不张（图3-1-4A）。免疫治疗后复查胸部X线片（2019年5月30日）：气管通畅，右上肺阻塞性肺炎改善（图3-1-4B）。

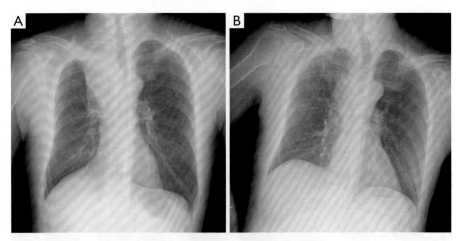

图3-1-4　免疫治疗前后胸部X线片对比

（A）免疫治疗前右上肺不张；（B）免疫治疗后右上肺阻塞性肺炎改善。

　　2019年6月12日，复查胸部CT示肿瘤缩小，支架松散（图3-1-5）。2019年6月14日诊疗团队建议继续免疫治疗。

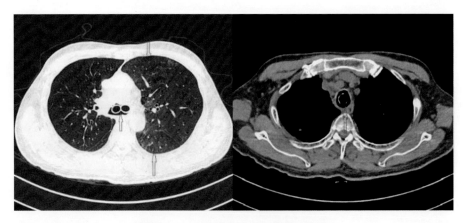

图3-1-5　2019年6月12日胸部CT资料

蓝色箭头示左肺上下叶少许炎症，无明显症状，不排除免疫相关肺炎（1级）；红色箭头示治疗有效。

五、疗效

2019年6月26日，患者出现气促加重，发热，少许黄痰，复查胸部X线片（图3-1-6）提示右侧炎症灶增加，血细胞分析结果为白细胞4.40×10^9/L，中性粒细胞百分比83.2%，降钙素原（PCT）定量检测0.64 ng/mL，乳酸脱氢酶689.0 U/L，考虑肺部感染，但不排除免疫相关性肺炎。由于患者气促症状明显，暂时予抗感染治疗，完善病原学、炎症指标、胸部CT等检查。

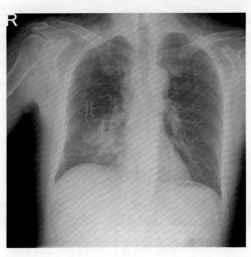

图3-1-6　胸部X线片检查（2019年6月26日，箭头所示为肺部感染）

2019年6月28日，患者症状明显加重，气促明显，血氧饱和度下降，仍有发热。血气分析示，pH值7.468，二氧化碳分压31.0 mmHg，氧分压49.3 mmHg，氧饱和度89.1%；查胸部CT（图3-1-7）双肺多发炎症渗出，较前明显进展，考虑免疫相关性肺炎（4级）。

诊疗团队考虑患者出现4级免疫相关性肺炎、呼吸衰竭，面罩高流量吸氧治疗无好转，予无创呼吸机辅助通气治疗，加用甲泼尼龙2 mg/（Kg·d）治疗。7月1日，患者复查胸部X线片示双肺炎症灶明显增加（图3-1-8A）。7月3日，患者气促症状明显改善，暂停呼吸机辅助通气1小时无明显不

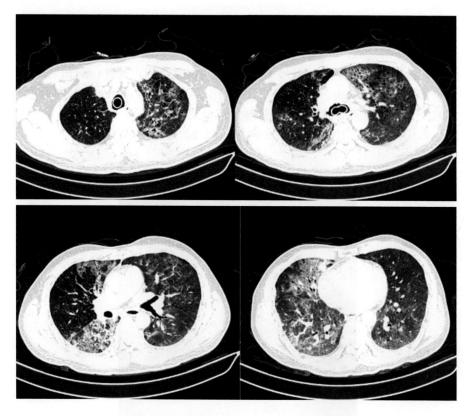

图3-1-7　胸部CT检查（2019年6月28日）

适，鼻导管吸氧状态下血氧饱和度91%；复查胸部X线片示炎症明显吸收
（图3-1-8B）。甲泼尼龙改为40 mg、qd，间断呼吸机辅助呼吸，2019年7月
8日，患者停止使用呼吸机辅助通气，改鼻导管吸氧（3 L/min），改为口服甲
泼尼龙片24 mg、qd，并于7月10日出院。

　　出院后，患者口服甲泼尼龙片每周递减4 mg，减至8 mg，维持1周后停
用激素。激素治疗期间补钙，并监测卡氏肺囊虫等免疫抑制剂治疗相关感
染情况。出院后（2019年8月8日），复查胸部X线片示双肺炎症基本吸收
（图3-1-8C）。诊治过程可见诊治流程图（图3-1-9）。

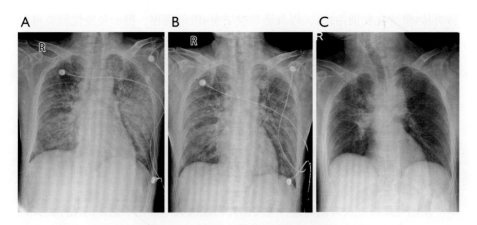

图3-1-8 2019年7月患者系列胸部X线片

（A）复查胸部X线片示双肺炎症灶明显增加；（B）复查胸部X线片示炎症明显吸收；
（C）复查胸部X线片示双肺炎症基本吸收。

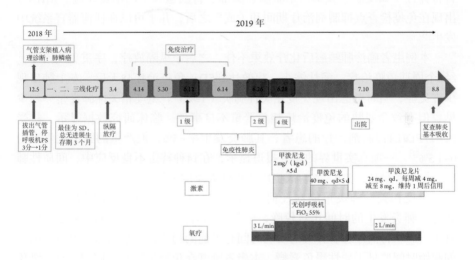

图3-1-9 诊治流程图

六、预后与随访

患者出院后改口服安罗替尼治疗，并在外院行脑放疗，放疗后在当地医院接受康复治疗。

七、亮点与不足

本例展示了一例致死性免疫性肺炎病例的发生过程，特别观察到了免疫性肺炎从1级变化发展为2级，以及迅速进展至4级的病程，提示免疫性肺炎可以快速恶化，密切观察病情非常必要。出现呼吸衰竭时，予以无创通气等器官支持疗法，为患者治疗、康复提供条件，对改善患者预后非常重要。

八、总结与反思

中国大部分肺癌患者就诊时已是晚期，特别是肿瘤分布在中央时，常常压迫、侵犯重要脏器，导致气促、咯血等症状，往往表现为"重症肺癌"。如果肿瘤压迫气管导致气管狭窄，通过气管镜支架植入术治疗，能够明显改善症状，使PS评分下降，为后续治疗创造机会。

使用免疫检查点抑制剂进行免疫治疗已经极大地影响了癌症的治疗方式，但irAEs也引起了广泛关注。IrAEs是指免疫检查点抑制剂激活机体的免疫系统，在治疗肿瘤的同时，可能对机体的正常组织和器官产生损害，从而出现免疫相关不良反应。IrAEs包括全身性（如发热、头痛、乏力、关节痛等）和器官特异性（如皮肤、大脑、甲状腺、肺部、胃肠道等）的不良反应。IrAEs可出现在免疫检查点抑制剂治疗期间和（或）之后，几乎可以在任何器官系统中发生[1]。

本例患者确诊肺鳞癌后化疗效果不佳，之后予纵隔放疗，序贯免疫治疗，经2个周期免疫治疗，病灶缩小，疗效达到SD；免疫治疗48天后，左上肺出现少许炎症，当时考虑出现免疫相关性肺炎（1级）。免疫相关性肺炎是一种少见、但有致命威胁的免疫治疗相关严重不良事件。临床研究数据显示，接受PD-1/PD-L1抑制剂治疗的患者，其肺炎发生率<5%，但严重的肺炎发生率为0~1.5%[2]。一项真实世界的研究报道显示，在14种特定不良反应中，间质性肺病的发生率最高，为9.57%，故更应该得到大家的重视。

免疫相关性肺炎可能在任何时间发生，但是与其他免疫相关不良反应相比，肺炎发生的时间相对较晚，中位发病时间在2.8个月左右（9天~19.2个月），而联合治疗患者肺炎的发病时间有提前的趋势，非小细胞肺癌发生肺炎的起始时间要早于恶性黑色素瘤。本患者刚好在免疫治疗2个月左右出现4级免疫相关性肺炎，而肺炎从1级向4级发展过程中，除了密切随访外，有没有指标可以预测肺炎进展？本例患者发展为4级肺炎是否存在危险因素？

免疫相关性肺炎的高危人群包括：①接受表皮生长因子受体-酪氨酸激酶抑制剂（EGFR-TKI）联合免疫治疗的驱动基因敏感突变阳性的非小细胞肺癌患者；②先前存在慢性肺部疾病（如慢性阻塞性肺疾病、肺纤维化等）或目前存在肺部活动性感染的患者。免疫相关性肺炎及肺炎相关死亡的其他高危因素尚不明确。有研究提示，病理类型、联合治疗、年龄、治疗前接受过胸部放疗等是肺毒性发生率升高的因素[3-4]，但尚需要更多的数据支持。本例患者免疫治疗前1个月有放疗史，这会不会导致肿瘤抗原释放，过度激活免疫细胞，导致致死性肺炎发生？

免疫相关性肺炎最常见症状为呼吸困难和咳嗽，约1/3的患者无症状，症状没有特异性，但对新发的呼吸道症状要保持警惕。影像学检查是发现免疫相关性肺炎的最重要手段。根据不同的影像学特征肺炎分为5种类型：隐源性机化性肺炎（COP），磨玻璃影、间质性、超敏性和未特殊说明（NOS）的肺炎[5]。

免疫相关性肺炎处理中最重要、最艰难的是与肺部感染、肿瘤进展等疾病的鉴别，一旦确认是免疫相关性肺炎，治疗并不难，表3-1-1列举了肺炎严重程度分级和处理原则。

表3-1-1　肺炎的严重程度分级和处理原则

分级	描述	处理
1级	无症状；局限于单个肺叶或<25%的肺实质	暂时观察，但如果临床出现进展，则应开始激素治疗
2级	出现新的症状或症状恶化，包括：呼吸短促、咳嗽、胸痛、发热和缺氧；涉及多个肺叶且达到25%~50%的肺实质；影响日常生活，需要使用药物干预治疗	甲泼尼龙1~2 mg/（kg·d）或等效药物；激素治疗至症状及影像学改善后逐渐减量，治疗疗程>6周
3级	严重的新发症状；累及所有肺叶或>50%肺实质；个人自理能力受限，需吸氧，需住院治疗	永久性停用ICIs，住院，必要时入住ICU；氧疗，生命支持治疗；甲泼尼龙2~4 mg/（kg·d）或等效药物；激素治疗至症状及影像学改善后逐渐减量，疗程>8周。如48 h后未改善或恶化，加用英夫利昔单抗5 mg/kg、MMF（如并发肝损伤）、环磷酰胺，继续静脉注射皮质类固醇激素，根据临床指征停药
4级	出现危及生命的呼吸、活动困难及急性呼吸窘迫综合征（ARDS），需要插管等紧急干预措施	

综上所述，当患者使用免疫治疗时，临床医生需要提高警惕，需要与肿瘤进展、感染等相鉴别，能够迅速识别免疫相关性肺炎，尽早予以激素等免疫抑制治疗，能改善预后。对于重症患者，强调呼吸等器官支持治疗非常有必要。出现1级免疫相关性肺炎时，什么时候、什么样的患者可以继续用免疫治疗，需要细分。

参考文献

[1] Sun X, Roudi R, Dai T, et al. Immune-related adverse events associated with programmed cell death protein-1 and programmed cell death ligand 1 inhibitors for non-small cell lung cancer: a PRISMA systematic review and meta-analysis[J]. BMC Cancer, 2019, 19(1): 558.

[2] Khunger M, Rakshit S, Pasupuleti V, et al. Incidence of Pneumonitis With Use of Programmed Death 1 and Programmed Death-Ligand 1 Inhibitors in Non-Small Cell Lung Cancer: A Systematic Review and Meta-Analysis of Trials[J]. Chest, 2017, 152(2): 271-281.

[3] Su Q, Zhu EC, Wu JB, et al. Risk of Pneumonitis and Pneumonia Associated With Immune Checkpoint Inhibitors for Solid Tumors: A Systematic Review and Meta-Analysis[J]. Front Immunol, 2019, 10: 108.

[4] Voong KR, Hazell SZ, Fu W, et al. Relationship Between Prior Radiotherapy and Checkpoint-Inhibitor Pneumonitis in Patients With Advanced Non-Small-Cell Lung Cancer[J]. Clin Lung Cancer, 2019, 20(4): e470-e479.

[5] Nishino M, Ramaiya NH, Awad MM, et al. PD-1 Inhibitor-Related Pneumonitis in Advanced Cancer Patients: Radiographic Patterns and Clinical Course[J]. Clin Cancer Res, 2016, 22(24): 6051-6060.

（林心情，广州医科大学附属第一医院）

点评：致死性免疫相关性肺炎的处理——药物（免疫抑制剂）与呼吸支持技术相得益彰

被点评病例

病例1　一例致死性免疫相关性肺炎病例救治过程分享

点评内容

　　该患者为中年男性，局部晚期肺癌，接受一、二、三线化疗及后续纵隔放疗效果均欠佳。因纵隔肿瘤侵犯大气道导致PS评分差，经气管插管、呼吸机通气并行气管支架植入术，术后PS评分明显改善，四线接受特瑞普利单抗单药免疫治疗，经过2个周期治疗后，纵隔肿瘤明显缩小，但出现可疑1级免疫相关性肺炎，再次接受第3周期免疫治疗12天后气促加重，14天后出现呼吸衰竭，迅速进展为4级免疫相关性肺炎。在临床诊断后，诊疗团队给予积极的激素治疗，及时的呼吸支持（无创通气）治疗后患者转危为安，取得接近恢复正常的治疗效果。

　　本患者的治疗体现了重症免疫不良反应"突发性"和"可逆性"的基本特征；早诊断早治疗，并在及时应用激素治疗的同时，给予强大的器官支持治疗技术，最后获得了非常好的疗效，这是该病例处理的成功之处。当然，该患者的临床诊疗过程仍然有可改进之处：一线治疗的选择，如局部晚期不能手术的鳞癌应该首先考虑同步放化疗，而该患者在三线化疗后才考虑到放疗，有可能失去了最佳放疗时机从而导致前期治疗效果不佳；四线免疫治疗2个周期后出现了1级可疑免疫相关性肺炎，没有引起足够重视，未行病理活检，第3个周期后出现严重4级免疫相关性肺炎，临床诊断成立，但由于病情严重，失去活检机会，如果在可疑1级免疫相关性肺炎时给予足够重视，可能后果就不一样。

点评专家

　　周承志，广州医科大学附属第一医院、广州呼吸健康研究院、呼吸疾病国家医学中心，呼吸疾病国家临床研究中心，呼吸疾病国家重点实验室。

病例2 一例免疫相关性肺炎病例诊治过程分享

一、摘要

该病例为一例60岁晚期肺鳞癌患者，2018年5月，患者确诊后一线接受"吉西他滨+卡铂+帕博利珠单抗"方案进行免疫治疗联合化疗，经过4个周期的治疗，最佳疗效为部分缓解（PR），继续免疫单药治疗4个周期。2018年11月中旬，患者右颈部及左腋下淋巴结肿大，疗效评估疾病进展（PD）。二线接受"紫杉醇（白蛋白结合型）+卡铂+帕博利珠单抗"联合治疗4个周期，"紫杉醇（白蛋白结合型）+帕博利珠单抗"维持治疗9个周期，肺部病灶持续稳定且右颈部及腋窝肿大淋巴结缩小，最佳疗效为疾病稳定（SD），患者PS评分为0分。2019年8月21日，胸部CT示新增斑片影，患者无咳嗽、发热等症状，予以抗炎治疗。2019年9月上旬患者出现干咳、气促，活动后加重，2019年9月11日查胸部CT示双肺斑片影较前继续增多。考虑免疫相关性肺炎，予激素、抗炎治疗症状明显好转，影像学表现亦好转。2019年10月下旬患者又出现胸闷、气促伴咳嗽、咳黄痰，再次进行激素、抗炎治疗，症状及影像学随访无明显好转。病原微生物基因测序示肺孢子菌感染，积极邀请外院专家会诊，根据结果调整抗真菌药及对症支持治疗，感染情况曾一度好转。但因患者感染原因复杂，其肺部病变持续加重，合并呼吸衰竭，直至临床死亡。

二、病史

患者，男性，60岁，因反复咳嗽1周，外院CT影像资料示左上肺斑片影入院。

患者有长期吸烟史、饮酒史和高血压病史，既往史无特殊。

体格检查示：体温37 ℃，脉搏70次／分，呼吸20次／分，血压120/60 mmHg。患者神志清楚，自主体位，言语清晰，查体合作。全身皮肤黏膜无黄染，无皮疹，全身浅表淋巴结无肿大；颈软，无抵抗，气管居中，双侧甲状腺无肿大。双侧呼吸运动对称，未闻及干湿啰音，无胸膜摩擦音，无皮下捻发音，叩诊呈清音。心浊音界无明显扩大，律齐，无杂音，无心包摩擦音。

病理检查结果示（左锁骨上淋巴结）转移性鳞癌。免疫组化结果：TTF-1（－），NapsinA（－），CK5/6（＋），P40（＋），PD-1（－），PD-L1（22C3）（1%~49%＋），PD-L1（SP142）（50%＋），PD-L1（28-8）（－）。基线CT和PET-CT检查资料见图3-2-1和图3-2-2。

三、临床诊断

患者，60岁男性，从事家族企业管理工作，有长期吸烟、饮酒史，因反复咳嗽1周，外院CT影像资料示左上肺斑片影入院。2018年5月基线CT（图3-2-1），病理示（左锁骨上淋巴结）转移性鳞癌，目前诊断为左肺鳞癌（cT3N3M0，ⅢC期）。

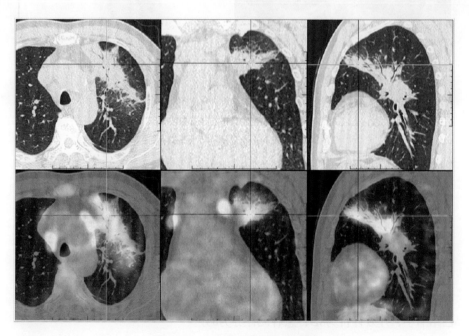

图3-2-1　2018年5月基线CT资料

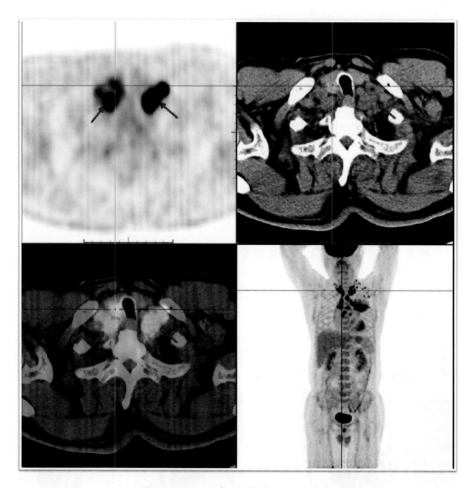

图3-2-2　2018年5月基线PET-CT资料

四、临床治疗

　　该患者一线治疗方案接受"吉西他滨+卡铂+帕博利珠单抗"治疗4个周期，再采用帕博利珠单抗维持治疗4个周期。2018年11月中旬，发现右颈部及左腋下淋巴结肿大，疗效评估为PD。二线方案接受"紫杉醇（白蛋白结合型）+卡铂+帕博利珠单抗"联合治疗4个周期，"紫杉醇（白蛋白结合型）+帕博利珠单抗"维持治疗9个周期。肺部病灶持续稳定且右颈部及腋窝肿大淋巴结缩小，疗效评价为SD，患者PS评分为0分。

　　2019年8月21日，CT影像检查显示新增斑片影，患者无咳嗽、发热等症状，予静脉抗炎治疗。9月上旬出现干咳、气促，活动后加重。9月11日，查胸部CT示双肺斑片影较前继续增多，行气管镜检查、刷检及灌洗，灌洗液细菌、真菌培养及脱落细胞均为阴性，临床考虑免疫相关性肺炎。9月12日，主治团队予以甲泼尼龙120 mg、qd+"头孢他啶+莫西沙星"抗炎治疗，激素治疗2天后症状即明显好转，后甲泼尼龙每5天减20 mg。10月8日，患者复查胸部CT示双肺斑片影较前吸收（图3-2-3A）；患者每天口服甲泼尼龙片40 mg出院治疗。患者经过抗炎和激素治疗，免疫相关性肺炎基本得到控制，影像学及症状均明显好转。2019年10月下旬，患者又出现胸闷、气促伴咳嗽、咳黄痰。10月28日，患者复查胸部CT示双肺斑片影较前明显增多，调整抗炎、抗感染方案（图3-2-3B）。

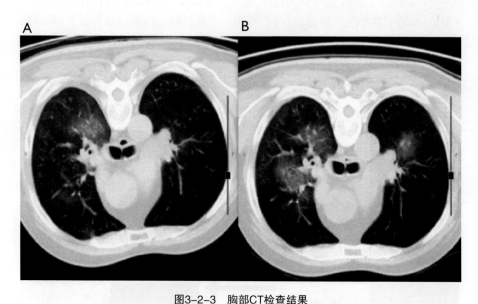

图3-2-3　胸部CT检查结果
（A）2019年10月8日胸部CT检查；（B）2019年10月28日胸部CT检查。

　　11月13日，患者复查胸部CT示双肺斑片影较前继续增多。11月14日，诊疗方案改为每天甲泼尼龙80 mg+"比阿培南+利奈唑胺+伏立康唑"抗炎及静脉注射用人免疫球蛋白5.0 g治疗。期间，多次查痰，普通细菌培养和霉菌培养、痰脱落细胞检查均正常。11月17日，痰细菌学二代基因测序（NGS）结果示存在肺孢子菌感染，予复方磺胺甲噁唑（SMZ）口服，患者症状好转。12月17日，患者痰NGS示肺孢子菌序列进一步下降，CMV序列较前升高，进一步于华山医院完善病原体三代测序，提示单纯疱疹病毒Ⅰ型及EB病毒感染，调整抗生素应用，继续"卡泊芬净+更昔洛韦+复方磺胺甲噁唑"治疗。患者感染病程较长，虽经积极救治，但因感染原因复杂，症状持续加重，合并呼吸衰竭，最终死亡。

五、疗效

对该患者一线治疗方案予以"吉西他滨+卡铂+帕博利珠单抗"免疫治疗4个周期，再帕博利珠单抗单用4次，最佳疗效部分缓解（PR）（图3-2-4~图3-2-6）。

2018年11月中旬，发现患者右颈部及左腋下淋巴结肿大，行右颈部淋巴结穿刺，病理检查结果考虑为鳞癌。免疫组化结果：P40（+），TTF-1（SPT24）（-），CK（+）。疗效评估为PD。患者二线接受"紫杉醇（白蛋白结合型）+卡铂+帕博利珠单抗"联合治疗4个周期，"紫杉醇（白蛋白结合型）+帕博利珠单抗"维持治疗9个周期。肺部病灶持续稳定且右颈部及腋窝肿大淋巴结缩小，最佳疗效SD，患者PS评分0分（图3-2-7）。

治疗前　　　　　　　　　　　　　　　　治疗后

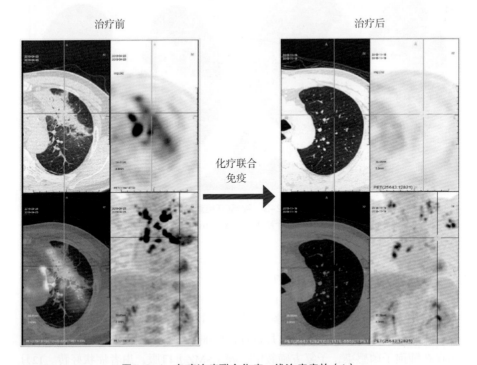

化疗联合
免疫

图3-2-4　免疫治疗联合化疗一线治疗疗效（1）

治疗前 治疗后

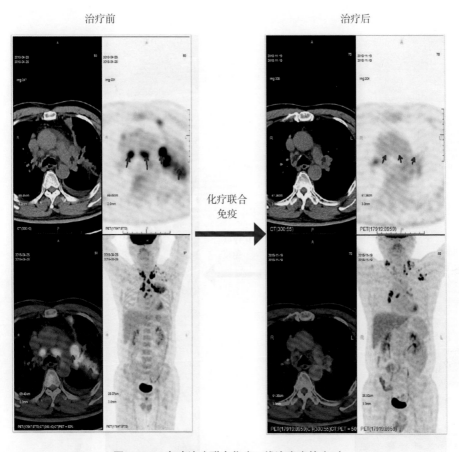

化疗联合
免疫

图3-2-5　免疫治疗联合化疗一线治疗疗效（2）

2019年8月21日，CT显示新增斑片影，进行静脉抗炎治疗（图3-2-8）。

2019年9月上旬，患者出现干咳、气促，活动后加重。9月11日，患者查胸部CT示双肺斑片影较前继续增多（图3-2-9），考虑为免疫相关性肺炎。

2019年9月12日，患者每天接受"甲泼尼龙120 mg+头孢他啶+莫西沙星"治疗，激素治疗2 d后症状即明显好转，后甲泼尼龙每5天减20 mg。10月8日，患者复查胸部CT双肺斑片影较前吸收（图3-2-10），患者每天口服甲泼尼龙40 mg出院治疗。免疫相关性肺炎基本得到控制，患者影像学及症状均好转。

2019年10月下旬，患者又出现胸闷、气促伴咳嗽、咳黄痰。10月28日，患者复查胸部CT示双肺斑片影较前明显增多，调整抗炎、抗感染方案（图3-2-11）。

治疗前　　　　　　　　　　　　　　治疗后

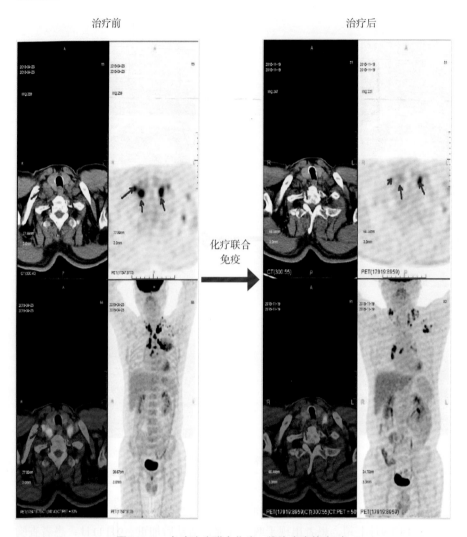

化疗联合
免疫

图3-2-6　免疫治疗联合化疗一线治疗疗效（3）

2019年11月13日，患者复查胸部CT示双肺斑片影较前继续增多。11月14日，诊疗方案改为"每天甲泼尼龙80 mg+比阿培南+利奈唑胺+伏立康唑+每天静脉注射用人免疫球蛋白5.0 g"治疗。在此期间，患者多次查痰普通细菌培养和霉菌培养、痰脱落细胞检查均正常。11月17日，痰细菌学二代基因测序（NGS）结果示存在肺孢子菌感染，予复方磺胺甲噁唑口服，患者影像学和症状好转（图3-2-12）。

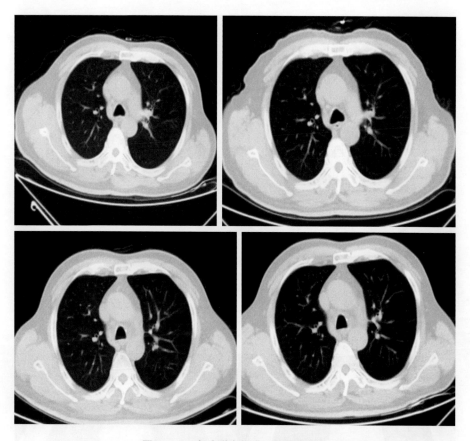

图3-2-7　免疫联合化疗二线治疗疗效

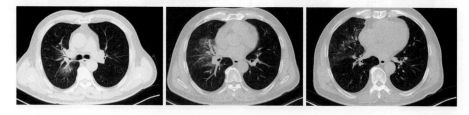

图3-2-8　CT显示新增斑片影

　　2019年12月17日，患者痰NGS示孢子菌序列进一步下降，CMV序列较前升高，考虑真菌感染可能性大，予对症治疗。患者进一步至华山医院完善病原体三代测序，提示单纯疱疹病毒Ⅰ型及EB病毒感染，调整抗生素，

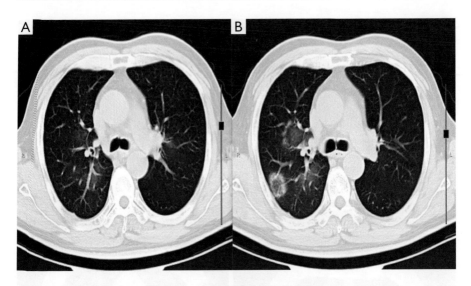

图3-2-9　CT示双肺斑片影较前增多
（A）2019年8月27日胸部CT检查；（B）2019年9月11日胸部CT检查。

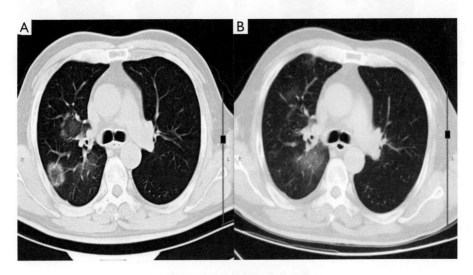

图3-2-10　CT双肺斑片影较前吸收
（A）2019年9月11日胸部CT检查；（B）2019年10月8日胸部CT检查。

继续予以"卡泊芬净+更昔洛韦+复方磺胺甲噁唑"治疗。患者虽经积极救治，但因其感染原因复杂，肺部病灶持续加重，且出现呼吸衰竭，最终死亡（图3-2-13）。本病例诊治流程图见图3-2-14。

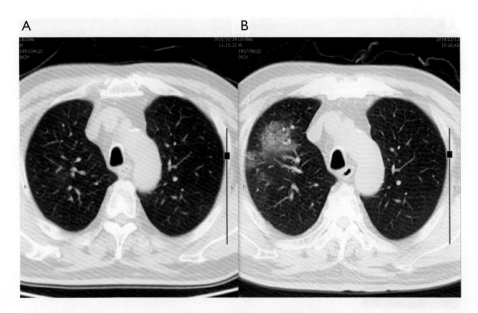

图3-2-11　CT示双肺斑片影较前增多

（A）2019年10月28日胸部CT检查；（B）2019年11月13日胸部CT检查。

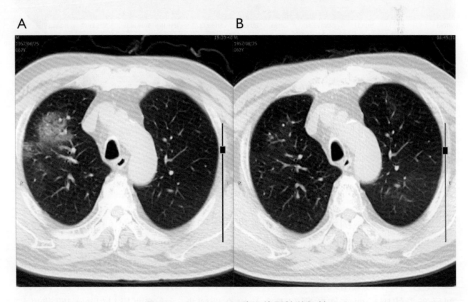

图3-2-12　CT示双肺斑片影较前好转

（A）2019年11月13日胸部CT检查；（B）2019年11月25日胸部CT检查。

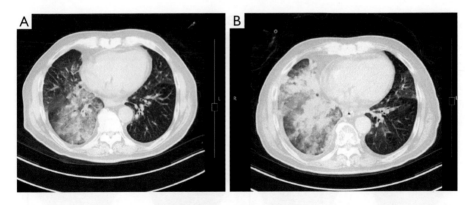

图3-2-13　CT示病情恶化

（A）2019年12月16日胸部CT检查；（B）2019年12月28日胸部CT检查。

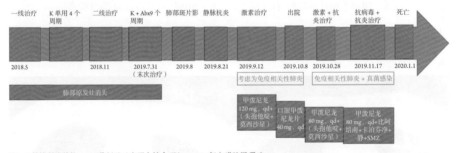

注：K 帕博利珠单抗；Abx 紫杉醇（白蛋白结合型）；SMZ 复方磺胺甲噁唑。

图3-2-14　诊治流程图

六、亮点与不足

本例展示了一例致死性免疫相关性肺炎的发生发展过程（图3-2-14），虽经前期激素治疗，患者症状及影像学检查结果曾一度好转，但长期大剂量激素使用后继发机会性感染，复杂感染成为患者最终死亡的主要原因。激素是一把双刃剑，针对免疫相关性肺炎，激素提倡早用，往往效果较好，但同时长期大剂量激素使用后要密切监测有无合并机会性感染，并需要尽早针对病原菌进行抗感染治疗。

七、总结与反思

根据 2019 年美国癌症统计的报告，男性、女性恶性肿瘤中肺癌的发病率均居第二，且死亡率居第一[1]；在中国，恶性肿瘤发病率和死亡率首位均为肺癌[2]。中国大部分肺癌患者就诊时已是晚期，使用免疫检查点抑制剂（ICIs）进行治疗开启了肿瘤治疗的新时代，但随着这类药物的推广和使用，irAEs也引起了广泛关注。

对于ICIs类药物不良反应和毒性特点的回顾性分析显示，虽然这类药物会引起不良反应，且有死亡风险，但是与其他治疗方式以及癌症本身所带来的致死性风险相比，这种风险程度较轻，且一旦有效，患者可以获得长期获益，有长期生存的希望。IrAEs一般反应程度较轻，以1~2级不良反应为主，主要原因一是因为药效学不同，二是因为作用机制不同，ICIs引起的不良反应具有迟发性和延续性的特点，应用激素等治疗后患者仍有可能继续接受免疫治疗，从而获得生存益处。

在既往临床数据中，ICIs引起的不良反应中肺炎占比较低，尤其是3级以上相对罕见，但严重者风险较大。回顾性研究显示，在使用PD-1/PD-L1抑制剂治疗的患者中，肺炎发生率和ICIs相关性肺炎致死率似乎与肿瘤类型有关[3]。有报道显示，在非小细胞肺癌与黑色素瘤的免疫治疗过程中，肺癌中肺炎患者占比在所有级别以及3级以上不良事件发生率均高于黑色素瘤[4]。也有研究报道，3级以上肺炎患者占比在不同类型肿瘤中相似，但在非小细胞肺癌中3级肺炎患者的死亡率偏高[5]。

在irAEs中，免疫相关性肺炎发生的时间相对较晚，中位发生时间在2.8个月左右[6]。

综上所述，化疗联合免疫治疗或者免疫单药在肺癌人群中取得了显著疗效，但免疫治疗引起的肺炎等不良反应不容小觑。激素的应用在免疫相关性肺炎中的作用毋庸置疑。但激素是把双刃剑，在免疫性肺炎经治好转后，激素应用导致潜在的机会性感染的可能性增高，这是临床上面临的另一难题，还需更多的临床实践经验总结和思考。

参考文献

[1] Siegel RL, Miller KD, Jemal A. Cancer statistics, 2019[J]. CA Cancer J Clin, 2019, 69(1): 7-34.

[2] 郑荣寿, 孙可欣, 张思维, 等. 2015年中国恶性肿瘤流行情况分析[J]. 中华肿瘤杂志, 2019, 41(1): 19-28.
Zheng RS, Sun KX, Zhang SW, et al. [Report of cancer epidemiology in China, 2015][J]. Zhonghua Zhong Liu Za Zhi, 2019, 41(1): 19-28.

[3] Louvel G, Bahleda R, Ammari S, et al. Immunotherapy and pulmonary toxicities: can concomitant immune-checkpoint inhibitors with radiotherapy increase the risk of radiation pneumonitis?[J]. Eur Respir J, 2018, 51(1): 1701737.

[4] 李岚, 宋启斌, 刘立柏. PD-L1表达调控研究进展[J]. 肿瘤学杂志, 2019, 25(3): 185-191.

[5] 王心怡, 李晨露. 抗PD-L1药物治疗进展期难治型NSCLC有效性与安全性Meta分析[J]. 青岛大学医学院学报, 2016, 52(6): 659-664.

[6] Delaunay M, Cadranel J, Lusque A, et al. Immune-checkpoint inhibitors associated with interstitial lung disease in cancer patients[J]. Eur Respir J, 2017, 50(2): 1700050.

（高广辉，同济大学附属上海市肺科医院）

点评：激素是一把双刃剑，在获取疗效和预防并发症中取得平衡是一难点

被点评病例

病例2　一例免疫相关性肺炎病例诊治过程分享

点评内容

　　近年来，免疫治疗在肿瘤治疗领域取得了重大发展，但随着免疫治疗药物的广泛应用，其导致的不良反应也越来越受到重视，如导致免疫相关性肺炎的病例时有报道，严重者甚至危及患者生命。从免疫治疗开始到免疫相关性肺炎发生的时间各异，从2~24个月不等，中位时间大约为3个月。免疫相关性肺炎临床缺乏特异性，影像学主要表现为磨玻璃影、网格状影和实变等，也有学者归类为类似机化性肺炎、非特异性间质性肺炎、过敏性肺炎和急性间质性肺炎等表现。因为临床表现和影像学特征无特异性表现，诊断需除外感染、肿瘤进展、肺栓塞、心功能不全等。抗菌药物无效、激素有效、再次使用免疫治疗或停用激素可复发提示免疫相关性肺炎可能。本例患者情况复杂，患者早期抗生素（具体不详）无效，使用激素联合加强抗炎后病情一度好转，但激素逐渐减量后病情反复，后期合并不同病原体感染直至病情加重死亡。激素是一把双刃剑，在获取疗效和预防并发症中取得平衡是一个难点。这个病例的治疗早期应该更积极地寻找有无感染依据，如支气管镜获取深部样本检测、甚至肺活检，积极排除感染。后期混合感染可能性大，更需要积极获取深部标本包括深部分泌物或肺泡灌洗液检测以确定各种可能导致感染的病原体，为治疗提供依据。

点评专家

　　吴迪，深圳市人民医院。

病例3 一例严重免疫相关性肺炎病例的诊治

一、摘要

该病例为一例81岁老年肺腺癌患者，因患有肺结核、慢性阻塞性肺疾病等基础疾病导致PS评分差，胸部CT示右肺病灶，第1次肺穿刺病理考虑机化性肺炎，给予抗感染、抗结核、激素等治疗效果差，第2次CT引导下肺穿刺活检明确为肺腺癌，给予2个周期"培美曲塞+卡铂+帕博利珠单抗"治疗，右肺肿瘤较前明显缩小，临床获益，但出现进行性加重的胸闷、气短及发热症状，胸部CT提示肺炎，动脉血气提示呼吸衰竭，病情迅速进展为4级免疫相关性肺炎，经过积极的激素、无创呼吸机生命支持等治疗后，患者病情逐渐好转，肺部渗出病变吸收并消失。

二、病史

患者，男性，81岁，发现右肺阴影4个月余入院。

患者于2019年5月因走路时突然晕倒在外院就诊，检查过程中完善胸部CT提示右肺阴影，后患者自诉右侧胸部轻微疼痛，无呼吸困难，无咳嗽、咳痰、咯血、低热等症状，未予特殊治疗。2019年8月，患者自诉右侧胸部疼痛较前明显加重，后复查胸部CT示右肺上叶尖段、后段实变影，不排除感染可能。2019年9月，患者再次复查胸部CT提示右肺实变影较8月增大。其间先后给予多种抗生素抗感染治疗，以及抗结核药物治疗，效果不佳。后患者进一步完善PET-CT，结果提示周围型肺癌可能性大，不能完全除外结核球可能。2019年9月23日，患者接受CT引导下经皮肺穿刺活检，病理结果提示"机化性肺炎"，患者于2019年9月24日起开始口服甲泼尼龙12 mg、每日1次治疗，9月

25日患者自行开始试验性口服吉非替尼250 mg，每日1次治疗。2019年9月30日，患者再次复查胸部CT提示肺部病变改善不明显。未行进一步检查治疗入院。

患者既往史：肺结核病史11年，高血压病史5年，冠状动脉粥样硬化性心脏病史2年。个人史：吸烟20年，每日20支，已戒烟10年。家族史无特殊。

体格检查：体温36.4 ℃，脉搏100次/分，呼吸28次/分，血压138/88 mmHg。患者神志清，皮肤黏膜无黄染，全身浅表淋巴结未触及肿大，颈软无抵抗，气管居中，右上肺呼吸音低，左下肺少许干啰音。心律齐，未闻及病理性杂音。

诊治经过中，完善肿瘤标志物检查：CEA 8.26 μg/L、CYFRA21-1 6.53 ng/mL、SCC 0.6 ng/mL、NSE 13.81 ng/mL、CA125 321.3 U/mL。

2019年10月11日，患者再次行CT引导下经皮肺穿刺活检术，术后病理提示：（右肺）中-低分化腺癌伴坏死。免疫组化结果：ALK（−），PD-1（淋巴细胞+，<1%），PD-L1（22C3）（肿瘤细胞+，3%），全基因组第二代测序检测未见驱动基因突变。

三、临床诊断

患者诊断为右肺中-低分化腺癌伴纵隔、肺门淋巴结及右侧胸膜转移（T3N2M1a，ⅣA期）（2019年10月23日，完善相关检查，图3-3-1）；PS评分为1分。

四、临床治疗

患者分别于2019年10月24日、2019年11月19日接受"培美曲塞+卡铂+帕博利珠单抗"治疗2次。治疗期间患者自述胸部疼痛、胸闷等症状较前明显缓解。遂于2019年11月28日出院。

2019年12月12日患者因"进行性加重的胸闷、气短，伴有发热"再次入院。

入院后完善肿瘤标志物检查：癌胚抗原6.14 μg/L（↑）、CA125 307.40 U/mL（↑）、CYFRA21-1 5.29 ng/mL（↑），较前均有下降。

动脉血气：pH值7.384，PaO_2 62.4 mmHg，$PaCO_2$ 45.2 mmHg；氧合指数（PaO_2/FiO_2）189。

完善肺部CT提示：右肺肿瘤病灶较前明显缩小，双肺新增多发片状密度增高影（图3-3-2）。结合患者病史及用药史，首先考虑免疫相关性肺炎可能。立即在给予激素治疗的同时，加强抗感染治疗以及无创呼吸机辅助呼吸

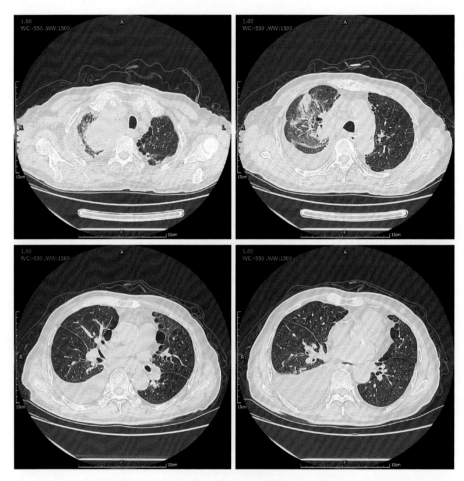

图3-3-1　2019年10月23日患者影像学检查资料

等治疗。甲泼尼龙使用剂量为静脉使用80 mg第1日，40 mg第2日到第14日，后调整为口服维持使用。经积极治疗后患者氧合状况明显改善，胸闷、气短症状好转。

2019年12月25日复查肺部CT提示双肺渗出性改变较前明显改善（图3-3-3）。2020年1月14日复查肺部CT双肺渗出性改变较前基本吸收（图3-3-4）。激素治疗28 d后复查动脉血气示：pH值7.44，PaO$_2$ 69.3 mmHg，PaCO$_2$ 43 mmHg，氧合指数328。后患者甲泼尼龙口服剂量开始规律减量。由于4级免疫相关性肺炎的发生，建议患者永久停用肿瘤免疫治疗相关药物。

后患者肺癌治疗调整为"培美曲塞+卡铂+贝伐珠单抗"方案，继续治疗

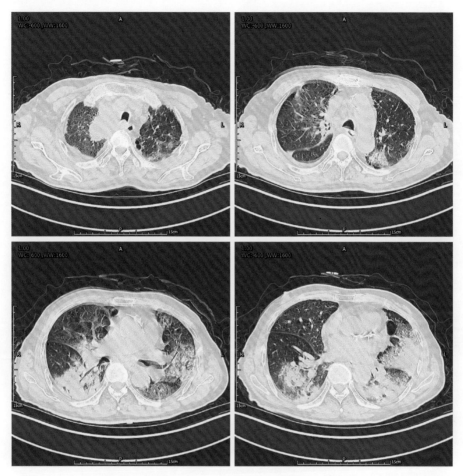

图3-3-2　患者肺部CT检查资料
右肺肿瘤病灶较前明显缩小，双肺新增多发片状密度增高影。

2个周期。2020年4月29日复查肺部CT（图3-3-5）提示右肺肿物较前有增大趋势，病情评价为疾病进展（PD）。患者一般情况评价：PS评分为2分。与患者家属充分沟通后，停用化疗相关药物，给予安罗替尼12 mg口服治疗。

五、亮点与不足

本病例展示的是一例发生了4级免疫相关性肺炎患者的诊疗过程。患者病情进展较为迅速，因此，密切观察患者临床症状的变化，及时复查肺部影像学

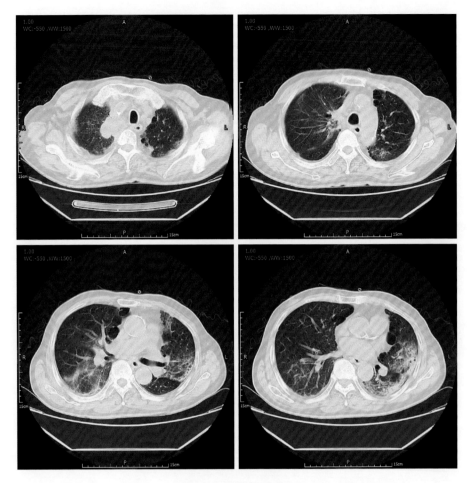

图3-3-3　肺部CT示双肺渗出性改变较前明显改善（2019年12月25日）

以及血气分析等指标可以迅速发现可能存在的药物相关不良事件，尤其是对于呼吸衰竭等致死性疾病的早期预警，积极治疗，采用无创呼吸机等有力的支持手段对于改善患者预后具有重要意义。

六、总结与反思

　　全球肺癌的发生率已呈逐渐下降的趋势，但我国肺癌的发生率和死亡率仍居高不下。据美国的统计数据，肺癌患者确诊年龄平均为71岁，65~74岁占比

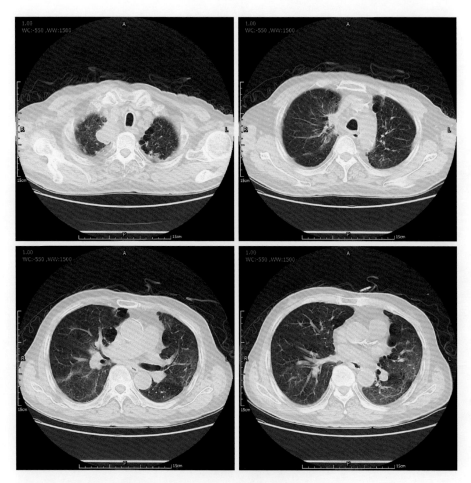

图3-3-4　肺部CT示双肺渗出性改变较前基本吸收（2020年1月14日）

最高，其中65岁以上患者占70.0%左右。肺癌死亡患者平均年龄为72岁，65岁以上患者占72.8%左右。大部分患者诊断时已处于中晚期，约占79.0%，晚期约占57.0%，晚期患者5年存活率约为5.8%[1]。因此早发现、早诊断、早治疗一直是提高肺癌患者存活率的主要手段。NLST研究[2]进一步证实了高危患者定期检查肺部CT有助于肺癌的早期诊断，并有助于降低肺癌相关死亡率。目前无论是在肺癌筛查还是在肺癌治疗方面，层出不穷的靶向药物以及免疫检查点抑制剂等药物的上市也为改善肺癌患者的治疗与预后提供了积极的帮助。但我们也遗憾地看到，多数临床药物研究中入组患者的年龄都控制在75岁以内，老年

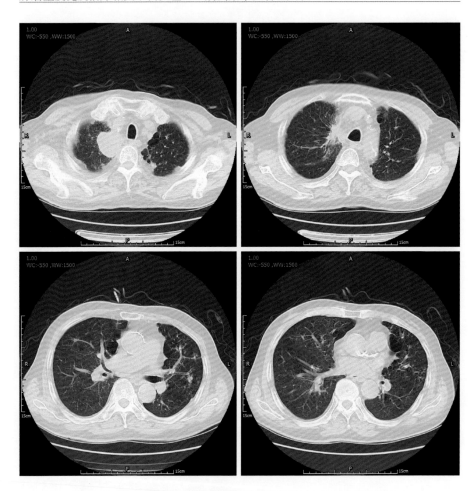

图3-3-5　肺部CT示右肺肿物较前有增大趋势（2020年4月29日）

患者的治疗安全与生存预后长期未得到足够重视。而老年患者的发病率和死亡率又是所有年龄段患者中最高的。因此老年肺癌患者的用药疗效及安全性需要进一步研究和探讨。

对于驱动基因检测阴性的晚期肺腺癌患者，目前无论是国外指南[3]还是我国的指南[4]中都推荐了含铂双药化疗+免疫检查点抑制剂的治疗方案。虽然免疫检查点抑制剂使用导致的不良反应可能影响全身各个系统[5]，但免疫相关性肺炎的发生是相对比较严重的并发症。因此在使用过程中不仅需要积极严密的病情监测，同时也需要进一步积极探索免疫相关不良反应的早期预警指标。

参考文献

[1]　Cancer Stat Facts：Lung and Bronchus Cancer[DB/OL]. 2020. Available online：https：//
seer.cancer.gov/statfacts/html/lungb.html

[2]　National Lung Screening Trial Research Team；Aberle DR，Adams AM，et al. Reduced lung-
cancer mortality with low-dose computed tomographic screening[J]. N Engl J Med，2011，
365(5)：395-409.

[3]　NCCN Clinical Practice Guidelines in Oncology-Non-Small Cell Lung Cancer (2020 Version
4) [DB/OL]. Available online：http：//www.nccn.org

[4]　周彩存，王洁，步宏，等. 中国非小细胞肺癌免疫检查点抑制剂治疗专家共识[J]. 中
国肺癌杂志，2020，23(2)：65-76.

[5]　Khoja L，Day D，Chen TW，et al. Tumour- and class-specific patterns of immune-related
adverse events of immune checkpoint inhibitors：a systematic review[J]. Ann Oncol，2017，
28(10)：2377-2385.

（肖彬彬，中国人民解放军总医院第一医学中心）

点评：老年肺癌患者的治疗选择——困难重重

被点评病例

病例3　一例严重免疫相关性肺炎病例的诊治

点评内容

从年龄分段上看，肺癌患者中年龄>75岁的患者占了约40%，而目前大多数临床研究的目的人群都是<75岁的患者，因此老年肺癌患者的治疗选择以及治疗安全性等还没有被充分评估与研究。而且大多数老年肺癌患者由于体能状态评分下降，合并有其他系统疾病等基础因素，采用目前肺癌指南推荐的各项治疗是否合适还需要进一步的验证。

本病例中报告的这例患者的治疗就面临着这样的困境。患者高龄，PS评分1分，基础合并有肺气肿、冠状动脉粥样硬化性心脏病以及眩晕等疾病，肺腺癌明确诊断后，全身情况评估提示胸膜转移，分期为Ⅳ期，病程中因肿瘤导致的临床症状逐渐加重，基因检测提示无明确优势突变，PD-L1（22C3）染色3%。对于这样一例患者，我们认为针对肿瘤的治疗是必不可少的。根据目前的指南，含铂双药化疗+免疫检查点抑制剂的治疗方案应该是合适的。但在治疗后患者出现了严重的免疫相关性肺炎。虽然患者病情在及时有效的治疗后很快逆转，从后期复查的结果上看，针对肿瘤的免疫检查点抑制剂的治疗也是有效的，但不良反应的发生还是严重制约了老年患者下一步的治疗选择。因此，在老年肺癌患者中如何选择治疗方案，以及如何找到免疫相关不良反应的早期预警指标，仍需要进一步的研究与探索。

点评专家

王平，中国人民解放军总医院第一医学中心。

病例4　两例PD-1抑制剂治疗后免疫相关性肺炎病例诊治经验分享

例1：Ⅳ期右肺鳞癌一例

一、摘要

　　该病例为一例右肺鳞癌Ⅳ期患者，分期为cT3N1M1a（ⅣA）（骨），男性，72岁，驱动基因阴性。患者于2017年诊断后一线接受"吉西他滨+铂类药物"治疗；二线接受多西他赛+铂类药物治疗；三线接受"纳武利尤单抗（nivolumab）+紫杉醇（白蛋白结合型）"治疗，治疗期间复查肿块有缩小，维持治疗10个月后，患者出现胸闷、气促，复查胸部CT提示双肺磨玻璃影改变，考虑免疫相关性肺炎，给予甲泼尼龙40 mg静脉滴注，1周后逐渐减量，患者症状好转，复查CT病灶吸收。2020年1月复查CT示肺部肿瘤及双肺病灶稳定，给予安罗替尼维持治疗，因疫情原因，未入院治疗。5月复查CT提示双肺多发转移灶形成，后续予以"紫杉醇（白蛋白结合型）"化疗联合"安罗替尼"治疗。

二、病史

　　患者，男性，72岁，因咳嗽、咳痰2个月余入院。既往史：20余年前曾诊断肺结核，已治愈。无吸烟、饮酒史。ECOG/PS评分为0分；家族史无特殊。主诉：咳嗽、咳痰2个月余。

三、临床诊断

患者胸部CT提示右下叶背段占位，合并右下肺阻塞性肺炎，右上叶陈旧性病灶，纵隔内多发小淋巴结肿大，右侧胸膜局部增厚；骨发射型计算机断层成像（ECT）提示右侧第6前肋放射性浓聚；头颅MR未见脑转移病灶；气管镜病理提示中分化鳞癌，驱动基因阴性；临床分期为右肺鳞癌（cT3N1M1a，ⅣA期）（骨）。

四、临床治疗

2017年3月30日起，给予患者吉西他滨1.8 g（第1、8天）+奈达铂70 mg（第1、2天）；治疗2个周期后评估为疾病稳定（SD），5个周期后，患者评估稳定后，未再继续治疗，定期随访。2018年5月27日，患者复查胸部CT提示右肺下叶病灶较前增大，纵隔及右肺门淋巴结肿大，较前增大，考虑为疾病进展（PD）。从6月7日开始，给予4个周期"多西他赛100 mg（第1天）+奈达铂80 mg（第1、2天）"治疗，12月复查胸部CT，病灶再次增大，右肺中间干气管狭窄，右中下叶局部肺不张，予以气管镜下治疗，并再次活检，病理提示为中低分化鳞癌，再次完善NGS检查，驱动基因阴性。从2019年1月17日开始，行"纳武利尤单抗180 mg（每两周第1天，连续9次）+紫杉醇（白蛋白结合型）200 mg（第1、8天，每4周5次）"治疗，其间患者病情局部稳定，复查CT病灶示局部缓解（PR）。2019年10月底，患者咳嗽较前稍有加重，活动后轻微胸闷，气促不明显，休息后未见缓解，当时患者未就诊。11月底，患者咳嗽、气喘较前持续加重，复查胸部CT提示双肺多发斑片及磨玻璃影，右下叶占位增大，中间干阻塞（图3-4-1）；评估为3级免疫相关性肺炎，给予气管

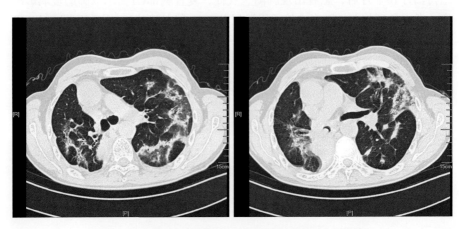

图3-4-1　CT示双肺多发斑片及磨玻璃影（2019年11月底）

镜下治疗，并给予甲泼尼龙40 mg，一天两次，连续使用5天。后患者气喘明显缓解，减量为每天40 mg，治疗5天后，复查胸部CT提示双肺多发斑片影及磨玻璃影较前吸收（图3-4-2）。患者出院后每天两次给予口服泼尼松15 mg，并逐渐减量至每天15 mg维持4个月，其间每天给予安罗替尼（12 mg，连续2周、停1周）维持抗肿瘤治疗，因疫情原因患者没有来医院复诊。2020年5月，患者复查胸部CT示双肺斑片影吸收，但双肺新发多处小结节伴空洞，考虑转移（图3-4-3），再次给予紫杉醇（白蛋白结合型）200 mg+安罗替尼维持治疗。

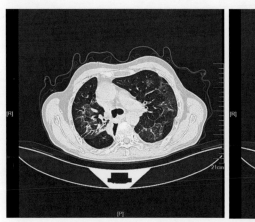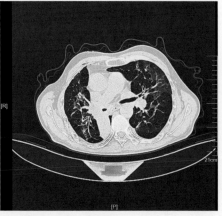

图3-4-2　CT示双肺多发斑片影及磨玻璃影较前吸收

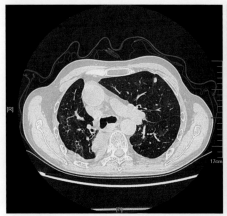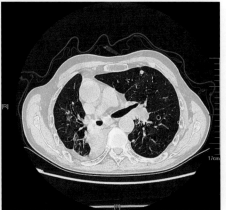

图3-4-3　复查胸部CT示双肺斑片影吸收

五、亮点与不足

　　本病例诊治亮点包括：免疫相关性肺炎的治疗，需要根据病情严重程度分级，选择不同的方案进行治疗[1]。本例患者出现3级不良反应，给予激素治疗后，症状缓解。

　　不足包括：免疫相关性不良反应，尤其是免疫相关性肺炎，有危及生命可能，需要在免疫治疗期间加强患者的随访，并关注患者相关症状的变化。本例患者虽然激素治疗有效，病灶吸收好转，但该患者在出现症状的第一时间未能及时就诊，有病情急剧加重危及生命可能，需在平时的患者宣教中，强调及时随访就诊的必要性。

例2：Ⅳ期右肺肝腺样细胞癌一例

一、摘要

该病例为一例66岁女性患者，2015年确诊右肺肝腺样细胞癌（cT4N2M1c，ⅣB）（肝脏、骨、胸膜、肺）。曾给予"多西他赛+铂类药物"化疗、放疗、"培美曲塞+铂类药物"化疗、"吉西他滨+铂类药物"化疗、"依托泊苷+铂类药物"化疗和贝伐珠单抗维持等方案进行治疗，其间复查病理均提示腺癌，无驱动基因突变。2019年1月，主治团队给予患者"信迪利单抗（sintilimab）+多西他赛"治疗4个周期肿块较前缩小。2019年6月，患者出现胸闷、气促，呼吸困难，复查CT提示双肺磨玻璃影改变，考虑免疫相关性肺炎，给予甲泼尼龙500 mg、连续使用3天后，患者症状未见缓解，最终抢救无效死亡。

二、病史

患者，女性，66岁，既往体健，无吸烟、饮酒史。ECOG/PS评分为0分；家族史无特殊。主诉：咳嗽1个月余。

三、临床诊断

胸部CT平扫+增强提示：右肺占位，纵隔多发淋巴结肿大，考虑右肺癌伴肺内及淋巴结转移可能，右侧胸膜增厚；左侧胸腔积液伴左下肺膨胀不全；骨ECT提示右肩关节放射性摄取增高；头颅MRI未见明显异常；腹部彩超提示肝右叶包膜回声偏低，考虑局部肝实质受累；患者癌胚抗原（CEA）正常，但甲胎蛋白（AFP）大于检测值上限1 000 ng/mL；行肺穿刺活检，病理提示中分化腺癌；驱动基因阴性，考虑肝腺样细胞癌。临床分期为cT4N2M1c（ⅣB）（肝脏、骨、胸膜、肺）。

四、临床治疗

2015年2月，患者因咳嗽于当地医院查胸部CT提示右下肺占位，行穿刺活检，病理提示中分化腺癌；驱动基因阴性；骨扫描提示右肩关节放射性摄取增高；头颅MR未见明显异常；腹部彩超提示肝右叶包膜回声偏低，考虑局部肝实质受累；患者CEA正常，但AFP大于检测值上限1 000 ng/mL；根据病理免疫组化结果，倾向为肝样腺癌。

2015年2月16日起，主治团队给予患者"多西他赛100 mg+奥沙利铂100 mg

（第1、2天）"化疗5个周期，其间评估为部分缓解（PR）。7月复查示病灶稳定，给予右肺放疗肿瘤的吸收剂量（Dt）60 Gy/30 f。患者未接受治疗，予以定期复查，多次评估病情为疾病稳定（SD）。2016年4月，复查胸部CT提示疾病进展（PD），给予"培美曲塞0.8 g+奥沙利铂200 mg+贝伐珠单抗400 mg"治疗2个周期后评估PD。7月，治疗方案更换为"多西他赛100 mg+奥沙利铂200 mg+贝伐珠单抗400 mg"治疗6个周期，其间评估为SD，复查AFP降至正常。之后患者继续予以"多西他赛100 mg+贝伐珠单抗400 mg"维持治疗8个周期。2018年6月，患者再次评估PD，AFP明显升高，给予"吉西他滨1.6 g（第1、8天）+奈达铂70 mg（第1、2天）"治疗1次，出现Ⅳ度骨髓抑制。9月复查为双肺转移瘤，考虑PD，给予"依托泊苷0.16 g（第1~3天）和奥沙利铂200 mg"治疗。2019年1月，给予患者"信迪利单抗200 mg+多西他赛100 mg"联合治疗4次（每隔3周1次），其间复查CT，疗效评估为PR。2019年6月，患者出现胸闷、气喘，咳嗽加重，查胸部CT提示双肺多发磨玻璃阴影（图3-4-4），患者呼吸困难明显，血气分析示Ⅰ型呼吸衰竭，评估为4级免疫相关性肺炎，给予甲泼尼龙500 mg冲击治疗3天，患者未见好转，家属放弃进一步治疗，最终抢救无效死亡。

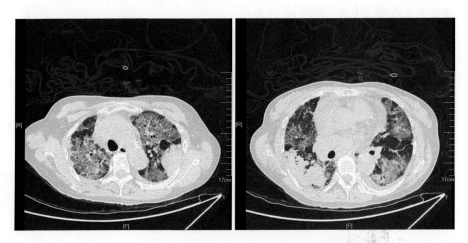

图3-4-4　胸部CT示双肺多发肿块、双肺弥漫性磨玻璃影改变

五、亮点与不足

本病例诊治亮点包括：患者为晚期腺癌患者，在尝试多种治疗方案后，患者维持生存时间超过4年，最后给予免疫治疗联合多西他赛单药时，疗效达到PR。

不足包括：在治疗方面，根据指南[1]，针对3~4级免疫相关性肺炎患者，甲泼尼龙1~2 mg/（kg·d），48 h症状好转者可减量并连续治疗6周以上；如48 h患者症状无改善，可考虑加用英夫利昔单抗5 mg/kg或霉酚酸酯1~1.5 g/次，或环磷酰胺以及静脉注射丙种球蛋白治疗。本例患者接受甲泼尼龙500 mg冲击治疗后，48 h症状未能改善，评估病情，可考虑加用英夫利昔单抗或免疫抑制剂治疗，但因患者当时病情危重，家属放弃进一步治疗，最终死亡。

六、总结与反思

免疫相关性肺炎的发生率为2%~4%，其中1%~2%为3级及以上，致死性肺炎的发生率为0.2%。临床表现无特异性，主要为咳嗽、胸闷、气促、呼吸困难、发热等。影像学主要呈弥漫性实质性肺疾病相关表现，包括机化性肺炎、急性间质性肺炎、过敏性肺炎、非特异性间质性肺炎等。其中急性间质性肺炎或弥漫性肺泡损伤综合征（DADS）是最为严重的事件，病情严重时，尽管应用各种药物但病情仍会逐步恶化，且出现合并感染或疾病进展而危及生命[2-3]。

免疫相关性肺炎目前无明确预防方法，部分研究表明既往接受放疗或吸烟史有可能使应用PD-1及PD-L1抑制剂治疗的患者增加相关风险。Hwang WL等的研究提示，与未曾行胸部放疗的患者相比，既往接受胸部放疗的患者发生任意级别肺炎和≥2级肺炎的可能性升高[4]。Kato[5]等的研究提示，吸烟显著增加了应用纳武利尤单抗患者发生免疫相关性肺炎的风险。针对使用免疫检查点抑制剂的患者，是否有相关的量表来量化评估患者的疾病情况，及早跟踪随访患者的病情，做到早发现、早治疗、早控制。

根据症状及影像学检查，免疫相关性肺炎严重程度分为4级[6]。1级：无症状，胸部CT示病变局限于1个肺叶或<25%肺实质；2级：症状轻微，累及1个以上肺叶或25%~50%肺实质；3级：病变累及所有肺叶或>50%肺实质，症状严重，日常活动受限，需住院治疗；4级：危及生命的呼吸衰竭，需气管插管。其中1级为轻度，2级为中度，3、4级为重度。根据NCCN指南[1]，轻度（1级）暂停免疫治疗，1~2周内重新评估动脉血气分析、胸部CT等，如病灶好转，可考虑继续免疫治疗；如未好转，按2级处理，可考虑行鼻咽拭子、痰培养、血培养、尿培养等，并根据患者情况行支气管肺泡灌洗以排除感染，完善胸部增强CT，可经验性给予抗生素治疗，并每天予泼尼松/甲泼尼龙1~2 mg/kg，减量时间为6周以上，如使用泼尼松治疗48~72 h后无改善，则按3级治疗。3~4级为重度肺炎，建议永久停止免疫治疗，如不能排除感染，则经验性使用抗生素，每天予甲泼尼龙1~2 mg/kg，并在48 h内评估疗效，并计划逐渐减量，时间应>6周，如无改善，可考虑加用英夫利昔单抗5 mg/kg静脉推注，在14 d后可重复给药；或霉酚酸酯1~1.5 g bid，逐渐减量或环磷酰胺以及静脉注射丙种球蛋白等。例2中的患者未使用更多药物联合，不能确定药物联合治疗后，免疫相关性肺炎是无效还是缓解，如后续出现类似病例时，及早发现病情，及时加用英夫利昔单抗、丙种球蛋白等治疗，尽量在病情发展到4级、严重呼吸衰竭之前进行控制，挽救患者生命。

针对两例患者的病情变化，主治团队需要考虑的一点是，晚期肺癌患者在使用免疫检查点抑制剂治疗过程中，如出现4级免疫相关性肺炎，在患者的抢救治疗策略上，在给予积极的药物治疗的同时，予气管插管机械通气，甚至体外膜肺氧合（ECMO）、血浆置换等重症肺炎相关的治疗措施，是否需要积极地开展，这个问题值得我们进一步思考。

参考文献

[1] Thompson JA, Schneider BJ, Brahmer J, et al. Management of Immunotherapy-Related Toxicities, Version 1.2019[J]. J Natl Compr Canc Netw, 2019, 17(3): 255-289.

[2] Haanen JBAG, Carbonnel F, Robert C, et al. Management of toxicities from immunotherapy: ESMO Clinical Practice Guidelines for diagnosis, treatment and follow-up[J]. Ann Oncol, 2017, 28(suppl_4): iv119-iv142.

[3] Brahmer JR, Lacchetti C, Schneider BJ, et al. Management of Immune-Related Adverse Events in Patients Treated With Immune Checkpoint Inhibitor Therapy: American Society of Clinical Oncology Clinical Practice Guideline[J]. J Clin Oncol, 2018, 36(17): 1714-1768.

[4] Hwang WL, Niemierko A, Hwang KL, et al. Clinical Outcomes in Patients With Metastatic Lung Cancer Treated With PD-1/PD-L1 Inhibitors and Thoracic Radiotherapy[J]. JAMA Oncol, 2018, 4(2): 253-255.

[5] Kato T, Masuda N, Nakanishi Y, et al. Nivolumab-induced interstitial lung disease analysis of two phase II studies patients with recurrent or advanced non-small-cell lung cancer[J]. Lung Cancer, 2017, 104: 111-118.

[6] Brahmer JR, Lacchetti C, Schneider BJ, et al. Management of Immune-Related Adverse Events in Patients Treated With Immune Checkpoint Inhibitor Therapy: American Society of Clinical Oncology Clinical Practice Guideline[J]. J Clin Oncol, 2018, 36(17): 1714-1768.

（赵琪、苗立云，南京大学医学院附属鼓楼医院）

点评：适时、适量应用糖皮质激素是关键

被点评病例

病例4　两例PD-1抑制剂治疗后免疫相关性肺炎病例诊治经验分享

点评内容

病例1，患者为72岁男性，右肺鳞癌（cT3N1M1，Ⅳ期）（骨），ECOG/PS评分为0分，驱动基因表达阴性。患者于2017年确诊后接受一线治疗方案吉西他滨+铂剂、二线治疗方案多西他赛+铂剂，三线治疗方案纳武利尤单抗+紫杉醇（白蛋白结合型）治疗。从2019年1月起，诊疗团队予以三线治疗，在此期间患者病情稳定，复查CT示PR。2019年10月，患者咳嗽较前稍有加重。2019年11月，患者症状持续加重，复查胸部CT提示双肺多发斑片及磨玻璃影；综合评估为3级免疫相关性肺炎，予以激素甲泼尼龙治疗10日后，复查CT提示病灶吸收。2020年1月，患者复查CT提示肺部肿瘤及双肺病灶稳定，接受安罗替尼维持治疗，后因疫情原因未返院复诊。2020年5月，复查胸部CT提示双肺多发转移灶形成，再次给予紫杉醇（白蛋白结合型）+安罗替尼维持治疗。

本例患者免疫治疗后9个月余出现呼吸系统症状加重，依据胸部CT检查结果，考虑为免疫相关性肺炎，经激素治疗后病灶吸收；根据免疫治疗后不同级别的不良反应，及时给予糖皮质激素治疗免疫相关性肺炎并控制病情，这是本例病例的亮点。若能完善及观察免疫治疗前后炎症相关指标及其他辅助检查结果，定期随访，则更利于免疫不良反应的早期识别、及时诊断和有效治疗。

病例2，患者为66岁女性，于2015年确诊为右肺肝腺样细胞癌（Ⅳ期，cT4N2M1）（肝脏、骨、胸膜、肺多处转移）。诊疗团队曾给予多种治疗方案，其间复查病理均提示腺癌，无驱动基因突变。2019年1月，诊疗团队开始予以信迪利单抗+多西他赛治疗，评估为PR。2019年6月患者出现胸闷、气促，CT提示双肺磨玻璃影改变、血气分析结果提示Ⅰ型呼吸衰竭。考虑为4级免疫相关性肺炎，给予大剂量激素（甲泼尼龙500 mg×3 d）冲击处理，但效果不佳。后建议加用英夫利昔单抗或免疫抑制剂治疗，但因患者当时病情危重，家属放弃进一步治疗，最终患者抢救无效死亡。

本例患者为晚期腺癌，经综合治疗后，维持生存时间超过4年；免疫治疗后肿瘤控制达到PR，证实了免疫治疗的有效性。免疫治疗5个月后出现呼吸困难，及时考虑到了免疫相关性肺炎的可能，并给予短期大剂量激素冲击处理，

但效果不佳。鉴于现有的指南和有限的临床经验，我们对于免疫治疗的毒性认识仍不足，目前尚没有明确的免疫不良反应预测指标，尤其是严重的不良反应。因而，应注意患者的具体情况，如该患者既往放化疗时出现的不良反应程度，或者患者基础疾病和PS评分状况；临床上需完善免疫治疗前后的动态监测，如血常规、肝功能和肾功能、C反应蛋白、心肌酶、血液相关抗体等检查，对部分有条件的患者建议可进行肺弥散功能检查，以协助诊治；若病情进一步发展到不可控的情况，则应及时进行多学科会诊讨论。

点评专家

秦茵茵，广州医科大学附属第一医院、广州呼吸健康研究院、国家呼吸医学中心。

病例5　一例激素治疗成功的免疫相关性肺炎病例

一、摘要

该病例为一例52岁男性患者，诊断为右肺鳞癌，ⅢA期，无法手术切除，驱动基因阴性，PD-L1未检测（组织不足），接受多西他赛+奈达铂+帕博利珠单抗注射液联合治疗。治疗1个周期后肿瘤较前明显缩小，但用药3天后患者持续发热并于20余天后右肺出现免疫相关性肺炎，予以小剂量激素持续治疗后，病灶较前吸收，症状好转，临床获益。再次接受第2个周期联合治疗。治疗3天后患者再次发热，但未出现肺炎。肿瘤较前持续缩小。

二、病史

患者，男性，52岁，因间断胸痛2年，咳嗽、咳痰、气短1个月入院。

患者2年来无明显诱因反复胸痛，为针刺样，可以忍受，未重视。1个月前患者感冒后出现胸痛加重，间断发热，最高体温39.2 ℃，伴咳嗽、咳少许白色泡沫痰，气短，喘息，乏力，偶有痰中带血，为少量鲜红色血块，为进一步明确病因，就诊我院门诊。

既往史：20年前诊断"肺结核"，规律抗结核治疗2年，病情稳定。20年前行"阑尾切除术"。

个人史：曾在"水泥厂"工作4年。吸烟30余年，约20支/日。

家族史无特殊。

查体：体温36.8 ℃，脉搏95次/分，呼吸20次/分，血压100/72 mmHg。发育正常，营养可，精神不佳。神志清楚，自主体位。全身皮肤无黄染、皮疹及出血点。皮肤弹性好，无水肿，无肝掌、蜘蛛痣及皮下结节。浅表淋巴结无肿大。口唇无发绀，咽部无充血，双侧扁桃体无肿大，口腔黏膜无溃疡。双侧胸廓对称，双侧呼吸动度一致，语颤减弱，无胸膜摩擦感，胸壁及肋骨无压痛，胸骨无叩痛，肺叩诊清音，肺肝界位于右锁骨中线上第5肋间，双肺呼吸音低，未闻及干湿性啰音及胸膜摩擦音。心前区无隆起，心尖搏动位于第5肋间左锁骨中线外侧1 cm处，搏动无弥散，心前区未触及细震颤，相对浊音界无扩大，心率95次/分，心音有力，心律齐，各瓣膜听诊区未闻及病理性杂音。腹部平坦，柔软，右下腹可见一5~6 cm纵行手术瘢痕，愈合良好，无红肿及溢液，无腹壁静脉曲张，未见肠型及蠕动波，无压痛及反跳痛，未触及包块。双下肢无水肿。

三、完善检查

患者肿瘤标志物检测结果如下：CEA 9.73 ng/mL，CA125 71.64 U/mL，T-SPOT试验阳性。血常规、凝血系列检测、降钙素原检测、肝功能、肾功能、电解质、痰液抗酸染色等检查未见明显异常。

四、相关检查

2019年7月4日，患者胸部CT影像学资料示右侧中间段支气管变窄、截断，不除外中央型肺癌并阻塞性肺炎（图3-5-1）。

7月17日，PET-CT（图3-5-2、图3-5-3）示右肺主支气管周围软组织密度影，葡萄糖代谢增高，符合恶性病变表现；右肺上叶多发磨玻璃样结节影，恶性病变不除外。右肺及左肺上叶多发斑片状及条索状高密度影，多考虑为肺结核；双肺气肿伴多发肺大疱，双侧胸膜局限性增厚。

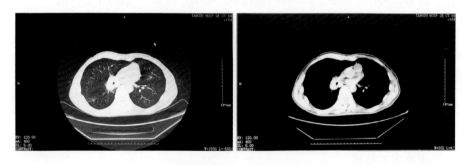

图3-5-1 患者CT影像学资料（2019年7月4日）

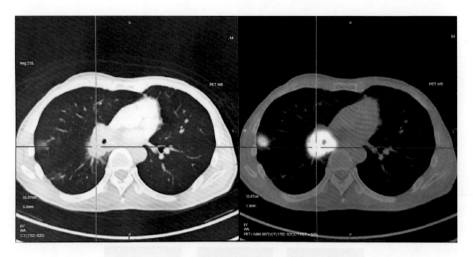

图3-5-2 PET-CT影像学资料（2019年7月17日）

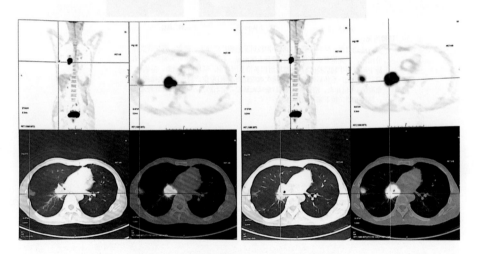

图3-5-3 SUV 14与SUV 5.7的影像学资料

气管镜检查（图3-5-4）示：右肺中间段可见黏膜广泛新生、隆起，致使管腔部分闭塞，表面附着血性分泌物，镜身无法通过，右肺中叶及下叶未窥及；于右肺中间段行新生物活检6块。

纤维支气管镜下活检病理（图3-5-5）示：（右肺中间段）鳞状上皮中-重度不典型增生伴局部少数细胞癌变。因组织不足未行PD-L1检测。

常见基因检测阴性。

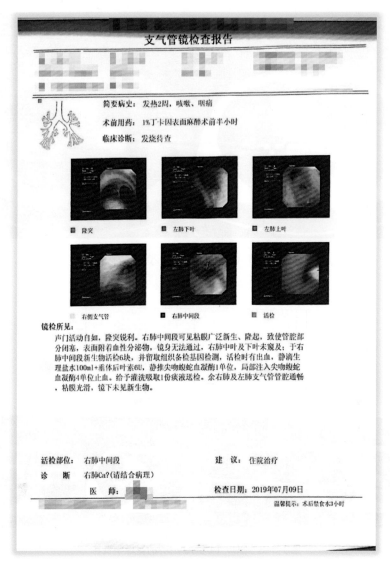

图3-5-4　气管镜检查

患者简要病史：发热2周，咳嗽、咽痛；术前用药：1%丁卡因表面麻醉术前半小时；临床诊断：发热待查。

镜检所见：声门活动自如，隆突锐利。右肺中间段可见黏膜广泛新生、隆起，致使管腔部分闭塞，表面附着血性分泌物，镜身无法通过，右肺中叶及下叶未窥及；于右肺中间段新生物活检6块，并留取组织备检基因检测，活检时有出血，静滴生理盐水100 mL+垂体后叶素6 U，静推尖吻蝮蛇血凝酶1单位，局部注入尖吻蝮蛇血凝酶4单位止血。给予灌洗吸取1份痰液送检。余右肺及左肺支气管管腔通畅，黏膜光滑。镜下未见新生物。

活检部位：右肺中间段；建议：住院治疗；诊断：右肺癌？（请结合病理）。

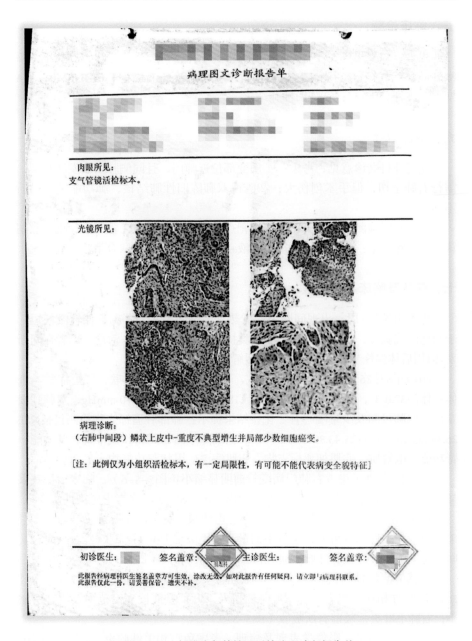

图3-5-5 纤维支气管镜下活检病理诊断报告单

肉眼所见：支气管镜活检标本。

病理诊断：（右肺中间段）鳞状上皮中-重度不典型增生合并局部少数细胞癌变。（注：此例仅为小组织活检标本，有一定局限性，有可能不能代表病变全貌特征。）

五、临床诊断

患者，52岁男性，个体户，有吸烟史、结核病史，因"间断胸痛2年，咳嗽、咳痰、气短1个月"入院。目前诊断：①肺癌（右鳞癌，cT4N0M0，ⅢA期），PS评分为1分；②陈旧性肺结核。

六、临床治疗

完善外科会诊意见，考虑：①病变部位近肺门，且同侧肺内多发转移瘤，需行右肺全切，但手术创伤大；②既往双肺陈旧性肺结核，肺功能差，预后不佳。

患者基因检测提示分子靶向药物靶点基因表达阴性，无靶向治疗机会。制订一线治疗方案：帕博利珠单抗注射液+多西他赛+奈达铂联合治疗。

七、疗效及临床不良反应

患者出院后1周，出现间断午后低热，最高体温为37.8 ℃，伴轻微气短。于当地医院就诊，予以抗感染（头孢类抗生素，具体不详）治疗。患者在间断发热1周后体温恢复正常，不适较前缓解。其间未复查CT。

2019年8月26日，患者第2次入院。入院后患者仍有咳嗽、气短症状。查体：体温37.0 ℃，脉搏105次/分，呼吸18次/分，血压105/70 mmHg，双肺呼吸音低，双肺可闻及少量喘鸣音。化验结果提示：肺部肿瘤标志物检测包括NSE 26.34 ng/mL，CA125 43.89 U/mL，红细胞沉降率63 mm/hr，血常规、肝功能、肾功能、电解质、心肌梗死标志物、心肌酶谱、甲状腺功能均未见明显异常。

复查胸部CT示患者右肺门病变较前明显缩小（图3-5-6），临床治疗效果显著，新增右肺中叶及下叶高密度实变影（图3-5-7），多考虑感染性病变。

诊疗团队予以"哌拉西林钠/他唑巴坦钠联合莫西沙星"抗感染治疗，考虑有免疫相关性肺炎可能，予以小剂量激素甲泼尼龙40 mg/d联合治疗1周。其间行超声引导下经皮肺穿刺，病理检查示机化性肺炎（图3-5-8）。

抗感染治疗1周后患者气短、咳嗽症状缓解，复查胸部CT，与2019年8月26日胸部CT相比：患者右肺中叶外侧段及下叶前基底段病变范围较前有所缩小；右肺下叶炎症较前有所吸收（图3-5-9）。

结合患者病史、影像学表现及病理，考虑免疫相关性肺炎（2级）。因患者临床获益显著，2019年9月6日以原方案行第2周期全身用药。

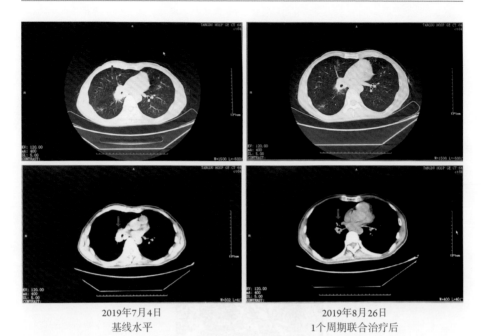

2019年7月4日　　　　　　　　　2019年8月26日
基线水平　　　　　　　　　　　1个周期联合治疗后

图3-5-6　患者基线水平与1个周期联合治疗后的CT影像学资料对比

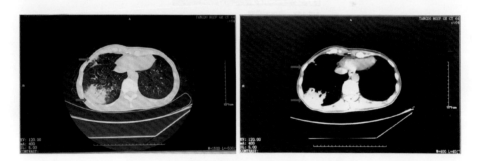

图3-5-7　患者1个周期联合治疗后影像学检查

治疗1周后，患者再次出现持续发热，最高体温达38.9 ℃，伴轻微气短，持续1周（予以一般物理降温），体温恢复正常。于当地医院复查胸部CT示右肺下叶炎症较前明显吸收（图3-5-10），右肺门病变较前明显缩小（图3-5-11）。

病 理 检 查 报 告 单

病理号：

冰冻号：

肉眼所见： 送检条状组织2条，长1.3-1.2cm，直径0.1cm。

镜下图：

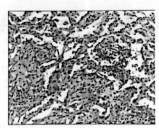

HE 10X 炎细胞浸润

病理诊断： "右肺穿刺活检"机化性肺炎

报告医生： 报告日期：2019-09-05

注：此报告仅对该送检标本负责，临床如有疑问请与本科联系。 （签字有效）

图3-5-8 患者病理检查结果

肉眼所见：送检条状组织2条，长1.2～1.3 cm，直径0.1 cm。

镜下图示：炎细胞浸润（HE染色，10×）。

病理诊断："右肺穿刺活检"机化性肺炎。

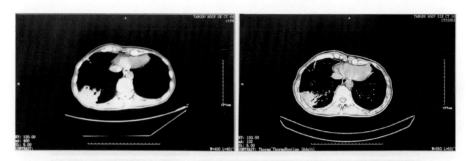

图3-5-9　患者2019年8月26日（左）与抗感染治疗1周后（右）胸部CT资料对比

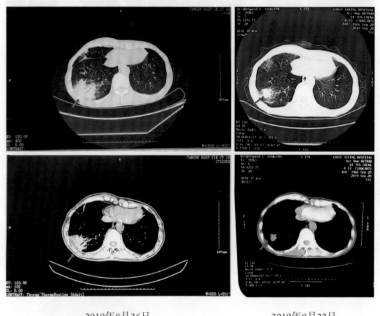

| 2019年8月26日 | 2019年9月22日 |
| 基线 | 当地医院 |

图3-5-10　患者2019年8月26日基线与9月22日当地医院的CT资料对比

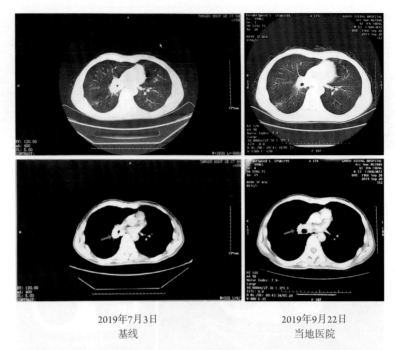

2019年7月3日　　　　　　2019年9月22日
基线　　　　　　　　　　　当地医院

图3-5-11　患者2019年7月3日基线与9月22日当地医院CT资料对比

八、治疗流程图

治疗流程图见图3-5-12。

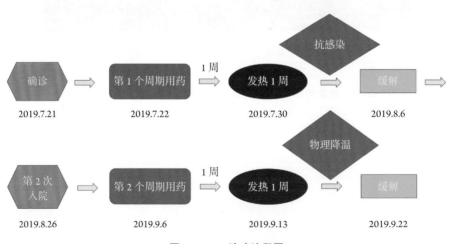

图3-5-12　治疗流程图

九、预后与随访

患者及其家属要求停用免疫治疗。后期予以紫杉醇（白蛋白结合型）联合铂类药物化疗1次，吉西他滨联合铂类药物化疗1次，使用后均出现全身散在大范围皮疹伴瘙痒。考虑化疗药物过敏。试行局部放疗1个周期。肿瘤疗效评估为PR。

十、亮点与不足

该病例展示了一例首次免疫治疗后发生2级免疫相关性肺炎（第2周期使用后并未出现）的患者的诊疗过程。需要注意的是，伴发于2个周期治疗后发生的免疫相关性发热。这提示对于首次使用免疫治疗的患者，需密切观察病情变化，警惕免疫相关性肺炎的发生发展，及免疫治疗后发热等不良事件，及时采取有效的救治手段。同时对于2级以下不良反应者，需根据临床获益决定后续治疗方案。

十一、总结与反思

肺癌是常见的恶性肿瘤之一，严重威胁人类健康，尽管化疗、放疗及靶向治疗取得了一定成效，但肺癌的疗效仍不理想。近年来，以免疫检查点抑制剂（ICIs）为代表的免疫治疗，给肺癌治疗带来了新的希望，也为肺癌患者带来了福音。免疫检查点抑制剂是针对机体免疫检查点的单克隆抗体，可以阻断T细胞负性共刺激信号通路，恢复机体的抗肿瘤免疫应答，促进T细胞对肿瘤细胞的清除。本文病例在免疫治疗后病情较前明显缓解，病灶显著缩小。

随着免疫治疗的广泛应用，irAEs逐渐引起人们的关注。多项大型临床试验报道irAEs的发生率为60%~80%[1-2]。不同ICIs的irAEs的发生率有所不同[3]，免疫联合治疗与免疫单药治疗相比irAEs的发生率升高[3]。IrAEs可发生于任何器官和组织，主要累及皮肤、胃肠道、内分泌器官、肝脏和肺等[4]。

ICIs相关肺炎（CIP）是一种由ICIs引起的临床、影像和病理表现各异的肺损伤，严重者可迅速导致死亡。因此早期的识别与诊断显得尤为重要。CIP通常可表现为新发或加重的呼吸困难、咳嗽、胸痛、发热及乏力等[5]。在接受PD-1和PD-L1抑制剂治疗的回顾性研究中，CIP最常见的临床症状是呼吸困难（53%）与咳嗽（15%）。常见的体征缺乏特异性，可出现呼吸频率增快、口唇发绀、肺部可闻及湿性啰音或Velcro啰音等。影像学表现多样，可表现为双肺野散在或弥漫性磨玻璃影、斑片状实变影、小叶间隔增厚、网格影、牵拉性支气管扩张及纤维条索影等[6]。除了典型肺炎表现以外，免疫相关性肺损伤还可引起胸腔积液和肺结节病样肉芽肿性反应[7-8]。

CIP的诊断标准：

1. ICIs用药史。

2. 新出现的肺部阴影（如磨玻璃影、斑片实变影、小叶间隔增厚、网格影、牵拉性支气管扩张及纤维条索影等）。

3. 除外肺部感染、肺部肿瘤进展、其他原因引起的肺间质性疾病、肺血管炎、肺栓塞及肺水肿等。

同时符合以上3条即可诊断为CIP。

如果符合以下条件可进一步支持CIP的诊断：

新发或加重的呼吸困难、咳嗽、胸痛、发热及乏力等；动脉血气分析提示低氧血症，肺功能检查提示一氧化碳弥散量（DLCO）降低，限制性通气功能障碍；诊断不明时可进行活检，活检方式包括支气管镜下活检、CT引导下肺穿刺活检或胸腔镜下肺活检，活检方式的选择取决于病灶的位置和分布及患者的一般状况，进行活检前需要进行风险获益评估。

参照本病例，患者免疫相关性肺炎诊断明确，但2个周期治疗后发热与肺炎发生并无明显相关性，那么免疫相关性发热是否作为一个独立的irAEs，需要临床医生予以特别关注呢？而在出现独立的免疫相关性发热时是否应该中断治疗呢？这都是需要进一步思考的问题。

参考文献

[1] Brahmer J, Reckamp KL, Baas P, et al. Nivolumab versus Docetaxel in Advanced Squamous-Cell Non-Small-Cell Lung Cancer[J]. N Engl J Med, 2015, 373(2): 123-135.

[2] Motzer RJ, Escudier B, McDermott DF, et al. Nivolumab versus Everolimus in Advanced Renal-Cell Carcinoma[J]. N Engl J Med, 2015, 373(19): 1803-1813.

[3] Arnaud-Coffin P, Maillet D, Gan HK, et al. A systematic review of adverse events in randomized trials assessing immune checkpoint inhibitors[J]. Int J Cancer, 2019, 145(3): 639-648.

[4] Costa R, Carneiro BA, Agulnik M, et al. Toxicity profile of approved anti-PD-1 monoclonal antibodies in solid tumors: a systematic review and meta-analysis of randomized clinical trials[J]. Oncotarget, 2017, 8(5): 8910-8920.

[5] Rashdan S, Minna JD, Gerber DE. Diagnosis and management of pulmonary toxicity associated with cancer immunotherapy[J]. Lancet Respir Med, 2018, 6(6): 472-478.

[6] Nishino M, Sholl LM, Hodi FS, et al. Anti-PD-1-Related Pneumonitis during Cancer Immunotherapy[J]. N Engl J Med, 2015, 373(3): 288-290.

[7] Possick JD. Pulmonary Toxicities from Checkpoint Immunotherapy for Malignancy[J]. Clin

Chest Med,2017,38(2):223-232.

[8]　Murphy KP, Kennedy MP, Barry JE, et al. New-onset mediastinal and central nervous system sarcoidosis in a patient with metastatic melanoma undergoing CTLA4 monoclonal antibody treatment[J]. Oncol Res Treat,2014,37(6):351-353.

（董佳佳，空军军医大学第二附属医院）

点评：低级别ICIs相关肺炎的诊断、鉴别及处理

被点评病例

病例5 一例激素治疗成功的免疫相关性肺炎病例

点评内容

ICIs相关肺炎（CIP）是一种由ICIs引起的表现多样的肺部不良反应，严重者可导致死亡。该病例展示了一例驱动基因阴性、无法手术切除的右肺鳞癌（cT4N0M0，ⅢA期）患者的诊疗过程，一线化疗联合免疫治疗后3周左右出现2级免疫相关性肺炎，接受激素治疗后吸收，再次免疫治疗联合化疗临床持续获益。患者接受免疫治疗联合化疗1个周期后肿瘤较前明显缩小，但用药后3天患者持续发热并于20余天出现可疑2级右肺免疫相关性肺炎，予以小剂量激素持续治疗后，病灶较前吸收，症状好转。再次接受第2周期化疗联合免疫治疗，治疗后3天，患者再次发热，但未出现肺炎，肿瘤较前持续缩小，患者持续获益。

此例患者诊断明确，考虑到病变部位及肺内多发转移瘤，手术创伤大，同时既往双肺陈旧性肺结核，肺功能差，为无法手术切除的ⅢA期患者。由于没有驱动基因，选择一线接受多西他赛、奈达铂化疗联合帕博利珠单抗免疫治疗策略合理。治疗后评估临床获益。此病例有以下因素需考虑：①患者既往有肺结核病史，此次检查T-SPOT试验阳性，需进一步完善结核相关检查，且合并肺结核的患者出现ICIs相关肺炎的风险值得进一步观察。②ICIs相关肺炎表现多样，可在各个病程发生，严重者会导致死亡，早期识别与诊断至关重要，需密切观察病情变化，考虑到ICIs的临床及病理多样性，需要与肺部感染相鉴别，特别是合并发热的患者，发热的原因和机制需要进一步明确和鉴别，在条件允许的情况下，肺部病理活检非常必要。③对于低级别的ICIs相关肺炎，激素仍然是首选，同时对于2级以下不良反应者，可根据临床获益决定后续治疗方案，低级别的免疫相关性事件与免疫治疗疗效的关系有待更高级别证据的证实。

点评专家

刘明，广州医科大学附属第一医院、广州呼吸健康研究院、国家呼吸医学中心。

病例6　经支气管冷冻肺活检助力免疫检查点抑制剂相关肺炎诊断

一、摘要

该病例为一例67岁患者，男性，诊断肺腺癌Ⅳ期，驱动基因阴性癌，PD-L1表达60%，一线"培美曲塞+顺铂"治疗4个周期后进展，二线帕博利珠单抗免疫单药及联合紫杉醇（白蛋白结合型）和贝伐珠单抗共治疗16个周期。其间患者出现咳嗽、咳痰、活动后气短，胸部CT见双肺间质性肺炎改变，在全麻下软硬镜联合，于右肺下叶行冷冻肺活检以及支气管肺泡灌洗，术后未出现气胸、咯血等并发症。综合临床表现、影像学资料、病理特点，该患者被诊断为免疫检查点抑制剂相关肺炎（CIP）（2级），予暂停帕博利珠单抗并给予糖皮质激素治疗后病情明显好转。

二、病史

患者，男性，67岁，退休职员。主因"确诊肺腺癌3年，咳嗽、声嘶20余天"于2019年9月12日入院。既往史：5年前曾患"脑梗死"，治疗后好转，无后遗症；同年发现"高血压病（3级）"，目前每天服用"硝苯地平30 mg"控制血压，血压控制良好。吸烟30余年，1~2包/日，已戒烟3年。父亲患有"肺癌"，母亲患"高血压病"。

三、临床诊断

患者于2016年因"腰椎间盘突出"行术前检查时发现"颅内占位、左肺占位"到外院就诊，于2016年8月、9月分别行脑转移瘤切除术、左肺肿瘤切除术。术后病理提示：肺腺癌合并脑转移；基因检测示KRAS突变，EGFR、ALK基因表达均阴性；PD-L1（淋巴细胞）40%，PD-L1（肿瘤细胞）60%。诊断为"左肺腺癌合并脑转移（Ⅳ期）"。

四、临床治疗

患者术后在外院接受了4个周期AP方案（培美曲塞+顺铂）化疗。2017年2月复查全身PET-CT提示腹膜后、双侧髂血管旁淋巴结肿大，考虑新发转移；颅脑MRI提示右顶叶单发转移瘤。2017年4月开始行脑转移瘤伽马刀及帕博利珠单抗（200 mg、q3w）单药免疫治疗10次。2018年10月复查胸腹部影像学检查，结果提示：双肺新发结节，考虑转移；原肠系膜淋巴结较前明显增大、增多；右侧顶叶小结节较前相似。2018年12月—2019年4月，患者接受紫杉醇（白蛋白结合型）+贝伐珠单抗+帕博利珠单抗（200 mg、q3w）联合治疗6次，其中第2次、第4次化疗后疗效评估提示部分缓解（PR，具体不详），后继续行帕博利珠单抗+贝伐珠单抗维持治疗3次。

五、疗效及不良反应

2019年8月初，患者无明显诱因出现声嘶，伴咳嗽，咳少量黄绿痰，无咯血或血丝痰，无呼吸困难，无发热。曾至外院就诊，2019年8月19日复查胸部+全腹部增强CT，结果显示：左侧肺癌治疗后复查，与2019年2月15日CT资料比较，双肺新增多发弥漫性病变，考虑肿瘤复发合并感染可能；隆突下淋巴结增大大致同前；原腹膜后多发淋巴结肿大较前缩小、减少。患者于2019年9月12日入住我院。

入院体检检查示，体温36.3 ℃，脉搏64次/分，呼吸20次/分，血压140/75 mmHg，ECOG评分为1分。全身浅表淋巴结未触及肿大。双肺呼吸音清，未闻及干湿啰音，未闻及胸膜摩擦音。叩诊心界不大，心率64次/分，律齐，各瓣膜区未闻及病理性杂音，未闻及心包摩擦音。

完善入院检查。血常规示：白细胞$4.79×10^9$/L，中性粒细胞百分比46.2%，淋巴细胞百分比44.2%，血红蛋白149 g/L，血小板$120×10^9$/L。生化：电解质正常，肝、肾功能正常，心肌酶谱四项（CK、CKMB、cTnT、LDH）均正常。出血、凝血常规：基本正常，D-二聚体0.22 mg/L。尿常规、大便常规：正常。胸部CT平扫+增强示：双肺多发斑片状磨砂玻璃样高密度影，部分呈网格状改变，病灶内含气支气管影，部分呈反晕征改变（图3-6-1）。进一步完善检查，感染方面：血清降钙素原0.03 ng/mL；尿液肺炎链球菌抗原阴性；真菌G

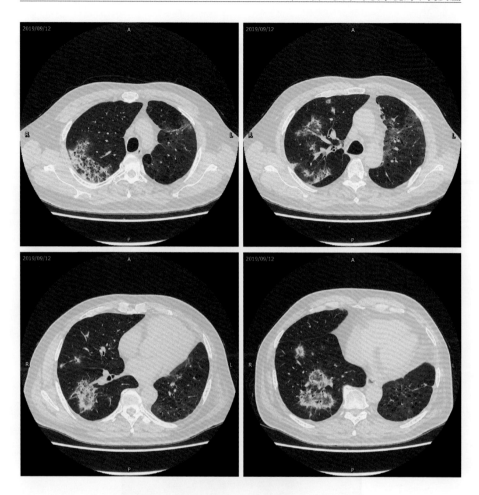

图3-6-1　胸部CT平扫+增加（2019年9月12日）

试验、GM试验、新型隐球菌抗原均正常。结核菌素皮试：阴性。结核菌干扰素释放试验：阴性。痰培养（3次）：未见致病菌生长。痰涂片（3次）：未找到抗酸杆菌。风湿免疫方面：系统性红斑狼疮抗体（ANA、dsDNA、AHA、AnuA等）均为阴性；风湿病组合2（SSA、SSB、Sm、Jo-1、Scl-70等）均为阴性。血管炎四项（ANCA）、磷脂抗体全套：均为阴性。免疫球蛋白四项（IgG、IgM、IgA、IgG4）：均正常。肿瘤方面：CEA 9.25 µg/L；CA199、CA125、神经元特异性烯醇化酶（NSE）、胃泌素释放肽前体（Pro-GRP）均正常。肺功能检查：一秒用力呼气容积（FEV1）占预计值的63%，FEV1/用力肺活量（FVC）为76%（限制性通气功能障碍）；残气量（RV）占预计值的137%（残气量增加，疑似肺气肿）；一氧化碳弥散量（DLCO）占预计值的39%（弥散功能重度下降）；呼出气一氧化氮测定为22 ppb。心脏彩超示：左右心房、左心室稍增大；主动脉瓣、二尖瓣、三尖瓣关闭不全（轻度）；左心室收缩功能正常，舒张功能减低，右心室收缩功能正常。排除操作禁忌证，在全麻下行软硬质支气管镜检查，于右上叶后段+右下叶外后基底段行支气管肺泡灌洗，于右下叶外后基底段行冷冻肺活检（图3-6-2）。灌洗液细菌/真菌培养未见致病菌生长；涂片找抗酸杆菌阴性；结核分枝杆菌快速检测（Xper）阴性；曲霉菌快速荧光染色未找到曲霉菌菌丝；曲霉菌抗原为0.3。组织病理：镜下见小灶肺泡腔内机化，符合机化性肺炎，同时见细支气管黏膜脱落，肺泡腔内可见成堆巨噬细胞，部分肺泡腔内见水肿液、红细胞渗出（图3-6-3）。

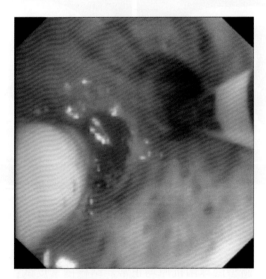

图3-6-2　软硬质支气管镜检查+右下叶外后基底段冷冻肺活检术

综合临床表现、影像学资料、病理特点，诊断为CIP，2级。遂暂停帕博利珠单抗免疫治疗，并给予全身糖皮质激素治疗[泼尼松，1 mg/（kg·d），口

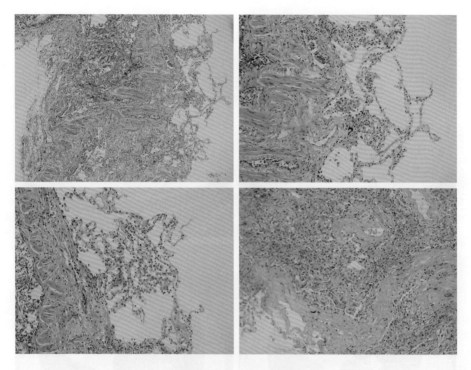

图3-6-3　冷冻肺活检组织病理（HE染色，40×）

服]，治疗2周后患者症状明显好转，复查胸部CT提示双肺间质性炎症较前明显吸收好转（图3-6-4）。

六、预后及随访

患者院外继续接受糖皮质激素（泼尼松）治疗并随访，服药4周后逐渐减量（每周减少5 mg），至0.5 mg/（kg·d）时维持4周再逐渐减量（每周减少5 mg）至停用。其间随访患者，无咳嗽、咳痰、气促等症状，胸部CT提示双肺间质性炎症进一步吸收好转（图3-6-5、图3-6-6），部分病灶完全消失，同时原发肿瘤无进展迹象。

七、亮点和不足

本病例展示了一例经支气管镜冷冻肺活检技术用于早期诊断CIP的过程。

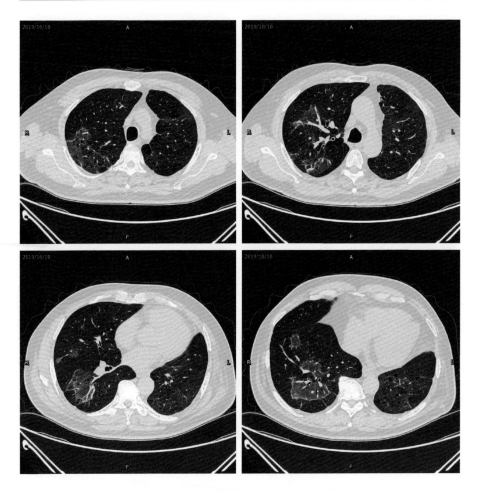

图3-6-4　胸部CT复查（2019年10月10日）

与常规支气管镜肺活检技术相比，该项技术诊断的阳性率高且安全，可获得较多组织样本进行病理学检查，以指导后续治疗。对于CIP的早期诊断及鉴别诊断来说，这是一项安全、有效的诊断措施。

八、总结与反思

免疫检查点抑制剂相关肺炎（CIP），是指接受免疫检查点抑制剂治疗

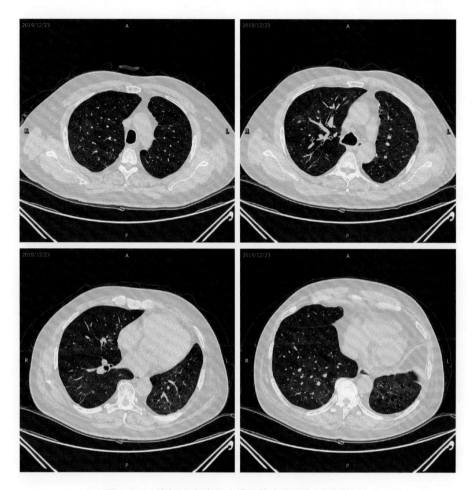

图3-6-5　胸部CT复查示病情好转（2019年12月23日）

后，患者的胸部影像学检查出现新的浸润影，需除外新的肺部感染（基于咳痰
和（或）支气管肺泡灌洗液病原学检测结果），可出现呼吸困难和（或）其他
呼吸系统症状/体征（包括咳嗽和活动后低氧血症等）[1]。一项纳入23项随机
对照研究（RCT）的荟萃分析显示，在12 876例接受免疫检查点抑制剂治疗的
患者中，CTLA-4单抗+PD-1/PD-L1单抗联合治疗相关肺炎的发生率高于单药治
疗。PD-1单抗单药治疗相关肺炎的发生率为5.17%，其中常见不良反应事件评
价标准（CTCAE）3~5级肺炎的发生率高达4.14%，其中以帕博利珠单抗引起者

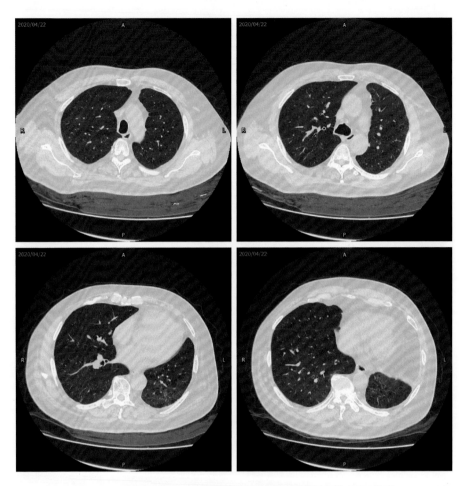

图3-6-6　胸部CT再次复查示双肺炎症好转吸收（2020年4月22日）

发生率更高。相对而言，PD-L1单抗治疗相关肺炎总体及CTCAE 3~5级肺炎的发生率均较低（分别为3.25%和2.12%），CTLA-4单抗单药治疗并不增加肺炎的发生[2]。另一项荟萃分析显示，CIP引起的死亡最为常见，占PD-1/PD-L1单抗治疗相关死亡的35%[3]。既往研究显示，使用免疫检查点抑制剂治疗后出现治疗相关肺炎的中位时间为2.8个月，但时间范围很广，在使用后9天~24个月均可能出现[4]。

　　临床上，CIP缺乏特异性的临床症状，影像学表现呈多样性且同样缺乏特异性，也缺乏特异性的血清学标志物，此外，常常难以排除肺部感染或肿瘤进展，导致诊断困难。作为呼吸系统疾病诊断及鉴别诊断一种非常重要的手段，支气管镜检查可用于明确CIP诊断并排除感染。经支气管镜取深部痰和（或）支气管肺泡灌洗液（BALF）行病原学检查有助于排除感染及指导抗菌药物治疗，同时BALF的细胞学分类有助于鉴别间质性肺疾病的类型。经支气管镜肺活检（TBLB）行组织病理学检查有助于明确CIP的诊断。然而，传统的支气管镜技术应用活检钳所获得的组织样本体积小，导致无法明确具体的组织病理学诊断[5-8]。与之相比，应用冷冻探针进行经支气管镜冷冻肺活检，可获得的样本质量和诊断率都得到明显提高（诊断阳性率从58.5%提高至86.0%~95.1%）[9-11]。虽然操作后气胸、出血等并发症的发生率较高，但严重甚至危及生命的并发症较少[12]。因此，建议在气管插管或硬质支气管镜下行经支气管镜冷冻肺活检，同时备好或预防性放置封堵球囊止血[13]。本例患者在排除操作禁忌后，于全麻下接受硬质支气管镜检查，我们根据胸部CT所示，于右上叶后段+右下叶外后基底段行支气管肺泡灌洗，于右下叶外后基底段行冷冻肺活检。操作后未出现气胸、中重度出血等并发症，病原学检查未提示致病菌感染，病理符合机化性肺炎改变，为下一步治疗提供了有力的证据，减少了不必要的抗菌药物使用。基于以上数据，我们认为，临床上若怀疑CIP且分级在2级或以上时，应尽早实施支气管镜检查（包含TBLB和BAL），且情况允许时经支气管镜冷冻肺活检，以获取可靠的诊断和鉴别诊断依据，指导后续治疗。

　　2018年，美国国立综合癌症网络（NCCN）发表《免疫治疗相关毒性的管理指南》，系统介绍和讨论了不良反应的管理流程[14]。随着我国国内免疫检查点抑制剂相继进入临床，为保障临床应用的规范化和安全性，中国临床肿瘤学会（CSCO）于2019年4月推出《免疫检查点抑制剂相关的毒性管理指南》[15]。相比于前者，后者关于肺毒性的分级因素更为复杂，综合临床表现、影像学改变以及干预措施等多种因素，分级标准更为全面。而且，后者对于肺毒性的分级管理措施有Ⅰ~Ⅲ级不同级别的推荐（表3-6-1），重点突出，具指导价值。其中，CIP的基本用药为糖皮质激素，规律、足量的激素治疗可控制70%~80%的病例的病情[1]。本例患者存在咳嗽、活动后气短症状，胸部CT提示多肺叶累及且病灶范围超过25%肺野，符合G2级别肺毒性分级标准。临床上予暂停帕博利珠单抗并给予全身糖皮质激素[泼尼松，1 mg/（kg·d），口服]，患者症状及影像学改变迅速改善。

表3-6-1 《CSCO免疫检查点抑制剂相关的毒性管理指南》中关于肺毒性的分级及管理标准

分级	描述	Ⅰ级推荐	Ⅱ级推荐	Ⅲ级推荐
G1	无症状；局限于单个肺叶或<25%的肺实质	基线检查：胸部CT、血氧饱和度、血常规、肝功能和肾功能、电解质、血沉、肺功能；考虑在3~4周后复查胸部CT及肺功能；如影像学检查提示好转，密切随访并恢复治疗；如影像学检查提示病情进展，升级治疗方案，暂停ICIs治疗；如影像学检查提示无改变，考虑继续治疗并密切随访直至出现新的症状	酌情痰检排除病原体感染；每2~3天进行自我症状监测，复查血氧饱和度；每周复诊，跟踪症状变化、胸部体检、重复血氧饱和度及胸部CT	
G2	出现新的症状或症状恶化，包括：呼吸短促、咳嗽、胸痛、发热和缺氧；涉及多个肺叶且达到25%~50%的肺实质，影响日常生活，需要使用药物干预治疗	行胸部高分辨率CT，血常规、肝功能和肾功能、电解质、肺功能；暂停ICIs治疗，直至降至≤G1；静滴甲泼尼龙，1~2 mg/（kg·d），治疗48~72 h后，若症状改善，激素在4~6周内按照每周5~10 mg逐步减量；若症状无改善，按G3~G4反应治疗；如不能完全排除感染，需考虑加用经验性抗感染治疗；3~4周后复查胸部CT；临床症状和影像学缓解至≤G1，ICIs可在评估后使用	行鼻拭子、痰培养及药敏试验、血培养及药敏试验、尿培养及药敏试验等检查排除病原体感染；每3天监测一次：病史和体格检查、血氧饱和度（静止和活动状态下）。每周复查胸部CT、血液检查、肺功能	酌情行支气管镜或支气管镜肺泡灌洗，不典型病变部位考虑活检
G3	严重的新发症状，累及所有肺叶或>50%肺实质，个人自理能力受限，需吸氧，需住院治疗	行胸部高分辨率CT，血常规、肝功能和肾功能、电解质、肺功能；永久停用ICIs治疗，住院治疗；如果尚未完全排除感染，需经验性抗感染治疗；必要时请呼吸科或感染科会诊；静脉滴注甲泼尼龙，2 mg/（kg·d），酌情行肺通气治疗；激素治疗48 h后，若临床症状改善，继续治疗至症状改善至≤G1，然后在4~6周内逐步减量；若无明显改善，可考虑接受英夫利昔单抗（5 mg/kg）静脉滴注，或霉酚酸酯，1g/次、2次/日，或静脉注射免疫球蛋白	行鼻拭子、痰培养及药敏试验、血培养及药敏试验、尿培养及药敏试验等检查排除病原体感染	酌情行支气管镜或支气管镜肺泡灌洗，不典型病变部位考虑活检
G4	危及生命的呼吸困难、急性呼吸窘迫综合征（ARDS），需要插管等紧急干预措施			

参考文献

[1] Suresh K, Naidoo J, Lin CT, et al. Immune Checkpoint Immunotherapy for Non-Small Cell Lung Cancer: Benefits and Pulmonary Toxicities[J]. Chest, 2018, 154(6): 1416-1423.

[2] Su Q, Zhu EC, Wu JB, et al. Risk of Pneumonitis and Pneumonia Associated With Immune Checkpoint Inhibitors for Solid Tumors: A Systematic Review and Meta-Analysis[J]. Front Immunol, 2019, 10: 108.

[3] Wang DY, Salem JE, Cohen JV, et al. Fatal Toxic Effects Associated With Immune Checkpoint Inhibitors: A Systematic Review and Meta-analysis[J]. JAMA Oncol, 2018, 4(12): 1721-1728.

[4] Nishino M, Ramaiya NH, Awad MM, et al. PD-1 Inhibitor-Related Pneumonitis in Advanced Cancer Patients: Radiographic Patterns and Clinical Course[J]. Clin Cancer Res, 2016, 22(24): 6051-6060.

[5] American Thoracic Society; European Respiratory Society. American Thoracic Society/ European Respiratory Society International Multidisciplinary Consensus Classification of the Idiopathic Interstitial Pneumonias. This joint statement of the American Thoracic Society (ATS), and the European Respiratory Society (ERS) was adopted by the ATS board of directors, June 2001 and by the ERS Executive Committee, June 2001[J]. Am J Respir Crit Care Med, 2002, 165(2): 277-304.

[6] Travis WD, Costabel U, Hansell DM, et al. An official American Thoracic Society/European Respiratory Society statement: Update of the international multidisciplinary classification of the idiopathic interstitial pneumonias[J]. Am J Respir Crit Care Med, 2013, 188(6): 733-748.

[7] Raghu G, Collard HR, Egan JJ, et al. An official ATS/ERS/JRS/ALAT statement: idiopathic pulmonary fibrosis: evidence-based guidelines for diagnosis and management[J]. Am J Respir Crit Care Med, 2011, 183(6): 788-824.

[8] Xaubet A, Ancochea J, Bollo E, et al. Guidelines for the diagnosis and treatment of idiopathic pulmonary fibrosis. Sociedad Española de Neumología y Cirugía Torácica (SEPAR) Research Group on Diffuse Pulmonary Diseases[J]. Arch Bronconeumol, 2013, 49(8): 343-353.

[9] Pajares V, Puzo C, Castillo D, et al. Diagnostic yield of transbronchial cryobiopsy in interstitial lung disease: a randomized trial[J]. Respirology, 2014, 19(6): 900-906.

[10] Babiak A, Hetzel J, Krishna G, et al. Transbronchial cryobiopsy: a new tool for lung biopsies[J]. Respiration, 2009, 78(2): 203-208.

[11] Bango-Álvarez A, Ariza-Prota M, Torres-Rivas H, et al. Transbronchial cryobiopsy in interstitial lung disease: experience in 106 cases - how to do it[J]. ERJ Open Res, 2017, 3(1): 00148-2016.

[12] Ravaglia C, Wells AU, Tomassetti S, et al. Diagnostic yield and risk/benefit analysis of trans-bronchial lung cryobiopsy in diffuse parenchymal lung diseases: a large cohort of 699 patients[J]. BMC Pulm Med, 2019, 19(1): 16.

[13] Hetzel J, Maldonado F, Ravaglia C, et al. Transbronchial Cryobiopsies for the Diagnosis of Diffuse Parenchymal Lung Diseases: Expert Statement from the Cryobiopsy Working Group

on Safety and Utility and a Call for Standardization of the Procedure[J]. Respiration, 2018, 95(3): 188-200.

[14] Thompson JA, Schneider BJ, Brahmer J, et al. Management of Immunotherapy Related Toxicities, Version 1.2019[J]. NCCN Guidelines, 2019, 17(3): 255-289.

[15] 中国临床肿瘤学会指南工作委员会. 中国临床肿瘤学会(CSCO)免疫检查点抑制剂相关的毒性管理指南2019[M]. 北京: 人民卫生出版社, 2019.

（匡煜坤，中山大学附属第一医院）

点评：经支气管冷冻肺活检——诊断免疫检查点抑制剂相关肺炎的新武器

被点评病例

病例6　经支气管冷冻肺活检助力免疫检查点抑制剂相关肺炎诊断

点评内容

该患者为67岁男性，最初诊断为驱动基因阴性Ⅳ期肺腺癌（PD-L1表达60%），一线培美曲塞+顺铂方案治疗4个周期后进展，二线帕博利珠单抗免疫单药及联合化疗、抗血管生成治疗共16个周期。其间患者出现新发呼吸道症状，胸部CT提示间质性肺炎改变，患者在全麻下接受软硬镜联合下右肺下叶冷冻肺活检以及支气管肺泡灌洗，过程顺利。综合临床表现、影像学资料、病理特点，该患者被诊断为免疫检查点抑制剂相关肺炎，按《CSCO免疫检查点抑制剂相关的毒性管理指南》关于肺毒性的分级及管理标准，分级为2级，予暂停帕博利珠单抗并给予足量糖皮质激素治疗后病情明显好转。

本病例强调了3点注意事项。第一点，少有研究报道经支气管镜冷冻肺活检技术用于诊断免疫检查点抑制剂相关肺炎的有效性及安全性。该技术与传统的经支气管镜肺活检技术相比，其诊断阳性率高且安全。第二点，一项回顾性研究表明，机化性肺炎是最常见的影像学表现，其次是非特异性间质性肺炎、急性间质性肺炎、过敏性肺炎等。本病例因获得较多的组织样本得以全面剖析病理特点，同时获得支气管肺泡灌洗液行病原学检测，为诊断及鉴别诊断提供了重要的依据。第三点，根据指南采取分级治疗措施是可取的，对于2级的CIP，及时停用免疫检查点抑制剂并给予全身糖皮质激素治疗是必须且安全的。

点评专家

唐可京，中山大学附属第一医院。

病例7 两例PD-1抑制剂治疗Ⅲ期非小细胞肺癌导致肺炎的病例分享

例1：局部晚期左上肺腺癌1例

一、摘要

该病例为一例64岁男性患者，诊断为左上肺腺癌（cT2N3M0，ⅢB期），KRAS p.G12C第2外显子突变，PD-L1（28-8）100%，PS评分为0分。给予患者"培美曲塞+顺铂"化疗2个周期并行同步放疗[左肺上叶肿瘤病灶、淋巴结转移灶及纵隔淋巴引流区设野，螺旋断层放疗（TOMO）：大体肿瘤体积（GTV）为6 000 cGy/20 F，转移淋巴结GTV（GTVnd）1为6 000 cGy/20 F，GTVnd2为4 800 cGy/20 F，临床靶体积（CTV）为4 000 cGy/20 F]，后予以免疫检查点抑制剂（ICIs）治疗6个周期，出现2级间质性肺炎不良事件，在经过仔细对比放射野与肺炎关系后，临床考虑放射性肺炎可能性大，予以激素及对症治疗后患者肺炎情况明显好转。

二、病史

患者，男性，64岁，私营企业主。患者因发现锁骨上淋巴结肿大1个月就诊。有长期吸烟史，吸烟40年，每天1包半，确诊为左上肺腺癌以后戒烟，家族史无特殊。ECOG/PS评分为0分。

三、临床诊断

2018年10月31日，患者至外院行全身PET-CT示：左上肺团块伴FDG代谢增高，考虑周围型肺癌，伴灶周炎症；纵隔及左肺门多发淋巴结肿大，FDG代谢增高，考虑转移，右颈部淋巴结FDG代谢增高，考虑转移；双侧上颌窦炎症；心包少量积液，右肾囊肿；腰椎退行性变（外院图像未获得）。后至我院行颈部淋巴结活检，病理提示腺癌。KRAS p.G12C第2外显子突变，PD-L1（28-8）100%。完善胸部CT（图3-7-1）及脑MRI检查明确临床分期为"cT2N3M0，ⅢB期"。

经CT影像学检查，患者被诊断为左上肺腺癌（cT2N3M0，ⅢB期），KRAS p.G12C第2外显子突变，PD-L1（28-8）100%，PS评分为0分。

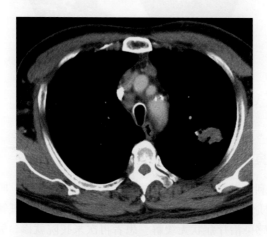

图3-7-1 胸部CT示肺部原发病灶及纵隔淋巴结
（2018年11月16日）

四、临床治疗

患者于2018年11月诊断明确，完善血常规、尿常规、大便常规、肝功能、肾功能、心功能、风湿免疫指标、内分泌功能、激素等检查，均无特殊，排除放化疗及免疫治疗禁忌证后于2018年11月30日及12月22日予以培美曲塞+顺铂方案一线治疗2次。2019年1月10日，诊疗团队予以同步放疗（左肺上叶肿瘤病灶、淋巴转移灶及纵隔淋巴引流区设野，TOMO：GTV：6 000 cGy/20 F，GTVnd1：6 000 cGy/20 F，GTVnd，2：4 800 cGy/20 F，CTV：4 000 cGy/20 F）。2019年1月30日，对患者进行疗效评估为部分缓解（PR），根据PACIFIC研究结果决定予以免疫检查点抑制剂进行维持治疗，因PD-L1

抑制剂不可及，决定对患者予以纳武利尤单抗240 mg、q2w维持治疗。应用3个周期治疗后，患者接受常规肿瘤评估时发现左肺轻度间质性肺炎改变（图3-7-2），无气促、缺氧等症状，CTCAE 1级。告知患者密切随访，且予以乙酰半胱氨酸口服，其间再次予以3个周期纳武利尤单抗治疗。

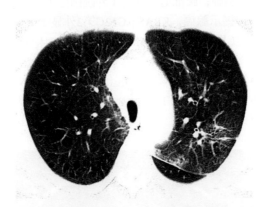

图3-7-2　患者胸部CT示左肺少许炎症（2019年3月18日）

五、疗效及不良反应

第6次纳武利尤单抗治疗后2天，患者出现发热、咳嗽、咳痰、气促，胸部CT示两肺间质性改变，在当地医院先后予头孢曲松+左氧氟沙星、哌拉西林/他唑巴坦抗感染治疗症状无缓解。患者再次来我院就诊，完善检查示：体温38.5 ℃；动脉血气：pH 7.45，PaO_2 65 mmHg，$PaCO_2$ 37 mmHg，SPO_2 93%。血常规、肝功能和肾功能、电解质正常，C反应蛋白：53.7 mg/L，降钙素原正常；痰细菌培养（-），痰真菌培养（-）、痰涂片抗酸染色（-），呼吸道九联检测（-），呼吸道病毒相关检查（-），特殊病原体检查均无特殊；胸部CT示左肺上叶恶性肿瘤伴纵隔淋巴肿大，两肺上叶散在斑片及实变影，可见空气支气管征，两肺肺炎（图3-7-3）。

根据患者症状体征及影像学检查情况，即有发热、咳嗽伴气急症状，影像学检查提示两肺炎症，结合实验室检查排除活动性肺部感染，考虑间质性肺炎。但因患者肺部放疗结束3个月，为放射性肺炎高发期；且应用免疫检查点抑制剂共计6个周期，亦不能排除免疫性肺炎可能性，所以需要鉴别放射性肺炎及免疫相关性肺炎。调取放疗科放射野规划发现，患者新发肺炎部位和范

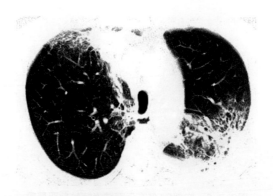

图3-7-3　患者胸部CT示两肺炎症（2019年4月29日）

围与放疗野相关性大，临床考虑为放射性肺炎可能。从不良反应分级来说，患者有静息状态下缺氧，有两肺炎症表现，CTCAE分级为2级。停用PD-1免疫检查点抑制剂，立刻予以甲泼尼龙0.5 mg/（kg·d）、每天两次，合并止咳、平喘等对症处理。3天后患者症状明显好转，调整为甲泼尼龙0.5 mg/kg、qd，2周后减量为0.25 mg/kg、每天一次，连续4周，再复查胸部CT示两肺炎症较前吸收（图3-7-4），复测血气分析示氧分压正常，激素逐渐减量，每周减4 mg，4周减量结束。5周后复查胸部CT两肺炎症较前明显吸收（图3-7-5）。患者激素用量示意图见图3-7-6，其实验室检查指标见表3-7-1。后患者胸部影像学检查评估肿瘤接近完全缓解（CR），未再继续使用PD-1免疫检查点抑制剂。截至2020年5月，患者肺部肿瘤仍然控制良好，影像学表现为CR。诊疗流程图见图3-7-7。

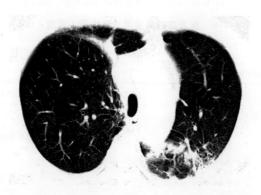

图3-7-4　胸部CT示两肺炎症较前吸收（2019年6月10日）

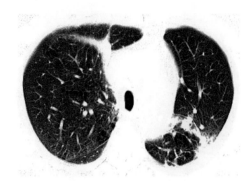

图3-7-5　胸部CT复查示两肺炎症较前明显吸收（2019年7月15日）

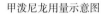

甲泼尼龙用量示意图

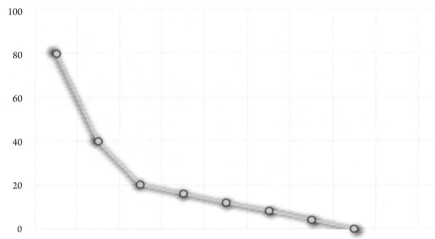

图3-7-6　患者激素用量递减示意图（单位：mg）

表3-7-1　患者实验室检查指标趋势图

	WBC	CRP	SPO₂（不吸氧）
3月18日	4.47	1.4	95%
4月26日	6.08	53.7	93%（PO_2：65 mmHg）
5月5日	8.17	3.0	97%
6月10日	9.44	6.5	95%
7月15日	5.05	1.8	95%

注：WBC 白细胞；CRP C反应蛋白；SPO_2 血氧饱和度。

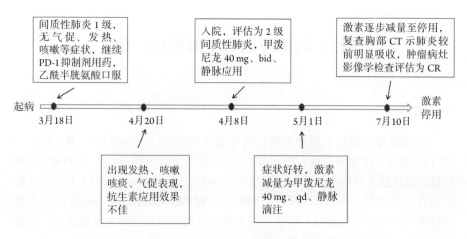

图3-7-7　本例病例诊疗流程（2019年）

六、预后与随访

患者胸部影像学检查评估疗效接近CR，未再继续使用PD-1免疫检查点抑制剂。截至2020年5月，患者肺部肿瘤仍然控制良好，影像学表现为CR。

七、亮点与不足

本病例亮点包括：结合患者病史和临床表现，根据影像学特征来帮助鉴别免疫相关性肺炎与放射性肺炎，保留了患者以后再次应用免疫检查点抑制剂的可能性。

不足之处有以下两点：

其一，该患者第一次发现轻度间质性肺炎后应加强对生命体征的监测（患者平时身体素质好，轻度缺氧表现未能及时发现），及时完善影像学检查。

其二，未能对患者进行充分的宣教，以至于患者在出现发热、咳嗽、咳痰症状后，仅在当地医院进行了1周普通社区获得性肺炎的治疗，延误了最佳治疗时期。

例2：局部晚期右上肺鳞癌一例

一、摘要

该病例为一例53岁男性患者，诊断右上肺鳞癌（cT2N2M0，ⅢA期），PD-L1（28-8）评分为阴性，PS评分为0分。给予"紫杉醇+顺铂"化疗4个周期并行同步放疗（对肺部病灶及淋巴结行TOMO放疗：DT 60 Gy/25 F）后予以免疫检查点抑制剂（ICIs）治疗12个周期，出现3级间质性肺炎不良事件，在经过仔细对比放射野与肺炎关系后，临床考虑为免疫相关性肺炎可能性大，激素对症治疗后患者肺炎情况明显好转。

二、病史

患者，男性，53岁，个体户。患者因咳嗽伴痰血2个月余就诊。无心血管病史及自身免疫疾病病史，吸烟40年，每天2~3包，确诊为右上肺鳞癌以后戒烟，家族史无特殊。ECOG/PS评分为0分。

三、临床诊断

2018年5月29日，PET-CT示：右肺上叶中央型恶性肿瘤伴阻塞性肺不张、炎症，右肺门及纵隔淋巴结转移；左肺下叶炎性小结节，两肺慢性炎症及陈旧灶（图3-7-8）。2018年6月18日，患者在我院接受气管镜活检病理示肺右上

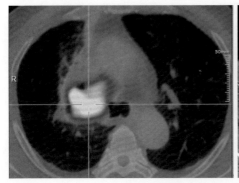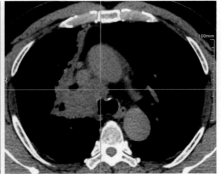

图3-7-8　全身PET-CT检查结果（2018年5月29日）

叶开口处鳞状上皮异型增生，癌变，伴大片坏死，为鳞状细胞癌，临床分期为"cT2N2M0，ⅢA期"。

四、临床治疗

患者病理免疫组化示PD-L1（28-8）阴性。入院完善血常规、尿常规、大便常规、肝功能、肾功能、心功能、风湿免疫指标、内分泌功能、激素等指标均无特殊，排除放化疗及免疫治疗禁忌证后，于2018年6月6日、6月30日、7月21日、10月1日，诊疗团队一线予以紫杉醇+顺铂方案治疗4个周期，并于2018年7月31日至2018年9月6日予以同步放疗（肺部病灶及淋巴结行TOMO放疗：DT 60 Gy/25 F）。2018年10月23日，患者进行疗效评估为部分缓解（PR），根据PACIFIC研究结果决定予以免疫检查点抑制剂进行维持治疗，因PD-L1抑制剂不可及，决定予以患者帕博利珠单抗200 mg、每3周1次维持治疗。

五、疗效及不良反应

应用免疫治疗12个周期后，对患者拟行第13次用药前，患者出现咳嗽、气促不适。完善胸部CT检查示右肺上叶恶性肿瘤伴阻塞性炎症，右肺门及纵隔肿大淋巴结较前片（2019年4月17日）缩小；两肺炎性改变，较前进展（图3-7-9）。血常规、肝功能和肾功能、电解质正常，痰细菌培养（-），特殊病原体感染相关检查均无特殊。结合患者症状、体征及影像学检查情况，即有低热、咳嗽伴气促症状，影像学检查提示两肺炎症，实验室检查排除活动性普通肺部感染，考虑为免疫相关性肺炎可能性，根据CSCO免疫相关不良反应分级为3级。

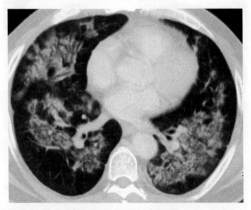

图3-7-9　胸部CT示两肺炎症改变（2019年7月11日）

　　对患者立即停用PD-1免疫检查点抑制剂，予以甲泼尼龙80 mg[1 mg/（kg·d）]静脉注射连续使用5天，患者症状明显缓解，减量为40 mg每天1次，静脉注射连续使用5天，复查胸部CT示两肺炎症渗出较前密度减低（图3-7-10）。遂调整为口服醋酸泼尼松片40 mg每天1次，连续3周，后续减量至35 mg。4周后随访胸部CT示两肺炎症好转（图3-7-11），后每隔2周减量10 mg，减至5 mg、qd，2周后完全停用激素。2个月后复查胸部CT示两肺炎症明显好转（图3-7-12）。患者激素用量图见图3-7-13，诊疗流程图见图3-7-14。

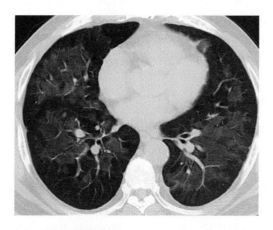

图3-7-10　复查胸部CT示两肺炎症改变较前吸收
（2019年7月19日）

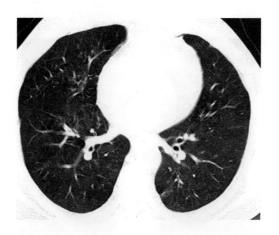

图3-7-11　胸部CT示两肺炎症较前明显吸收
（2019年8月20日）

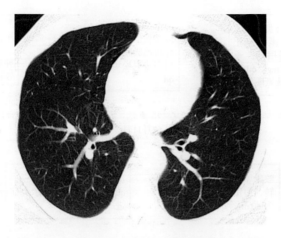

图3-7-12 胸部CT示两肺炎症基本吸收（2019年10月21日）

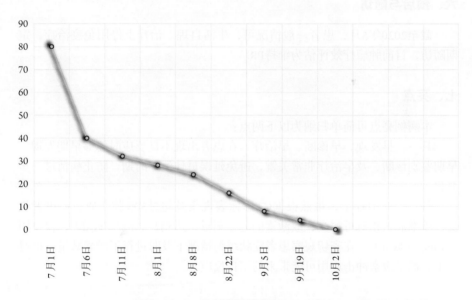

图3-7-13 激素用量递减图（2019年）

截至2020年5月，随访影像学检查，患者的疗效评估为维持PR，未再继续使用PD-1免疫检查点抑制剂。

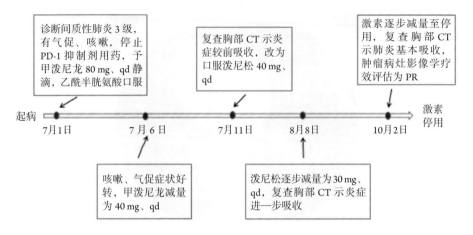

图3-7-14　本例免疫相关性肺炎诊疗流程图（2019年）

六、预后与随访

截至2020年5月，患者一般情况可，生活自理。治疗上停用免疫治疗，定期随访，目前肿瘤疗效评估为维持PR。

七、亮点

本病例亮点可简单归纳为以下两点：

其一，早发现、早诊断、早治疗。在患者出现不良反应时能够早期发现、早期鉴别诊断、及早治疗非常关键，避免延误最佳治疗时期，防止病情进一步恶化。

其二，在治疗上，虽然根据CT影像表现累及超过50%肺实质，但患者气促、咳嗽症状相对可耐受，故激素的起始剂量未达到2~4 mg/（kg·d），仅使用了1 mg/（kg·d）。在密切观察患者症状缓解情况下及时进行了激素减量，也避免了大剂量激素冲击应用可能带来的不良反应。

八、总结与反思

这2个病例的对比详情可见表3-7-2。

表3-7-2 两例病例临床特征比较

	病例1	病例2
年龄	64岁	53岁
性别	男	男
个人史	吸烟40年，每天1包半，确诊后戒烟	吸烟40年，每天2~3包，确诊后戒烟
既往史	无特殊	无特殊
主诉	发现颈部淋巴结肿大2个月	咳嗽伴痰血2个月余
病理类型	腺癌	鳞癌
TNM分期	cT2N3M0，ⅢB期	cT2N2M0，ⅢA期
PD-L1表达	100%（28-8）	阴性（28-8）
基因状态	EGFR（−），ALK（−），ROS-1（−），KRAS（+）	鳞癌未测
化疗方案	一线：培美曲塞+卡铂	一线：紫杉醇+卡铂
是否放疗	胸部放疗	胸部放疗
PD-1/PD-L1抑制剂	PD-1抑制剂（纳武利尤单抗）	PD-1抑制剂（帕博利珠单抗）
联合化疗/单用	单药	单药
疗效评价	CR	PR
出现irAEs时间	46天（3个周期后，放疗结束后2.5个月）	246天（12个周期后）
诊断irAEs时间	1周余	1天
临床表现	咳嗽、咳痰、气促、发热	咳嗽、气促
实验室检查（主要指标）	体温38.5℃ 血气分析：pH 7.45，PaO_2 65 mmHg，$PaCO_2$ 37 mmHg，SPO_2 93%	体温37.3℃ 血气分析：pH 7.38，$PaCO_2$ 45 mmHg，PaO_2 65 mmHg，SPO_2 92%
类固醇治疗（起始）	1 mg/kg	1 mg/kg
其他治疗	乙酰半胱氨酸口服、补钙、护胃	乙酰半胱氨酸口服、补钙、护胃
胸部CT	左肺少许肺炎改变发展到两肺间质性改变	右肺上叶恶性肿瘤伴阻塞性炎症，右肺门及纵隔肿大淋巴结较前片缩小；两肺炎性改变，较前进展
肺部活检	未做	未做
结局	肺部炎症吸收明显	肺部炎症基本吸收
随访预后	随访中，肿瘤疗效维持CR，无肺炎再发及相关症状	随访中，肿瘤疗效维持PR，无肺炎再发及相关症状

（丁宁，复旦大学附属中山医院）

点评：应付CIP，应具体问题具体分析

被点评病例

病例7 两例PD-1抑制剂治疗Ⅲ期非小细胞肺癌导致肺炎的病例分享

点评内容

随着免疫检查点抑制剂在肺癌中的广泛应用，irAEs逐渐引起人们的关注。多项大型临床试验报道irAEs的发生率为60%~80%，irAEs的等级多为轻中度，3/4级治疗相关毒性发生率为15%~20%[1-4]。而在肺癌患者中，免疫检查点抑制剂相关肺炎（CIP）尤其需要获得关注。CIP在免疫检查点抑制剂单药治疗后的发生率<5%（A级证据）[3,5]。与免疫单药治疗相比，免疫联合治疗会增加CIP的发生风险[6-7]，包括双免疫联合[7-8]、免疫联合靶向药物[9]、免疫联合化疗[10]、免疫联合放疗等等。在肿瘤多学科综合治疗的今天，我们不仅仅要认识irAEs，而且要充分鉴别患者出现的不良反应究竟是由ICIs引起还是其他治疗引起，这不仅帮助我们及时处理患者不良反应，而且为患者日后的肿瘤治疗选择也能提供更好的帮助。

对于应用ICIs后出现肺部阴影增大、增多的患者，首先我们需要结合用药史进行排他性诊断：①与肿瘤本身因素相关，例如是肿瘤进展肺内转移还是阻塞性肺炎或癌性淋巴管炎可能；②与肿瘤治疗因素相关，例如免疫药物、靶向药物或放疗引起的肺间质改变；③其他非肿瘤相关的原因，如特殊病原体感染、肺栓塞、心源性肺水肿，还有患者本身存在全身系统性基础疾病进展肺累及，或肺部基础疾病进展（如肺间质纤维化加重）等。确认CIP的诊断，需要对患者进行仔细、全面的用药前基线评估，详细的病史问询，并且需要对可能引起肺炎的原因进行仔细排查，对可及的标本进行病原体检测、血栓指标的监测、心脏功能排查、影像学检查的随访以及气管镜肺泡冲洗液和组织活检病理及微生物学检查等。对于CIP我们需要快速、准确的鉴别诊断，然后迅速地对患者作出分级评估，对呼吸生理功能和血流动力学状态作出客观、全面的评估，根据患者的病情尽快启动最佳治疗，并密切随访相关实验室和影像检查，同时也需要开展其他irAEs的排查。

对于CIP的治疗目前方案比较统一，首先根据患者症状进行分级，1级患者可以根据情况考虑继续或暂停ICIs，暂时不需要激素治疗并密切随访；若虽然是1级但影像学表现有持续进展，则需暂停ICIs。对2级及以上的患者需要及时停用ICIs，根据患者危重情况加用激素治疗，同时加用氧疗、止咳平喘等对

症治疗，对可能存在免疫低下的患者进行感染评估，必要时加用抗生素治疗，并积极密切随访。对3级及以上的患者则停用ICIs，激素治疗时合理联合机械通气进行气道管理，纠正氧合情况，必要时加用免疫球蛋白和其他免疫抑制药物。

点评专家

胡洁，复旦大学附属中山医院。

参考文献

[1] Brahmer J, Reckamp KL, Reckamp KL, et al. Nivolumab versus Docetaxel in Advanced Squamous-Cell Non-Small-Cell Lung Cancer[J]. N Engl J Med, 2015, 373(2): 123-135.

[2] Motzer RJ, Escudier B, McDermott DF, et al. Nivolumab versus Everolimus in Advanced Renal-Cell Carcinoma[J]. N Engl J Med, 2015, 373(19): 1803-1813.

[3] Rizvi NA, Mazières J, Planchard D, et al. Activity and safety of nivolumab, an anti-PD-1 immune checkpoint inhibitor, for patients with advanced, refractory squamous non-small-cell lung cancer (CheckMate 063): a phase 2, single-arm trial[J]. Lancet Oncol, 2015, 16(3): 257-265.

[4] Fehrenbacher L, Spira A, Ballinger M, et al. Atezolizumab versus docetaxel for patients with previously treated non-small-cell lung cancer (POPLAR): a multicentre, open-label, phase 2 randomised controlled trial[J]. Lancet, 2016, 387(10030): 1837-1846.

[5] Robert C, Long GV, Brady B, et al. Nivolumab in previously untreated melanoma without BRAF mutation[J]. N Engl J Med, 2015, 372(4): 320-330.

[6] Su Q, Zhu EC, Wu JB, et al. Risk of Pneumonitis and Pneumonia Associated With Immune Checkpoint Inhibitors for Solid Tumors: A Systematic Review and Meta-Analysis[J]. Front Immunol, 2019, 10: 108.

[7] Wu J, Hong D, Zhang X, et al. PD-1 inhibitors increase the incidence and risk of pneumonitis in cancer patients in a dose-independent manner: a meta-analysis[J]. Sci Rep, 2017, 7: 44173.

[8] Naidoo J, Wang X, Woo KM, et al. Pneumonitis in Patients Treated With Anti-Programmed Death-1/Programmed Death Ligand 1 Therapy[J]. J Clin Oncol, 2017, 35(7): 709-717.

[9] Ahn MJ, Yang J, Yu H, et al. 136O: Osimertinib combined with durvalumab in EGFR-mutant non-small cell lung cancer: results from the TATTON phase Ib trial[J]. J Thorac Oncol, 2016, 11: S115.

[10] Huang Y, Fan H, Li N, et al. Risk of immune-related pneumonitis for PD1/PD-L1 inhibitors: Systematic review and network meta-analysis[J]. Cancer Med, 2019, 8(5): 2664-2674.

第四篇　关于消化系统的不良反应

病例1　一例免疫相关性皮疹病例的诊疗分享

一、摘要

该病例为一例70岁肺鳞癌男性患者，于我院行全麻下支气管镜肿瘤切除术，术后病理检查提示驱动基因阴性，给予"吉西他滨+奈达铂+纳武利尤单抗"方案联合治疗。治疗后即出现小肠多发性溃疡伴出血和骨髓抑制，对症处理好转后出院。2个月后复查CT提示病情好转，考虑既往有小肠多发性溃疡伴出血，予以药物减量治疗后，再次出现骨髓抑制，给予升白细胞、升血小板治疗后好转。治疗4个月后，患者出现严重皮疹和黑便，考虑免疫相关性皮疹和肠炎，给予激素治疗和抑酸护胃、生长抑素止血治疗后好转出院，使患者安全接受免疫治疗并取得长期益处。

二、病史

患者，男性，70岁，因"咳嗽，痰中带血"就诊。2019年4月18日，患者在外院受支气管镜检查，见右肺支气管开口新生物阻塞90%开口，右肺下叶开口处气管壁内侧见隆起，表面粗糙，活检提示肺鳞状细胞癌。为考虑进一步检查治疗，患者2019年4月30日转至我院检查。患者10年前曾出现黑便，行腹部手术和输血治疗，具体不详。1年前也曾出现黑便，口服云南白药后好转。患者有高血压病病史30余年，平素规律服用"硝苯地平缓释片20 mg、qd"控制，平素监测血压120~140/50~70 mmHg。糖尿病病史30余年，规律服药治疗，具体降糖药物方案：阿卡波糖50 mg、tid，瑞格列奈0.5 mg、tid，平素空腹血糖6~8 mmol/L，餐后血糖约10~12 mmol/L。无心血管疾病史和自身免疫性疾病史，家族史无特殊，ECOG/PS评分为1分。

患者有吸烟史40年，每日1.5包。

体格检查：体温36.8 ℃，呼吸22次/分，脉搏98次/分，血压95/41 mmHg，神志清楚，精神可，巩膜无黄染，颈部及锁骨上浅表淋巴结未及肿大，颈软，气管居中，无颈静脉怒张，双下肺呼吸音对称清音，两肺未闻及干湿性啰音，心音可，心律齐，未闻及病理性杂音，腹软，无压痛及反跳痛，肝脾肋下未及，双下肢无水肿，四肢肌力可，肌张力无增减。

三、临床诊断

患者入院时查肺肿瘤六项示：癌胚抗原2.35 ng/mL，甲胎蛋白1.44 ng/mL，总前列腺特异性抗原4.84 ng/mL，游离前列腺特异性抗原1.85 ng/mL，糖类抗原（CA）199 13.02 U/mL，CA125 6.31 U/mL，CA724 3.86 U/mL，鳞状细胞癌相关抗原1.2 ng/mL。

2019年5月14日，对患者行全麻下支气管镜肿瘤切除术，术后气管镜（右支气管）活检示鳞状细胞癌，伴坏死。外院气管镜活检病理送检结果：ALK、BRAF、EGFR、ERBB2、KRAS、MET、RET、ROS1及PD-L1检测均为阴性。

四、临床治疗

2019年5月17日，主治团队予以吉西他滨1.4 g+奈达铂100 mg+纳武利尤单抗140 mg治疗。当天下午，患者出现黑便，血红蛋白计数降低，胶囊内镜提示小肠多发性溃疡伴出血，予以禁食、补液、抑酸、抑制肠液分泌、输注红细胞悬液、输注血浆治疗，患者血红蛋白计数逐渐稳定。同时患者出现骨髓抑制，给予升白细胞、升血小板对症治疗后好转。

7月18日，医生根据气管镜和胸部CT（图4-1-1）检查结果评估患者病情较前好转，同时考虑到患者既往有小肠多发性溃疡，与家属协商后予以药物减量。7月24日，对患者予纳武利尤单抗100 mg静脉滴注；7月25日，予吉西他滨1.0 g治疗1天，后患者出现骨髓抑制，遂予重组人粒细胞刺激因子升白细胞、升血小板治疗后好转。8月1日，患者出现发热，体温最高达39 ℃，予以哌拉西林舒巴坦钠抗炎。同时予以控制血压、血糖及护胃等对症治疗后患者病情好转。

9月9日，患者住院评估病情稳定，有肝功能不全，予保肝治疗后好转。

9月17日，主治团队予以纳武利尤单抗100 mg静脉滴注；9月18日，予以吉西他滨1.0 g一天；9月20日，患者开始出现发热伴口腔黏膜受损，四肢皮疹伴疼痛，予哌拉西林他唑巴坦4.5 g、每天3次抗感染治疗（9月20日—9月27日）；9月23日，患者口唇及四肢皮疹较前加重，考虑为免疫相关性皮疹，予以甲泼尼龙针40 mg每天1次（9月25日—9月30日）、30 mg每天1次（10月1日—10月5日）、20 mg每天1次（10月6日—10月10日），甲泼尼龙片12 mg每天1次（10月11日—10月14日）治疗。

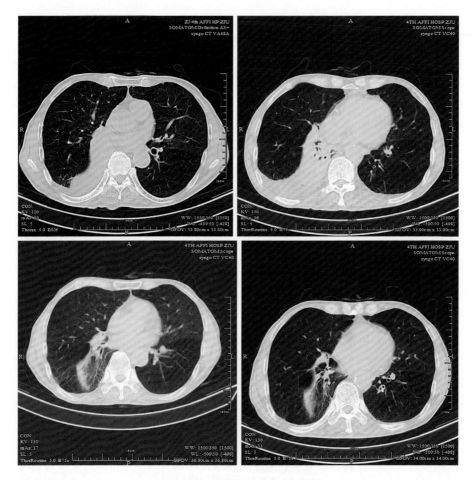

图4-1-1   患者胸部CT影像学资料

9月25日，患者出现黑便伴血红蛋白计数下降，当时考虑免疫相关性肠炎，予抑酸护胃、生长抑素止血治疗后好转。10月11日，患者自诉咳嗽带有黄色痰液，行痰涂片提示大量阴性杆菌、中量阳性球菌，予以头孢唑肟针1.5 g每8小时1次抗感染治疗，同时辅以化痰治疗后病情好转。后患者消化道出血及皮疹明显好转后出院。

（孙丽、王凯，浙江大学医学院附属第四医院）

点评：在早期识别免疫相关性不良反应的同时应注意排查其他基础疾病的再发

被点评病例

病例1　一例免疫相关性皮疹病例的诊疗分享

点评内容

患者为70岁男性，支气管镜活检确诊为肺鳞状细胞癌，且驱动基因表达阴性；既往有数次黑便史，曾行腹部手术和输血治疗。给予患者化疗联合免疫疗法，首次治疗即出现小肠多发性溃疡伴出血、骨髓抑制，予以对症处理好转后出院。联合治疗4个月后，患者出现发热、口腔黏膜受损，四肢皮疹伴疼痛，单纯抗生素抗感染治疗后效果不佳，并出现黑便伴血红蛋白下降，考虑为免疫相关性皮疹和肠炎，予以激素治疗（每5天调整一次剂量）后患者症状缓解、病情好转。密切观察病情，注意排除其他基础疾病的再发，早期识别免疫相关性不良反应并及时处理，这是该病例诊治的关键。

本患者既往有肠道疾病和输血史，治疗过程中多次出现黑便伴血红蛋白下降，因而在考虑免疫相关性不良反应的同时，首先要排除基础疾病的再发、化疗药物的胃肠道毒性及化疗中应用激素等对基础疾病的影响。另一方面，对于伴有基础疾病的肿瘤患者在应用免疫治疗前，应加强基础疾病的治疗（如抑酸护胃、改善心肺功能、纠正内环境紊乱等），以及完善相关检查（如电解质、免疫抗体、肌酶、心肺功能等），治疗期间应密切观察相关不良反应的发生和进展。

点评专家

秦茵茵，广州医科大学附属第一医院、广州呼吸健康研究院、国家呼吸医学中心。

病例2 一例重度免疫检查点抑制剂相关性 肝肾毒性病例诊治的经验与教训

一、摘要

该病例为一例73岁男性ⅣA期肺鳞癌患者，PD-L1表达10%；EGFR（－）、ALK（－）、ROS1（－）；一线给予方案为"紫杉醇（白蛋白结合型）+卡铂+信迪利单抗"的化疗联合免疫检查点抑制剂治疗，2个周期治疗后部分缓解（PR），但出现4级免疫检查点抑制剂相关性肝毒性合并急性肾功能衰竭，经初始的糖皮质激素治疗后患者肾毒性情况改善，但肝功能恶化，经甲泼尼龙、静脉注射用人免疫球蛋白、霉酚酸酯、他克莫司联合治疗后转氨酶逐步下降，但胆红素仍呈进行性增高，继发肺部感染、侵袭性肺曲霉病，后导致感染性休克，多脏器功能衰竭，最终结局不良。

二、病史

患者，男性，73岁，无业，因"咳嗽5个月"于2019年11月30日就诊。吸烟史50年，每日一包（吸烟指数：50包年），无饮酒史。高血压病病史2年，规律服用氨氯地平片、厄贝沙坦片，血压控制可。余既往史、家族史无特殊。ECOG/PS评分为1分。

三、临床诊断

2019年12月2日，患者接受胸部CT检查示左肺上叶结节，首先考虑肺癌；两肺门淋巴结肿大，两上肺局限性肺气肿；右肺中叶、左肺舌段及两肺下叶散在炎症；冠状动脉钙化（图4-2-1）。

12月3日，行支气管镜检查示左上叶尖段新生物，右下叶后基底段新生

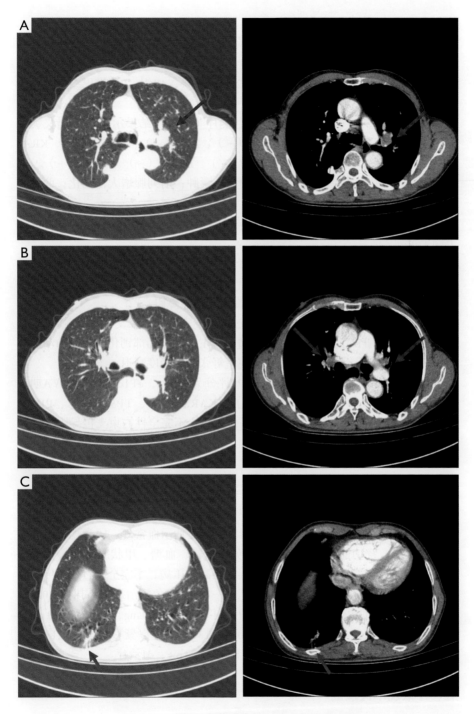

图4-2-1　胸部CT影像学资料（2019年12月2日）

（A）左肺上叶结节；（B）两肺门淋巴结肿大；（C）右下肺条片影。

物，行4R组、7组淋巴结EBUS-TBNA。

12月3日，行支气管镜活检病理检查示左上叶尖段鳞癌，右下叶后基底段鳞癌。免疫组化结果：CK5/6（＋），CK7（－），P40（＋），P63（＋），NapsinA（－），TTF-1（－），PD-L1（22C3）10%，4R组、7组淋巴结可疑见少量不典型细胞，癌细胞可疑。

12月20日，支气管镜活检组织二代测序（NGS）结果示：TP53错义突变（p.Tyr163Cys，频率38.1%），EGFR（－）、ALK（－）、ROS1（－）、KRAS（－）、MET（－）、BRAF（－）、RET（－）、ERBB2（－）、NTRK（－）。

12月5日腹部CT检查示：肝脏及两肾小囊肿；前列腺增大伴钙化；两下肺散在炎性灶。

12月4日MRI检查示：脑内散在腔梗灶；老年脑；提示部分空蝶鞍；左侧上颌窦炎症。

12月3日单光子发射计算机断层成像（SPECT）/CT检查示：全身骨显像未见明显转移征象。

12月2日肺功能检查示：轻度阻塞性通气功能障碍。

12月3日心电图检查示：窦性心动过缓；不完全性右束支传导阻滞。

12月5日心脏B超示：主动脉窦部增宽，主动脉瓣局部钙化，中度肺动脉高压伴轻中度三尖瓣返流，右房增大，左室舒张功能轻度减退。

临床诊断：肺恶性肿瘤（鳞癌，PS评分为1分），cT1cN3M1a，ⅣA期，EGFR（－）、ALK（－）、ROS1（－）、KARS（－）、TP53（＋）、PD-L1 10%。合并症有慢性阻塞性肺疾病、高血压病、不完全性右束支传导阻滞、肝囊肿、（双）肾囊肿。

四、临床治疗

患者诊断为肺鳞癌，ⅣA期，病理免疫组化示PD-L1（22C3）10%；EGFR（－）、ALK（－）、ROS1（－）；各器官功能评估示血常规、尿常规、大便常规、肝功能、肾功能、心功能、风湿免疫指标、血糖、甲状腺功能等检查均未见异常。合并症包括慢性阻塞性肺疾病、高血压病、不完全性右束支传导阻滞、肝囊肿、（双）肾囊肿。诊疗团队予一线化疗+免疫治疗2个周期。2020年1月8日，诊疗团队予以患者紫杉醇（白蛋白结合型）400 mg、d1+卡铂430 mg、d1+信迪利单抗200 mg、d1治疗。2020年1月30日，予以紫杉醇（白蛋白结合型）400 mg、d1+卡铂300 mg、d1+信迪利单抗200 mg、d1治疗。

五、疗效及不良反应

2020年2月17日，首次免疫治疗后40天、末次免疫治疗后18天，诊疗团队在拟行第3个周期治疗前的常规检查中发现患者肝功能、肾功能异常（表4-2-1）。患者无不适症状，无恶心、呕吐、腹痛、尿频、尿痛、发热等，日尿量>2 000 mL，于2020年2月18日被收住入院。

体格检查：体温37 ℃，脉搏92次/分，血压120/66 mmHg，呼吸20次/分，皮肤巩膜轻度黄染，颈部浅表淋巴结未及，心率92次/分，律齐，未闻及杂音，两肺呼吸音清，未闻及干湿性啰音，腹软，无压痛，肝脾肋下未及，两下肢无浮肿。

2月18日，复查胸部CT检查示：左上肺及右下肺病灶退缩，疗效评估为部分缓解（图4-2-2）。

不良反应诊治经过

2020年2月18日，患者入院后开始接受丁二磺酸腺苷蛋氨酸针、多烯磷脂酰胆碱针、熊去氧胆酸胶囊、乙酰半胱氨酸针保肝、退黄治疗，复查肝功能、肾功能发现患者胆红素、肌酐进一步增高，转氨酶略下降。

2020年2月18日，血常规结果示：白细胞5.09×10^9/L，中性粒细胞百分比为85%，血红蛋白97 g/L，血小板79×10^9/L；C反应蛋白52.7 mg/L（0~10 mg/L），血清白细胞介素（IL）-6为38.47 pg/mL（<3 pg/mL），血清白细胞介素-10为14.9 pg/mL（<4.1 pg/mL），Ⅱ型干扰素为2.68 pg/mL（<2.2 pg/mL），出血、凝血功能正常（此后多次复查正常）。

2月18日，病毒系列检查结果示：甲、乙、丙、丁、戊型肝炎系列均阴性；TORCH系列阴性；疱疹病毒IgM抗体阴性；全血EB病毒核酸1.8×10^4 copies（拷贝）/mL（<1.0×10^3 copies/mL）、血清EB病毒核酸<1.0×10^3 copies/mL、巨细胞病毒核酸<1.0×10^3 copies/mL。

2月18日，自身免疫性抗体系列检查结果示：抗核抗体弱阳性（1:100），抗组蛋白抗体弱阳性；ANCA系列阴性、肝抗原谱阴性，免疫球蛋白G、免疫球蛋白A、免疫球蛋白M、C3、C4均正常。

2月19日，尿常规检查结果示：白细胞43/uL（0~28/uL），尿蛋白（-），尿红细胞（-），尿胆原（+）。动脉血气分析示：pH值7.38，$PaCO_2$ 31.9 mmHg，PaO_2 90 mmHg，碳酸氢根（HCO_3^-）18.6 mmol/L。

2月20日，肌酐清除率为15 mL/min。

2月19日，腹部CT检查结果示：胆囊小结石，盆腔少量积液，两侧下肺散在炎症。

结合相关的血液学检查及腹部的影像学检查未发现病毒感染、腹部肿瘤转移及肝、肾梗阻性病变，再回顾患者的合并用药（氨氯地平片、厄贝沙坦片、噻托溴铵粉吸入剂18 μg吸入qd、间断口服艾司奥美拉唑镁片、莫西沙星片、加巴喷丁胶囊、奥美拉唑肠溶胶囊），考虑为免疫相关性肝、肾毒性，根据

表4-2-1 患者肝功能和肾功能动态变化

项目	2020-1-6（基线）	日期					
		2020-2-17	2020-2-18	2020-2-24	2020-2-27	2020-3-6	2020-3-11
总胆红素（0~20 μmol/L）	<5	37.77	56	215	267	370	367
直接胆红素（0~6.8 μmol/L）	<2	29.25	51	207	251	348	345
间接胆红素（0~8.84 μmol/L）	<3	8.52	5	8	16	22	22
白蛋白（40.0~55.0 g/L）	35.2	32.9	28.2	29.4	33.6	26.9	32.9
谷丙转氨酶（9~50 U/L）	15	499	318	1 185	704	217	699
谷草转氨酶（15~40 U/L）	23	349	190	848	262	92	5 072
谷丙谷草比值	0.7	0.7	1.7	1.4	2.7	2.4	0.1
碱性磷酸酶（45~125 U/L）	94	674	777	812	554	358	297
γ谷氨酰基转移酶（10~60 U/L）	25	382	358	470	557	488	176
肌酐（44~97 μmol/L）	79	396	581	223	136	110	165
尿酸（208~428 μmol/L）	372	400	505	288	141	142	–
尿素氮（2.8~7.2 mmol/L）	8.1	23.36	30.4	17.4	12.7	14.4	11.9
凝血酶时间（11.5~14.6 s）	13.2	–	13.4	17.6	14.4	14.1	–
国际标准化比值（0.85~1.15）	1.02	–	1.04	1.46	1.14	1.11	–
活化部分凝血活酶（29.0~43.0 s）	32.7	–	35	34.7	31.0	34.1	–
纤维蛋白原（2.0~4.0 g/L）	3.55	–	5.97	3.69	3.22	6.58	–

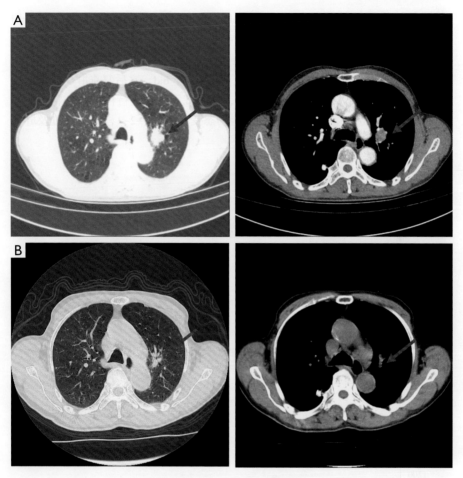

图4-2-2 胸部CT复查示左上肺结节退缩（疗效为部分缓解）

（A）2019年12月2日基线胸部CT；（B）2020年2月18日胸部CT。

2019年《CSCO免疫检查点抑制剂相关的毒性管理指南》，为3级肝、肾毒性。2020年2月20日，予以甲泼尼龙针120 mg/d[2 mg/（kg·d）]治疗，2天后复查ALT、AST，结果提示降而复升，胆红素仍呈进行性增高，肌酐呈下降趋势。2020年2月22日，继续予以甲泼尼龙针120 mg/d，加用免疫球蛋白20 g/d×5 d和霉酚酸酯500 mg、bid。2020年2月24日，复查肝功能示肝功能进一步恶化，ALT 1 185 U/L、AST 848 U/L，总胆红素215 μmol/L，直接胆红素207 μmol/L，肾功能改善，肌酐快速下降至223 μmol/L。

2020年2月24日，B超检查示：胆囊泥沙样结石，肝、肾无异常发现。2020年2月25日，腹部MRI检查示：胆囊胆泥淤积，两侧胸腔积液伴左肺下叶膨胀不全，两侧腹壁水肿改变，无肿瘤肝脏转移及胆道梗阻的依据。因不能排除合并肺部感染，诊疗团队于2020年2月25日开始给予患者哌拉西林他唑巴坦4.5 g、q8h预防感染。因患者肝毒性加重至4级水平，2月26日，诊疗团队予以甲泼尼龙针120 mg/d+霉酚酸酯加量为1 000 mg、bid；2月28日调整为甲泼尼龙针120 mg/d+霉酚酸酯500 mg、bid+他克莫司1 mg、bid，之后复查肝功能提示患者转氨酶逐步下降，3月6日达2级水平，但胆红素仍呈进行性增高；肾功能好转，2月27日达1级水平并维持（肝功能动态变化见表4-2-1，诊治经过及肝肾功能动态曲线见图4-2-3~图4-2-5）。

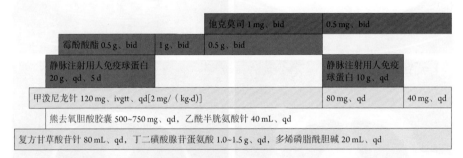

图4-2-3 患者诊治经过

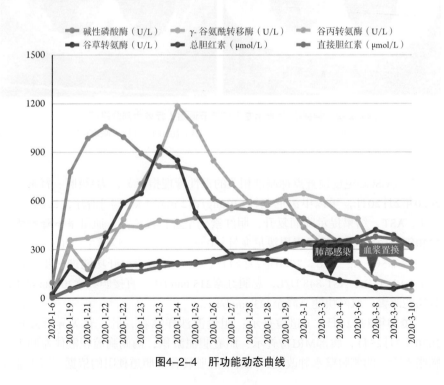

图4-2-4 肝功能动态曲线

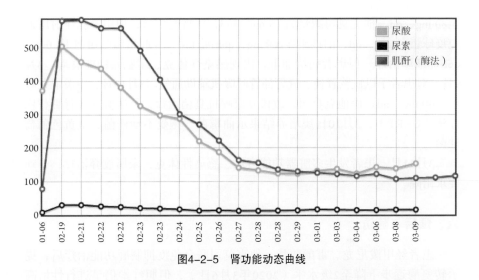

图4-2-5　肾功能动态曲线

治疗期间，诊疗团队动态监测患者体温、呼吸道症状、血G试验及GM试验（用于肺真菌感染诊断）。2020年3月3日，发现GM试验阳性，I值0.80。3月5日，患者出现低热，咳嗽增多，3月6日咯血、胸闷，两肺散在哮鸣音，G试验结果为585.60 pg/mL，复查胸部CT发现两肺新发多发斑片及小结节影（图4-2-6），考虑继发肺部感染，侵袭性肺曲霉病可能。遂将甲泼尼龙减量

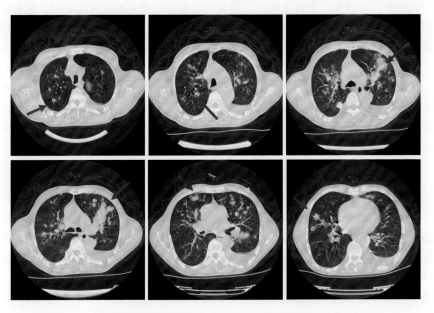

图4-2-6　胸部CT提示两肺新发多发斑片及小结节影（2020年3月6日）

至80 mg、qd，他克莫司减量为0.5 mg、bid，停霉酚酸酯，加用静脉注射用人免疫球蛋白10 g、qd，泊沙康唑200 mg、q6h抗真菌、亚胺培南西司他丁1.0 g、q6h抗细菌治疗。但患者病情加重，出现感染性休克、多脏器功能衰竭。3月9日，对患者予以血浆置换、气管插管呼吸机辅助通气。3月10日，甲泼尼龙减量为40 mg、qd，停他克莫司，改伏立康唑抗真菌治疗，行床旁连续肾脏替代疗法（CRRT），3月10日痰培养结果示曲霉菌、鲍曼不动杆菌、金黄色葡萄球菌。

3月11日，患者发生多脏器功能衰竭、感染性休克，家属放弃治疗，自动要求出院。

六、预后与随访

患者经甲泼尼龙、霉酚酸酯、他克莫司联合免疫抑制肝功能治疗后，提示转氨酶逐步下降至2级水平（2020年3月6日），但胆红素仍呈进行性增高（>20×ULN）；肾功能好转，于2020年2月27日达1级水平并维持。但患者在3月6日继发肺部感染、侵袭性肺曲霉病，导致感染性休克，多脏器功能衰竭，家属放弃治疗，自动要求出院后死亡。

七、亮点与不足

本例展示了一例4级免疫检查点抑制剂相关性肝毒性合并急性肾功能衰竭的病例的诊治过程，患者急性肾功能衰竭对初始的激素治疗反应良好，但初始的激素治疗对其肝毒性无效，在联合静脉免疫球蛋白、霉酚酸酯及他克莫司后仍未有完全反应，血胆红素仍呈进行性增高，患者最终因免疫抑制后的继发多重感染、感染性休克、多脏器功能衰竭死亡。

该病例未接受肝穿刺活检，故不能明确该例患者重度免疫检查点抑制剂相关性肝毒性的病理表现及免疫抑制治疗不能完全起效的可能机制。在治疗重度免疫相关不良反应（irAEs）的过程中，需要平衡免疫抑制治疗与感染风险间的关系，对感染的预防和治疗也是治疗成功与否的关键之一。

八、总结与反思

免疫相关肝毒性的发生率如下：单药治疗（伊匹单抗，纳武利尤单抗，帕博利珠单抗）为5%~10%，其中3级不良反应占1%~2%；联合治疗（如伊匹单抗联合纳武利尤单抗）的发生率为25%~30%，其中3级约占15%[1-2]。单药治疗（纳武利尤单抗）的3~4级肝毒性的中位发生时间是14.1周（1.9~25.1周），联合治疗（如伊匹单抗联合纳武利尤单抗）的3~4级肝毒性的中位发生时间提前，平均为7.4周（2.1~48周），并且持续时间延长[2]。约1/3的免疫检查点抑制剂（ICIs）相关肝脏毒性患者在肝损伤前或同时存在其他脏器的免疫相关不良反应[3]。ICIs相关肝脏毒性通常发生隐匿，主要表现为谷丙转氨酶（ALT）和（或）谷草转氨酶（AST）升高，伴或不伴有胆红素升高。可表现为肝细胞型（肝细胞损伤为主，以ALT升高为主）、胆管型（胆管损伤为主，以碱性磷酸酶、胆红素升高为主）、混合型。临床上可无症状，有时伴有发热、疲乏、食欲下降、早饱等非特异性症状，胆红素升高时可出现皮肤巩膜黄染、茶色尿等。影像学表现[4-5]取决于肝脏毒性的严重程度，一般情况下表现正常。在发生严重肝损伤的患者中，CT表现类似于其他常见病因引起的急性肝炎的CT表现，即轻度肝肿大、肝实质减弱、门脉周围水肿和门脉周围淋巴结病等。肝脏超声可见门静脉周围回声，伴或不伴有胆囊壁水肿。

肝穿刺活检病理最常见的表现是小叶性肝炎，以CD3+或CD8+T淋巴细胞浸润为主，而CD4+T细胞和CD20+B细胞相对较少，这与自身免疫性肝炎不同[6]。大多数病例为广泛小叶病变，如有窦组织细胞增生和中央静脉内皮炎的表现有助于伊匹单抗相关炎症的诊断。罕见病例表现为门静脉炎症和胆管炎[7]，而有胆管炎改变的病例常对激素耐药[8]。

ICIs相关的肝脏损伤患者预后相对较好，较少发生肝衰竭和死亡。大多数患者在1~3个月可恢复至基线肝功能状态[9 10]。

新近研究数据表明，ICIs相关急性肾损伤（AKI）的发生率可高达9.9%~29%，先前的研究可能低估了ICIs的肾脏风险[11]。在ICIs相关肾脏不良事件中，AKI最为常见[12]，其次可表现为肾病综合征。AKI的发生时间差异性大，可在开始接受ICIs治疗后21~245天[中位时间为91天，四分位数间距（IQR）60~183天]发生，与末次使用ICIs的时间间隔为7~63天（中位时间为21天，IQR 18~49天）不等[13]。

发生ICIs相关AKI的患者以出现血清肌酐升高（100%）和脓尿（68%）为主要临床表现[13-14]。从病理特征看，急性间质性肾炎（AIN）最为常见，其中约25%有肉芽肿形成，与其他药物所致AIN无显著区别，均以肾间质T细胞浸润为主，有时可见浆细胞和嗜酸性粒细胞[11-12]。与单药方案相比，两种ICIs联合使用所致AIN的严重程度更高，病理上以肉芽肿或弥漫性AIN为主[11]。经过治疗，约80%患者的肾功能能够达到完全或部分恢复[15]。

本例患者初诊为肺鳞癌ⅣA期，PD-L1 10%；EGFR（-）、ALK（-）、ROS1（-）；一线治疗方案采取了含铂双药化疗联合免疫检查点抑制剂治疗的模式，给予紫杉醇（白蛋白结合型）+卡铂+信迪利单抗的联合治疗，治疗前基线肝、肾功能正常，在治疗第6周出现4级肝毒性合并3级肾毒性，发生时间偏早，腹部B超及MRI仅提示胆囊胆泥淤积，根据肝功能酶学指标的全面升高及胆红素增高判断，符合混合型肝损伤的表现，治疗上对激素耐药，经加用霉酚酸酯和他克莫司后酶学指标改善，但胆红素仍呈进行性增高，呈胆酶分离，然而凝血功能正常，并没有肝衰竭的表现，因此需进一步明确肝损伤的病理表现，是否合并有免疫相关的胆管炎等，并注意除外其他原因所导致的肝损伤（如其他药物所致肝损伤、原先潜在的肝脏疾病等）。遗憾的是，此病例未行肝穿刺活检，故无法获知是否存在特殊的肝脏病理表现和可能激素耐药的原因，也未再次复查肝脏的影像学及磁共振胰胆管成像（MRCP）来评估肝内外胆管的情况。NCCN及CSCO指南关于4级ICIs相关肝毒性处理的治疗原则是：静脉相继使用类固醇激素、霉酚酸酯和他克莫司，但本例患者经此治疗后疗效并不理想，对于此类患者目前无最佳治疗推荐，有应用抗胸腺细胞球蛋白（ATG）、IL-6单抗、抗CD20、抗TNFα单抗成功的案例报道[16]。

本例肾毒性表现为无症状的肌酐增高伴尿白细胞增高，符合急性肾损伤、急性间质性肾炎的表现，且对激素敏感。

本例患者虽然出现了3~4级ICIs相关肝、肾毒性，但临床症状少，在免疫抑制治疗的过程中出现的继发肺部混合感染是病情急转直下、导致不良结局的直接原因，故在治疗重度ICIs相关毒性的过程中，需要平衡免疫抑制治疗与感染风险的关系，对感染的预防和治疗也是治疗成功与否的关键之一。针对irAEs的激素使用原则，首先应该从合适的剂量起始，大剂量的激素时间最好控制在2~3周之内，待疾病控制后注意及时减量，警惕感染。对于泼尼松≥20 mg/d，使用时间持续4周或4周以上者，可考虑预防肺孢子虫肺炎（PCP）；对于联合其他免疫抑制剂的患者更需提高警惕，必要时需预防性使用抗真菌治疗。对于激素耐药的难治性irAEs，是否可在疾病初期应用细胞因子靶向的免疫抑制治疗，以尽早抑制疾病初期快速进展的病理损伤过程，并缩短后期免疫高度抑制的时期以减少感染风险[16]。

由于irAEs中肝、肾毒性的发生通常隐匿，可不伴随明显的临床表现，用药前完善基线检查，用药后定期监测肝功能、肾功能和尿液分析，将有助于早期发现异常，从而做到早诊断、早治疗。

参考文献

[1] Larkin J, Chiarion-Sileni V, Gonzalez R, et al. Combined Nivolumab and Ipilimumab or Monotherapy in Untreated Melanoma[J]. N Engl J Med, 2015, 373(1): 23-34.

[2] Robert C, Schachter J, Long GV, et al. Pembrolizumab versus Ipilimumab in Advanced Melanoma[J]. N Engl J Med, 2015, 372(26): 2521-2532.

[3] De Martin E, Michot JM, Papouin B, et al. Characterization of liver injury induced by cancer immunotherapy using immune checkpoint inhibitors[J]. J Hepatol, 2018, 68(6): 1181-1190.

[4] Reynolds K, Thomas M, Dougan M. Diagnosis and Management of Hepatitis in Patients on Checkpoint Blockade[J]. Oncologist, 2018, 23(9):991-997.

[5] Kim KW, Ramaiya NH, Krajewski KM, et al. Ipilimumab associated hepatitis: imaging and

clinicopathologic findings[J]. Invest New Drugs, 2013, 31(4): 1071-1077.

[6]　Zen Y, Yeh MM. Hepatotoxicity of immune checkpoint inhibitors: a histology study of seven cases in comparison with autoimmune hepatitis and idiosyncratic drug-induced liver injury[J]. Mod Pathol, 2018, 31(6): 965-973.

[7]　Johncilla M, Misdraji J, Pratt DS, et al. Ipilimumab-associated Hepatitis: Clinicopathologic Characterization in a Series of 11 Cases[J]. Am J Surg Pathol, 2015, 39(8): 1075-1084.

[8]　Doherty GJ, Duckworth AM, Davies SE, et al. Severe steroid-resistant anti-PD1 T-cell checkpoint inhibitor-induced hepatotoxicity driven by biliary injury[J]. ESMO Open, 2017, 2(4): e000268.

[9]　Haanen JBAG, Carbonnel F, Robert C, et al. Management of toxicities from immunotherapy: ESMO Clinical Practice Guidelines for diagnosis, treatment and follow-up[J]. Ann Oncol, 2017, 28(suppl_4): iv119-iv142.

[10]　Huffman BM, Kottschade LA, Kamath PS, et al. Hepatotoxicity After Immune Checkpoint Inhibitor Therapy in Melanoma: Natural Progression and Management[J]. Am J Clin Oncol, 2018, 41(8): 760-765.

[11]　Wanchoo R, Karam S, Uppal NN, et al. Adverse Renal Effects of Immune Checkpoint Inhibitors: A Narrative Review[J]. Am J Nephrol, 2017, 45(2): 160-169.

[12]　El Rassy E, Bakouny Z, Yared F, et al. The nephrotoxicity of immune checkpoint inhibitor-based combinations[J]. Eur J Cancer, 2018, 103: 274-278.

[13]　Cortazar FB, Marrone KA, Troxell ML, et al. Clinicopathological features of acute kidney injury associated with immune checkpoint inhibitors[J]. Kidney Int, 2016, 90(3): 638-647.

[14]　Murakami N, Motwani S, Riella LV. Renal complications of immune checkpoint blockade[J]. Curr Probl Cancer, 2017, 41(2): 100-110.

[15]　Brahmer JR, Lacchetti C, Thompson JA. Management of Immune-Related Adverse Events in Patients Treated With Immune Checkpoint Inhibitor Therapy: American Society of Clinical Oncology Clinical Practice Guideline Summary[J]. J Oncol Pract, 2018, 14(4): 247-249.

[16]　Martins F, Sykiotis GP, Maillard M, et al. New therapeutic perspectives to manage refractory immune checkpoint-related toxicities[J]. Lancet Oncol, 2019, 20(1): e54-e64.

（张冬青，温州医科大学附属第一医院）

点评：如何应对激素耐药的难治性irAEs

被点评病例

病例2　一例重度免疫检查点抑制剂相关性肝肾毒性病例诊治的经验与教训

点评内容

该病例为老年男性ⅣA期肺鳞癌患者，PD-L1 10%；一线治疗方案为"紫杉醇（白蛋白结合型）+卡铂+信迪利单抗"的化疗联合免疫检查点抑制剂治疗，2个周期治疗后获PR，但出现4级免疫检查点抑制剂相关性肝毒性合并急性肾功能衰竭，经初始的糖皮质激素治疗后肾毒性改善，但胆红素无好转并呈进行性升高，虽然经积极的免疫抑制治疗、血浆置换等处理，但患者因继发侵袭性肺曲霉病，导致感染性休克和多脏器功能衰竭，最终死亡。

本例患者在治疗第6周出现免疫相关肝肾损伤，经积极的激素、免疫抑制治疗，出现继发感染导致病情急转直下，因此，在出现免疫相关不良事件时，需要同时兼顾免疫抑制与感染并发症，及时监测和评估。而如何应对激素耐药的难治性irAEs，是目前面临的治疗难题。治疗前基线的全面评估，早期和动态监测，及时停药和早期干预是处理的关键因素。

点评专家

李玉苹，温州医科大学附属第一医院。

第五篇 关于内分泌系统的不良反应

病例1 PD-1抑制剂治疗肺癌导致甲状腺炎、肾炎一例

一、摘要

该病例为一例晚期肺腺癌女性患者，EGFR19外显子缺失突变，PD-L1表达情况不明，经多线化疗及一代、三代EGFR-TKI靶向治疗后疾病进展，曾经在美国纽约某医院接受纳武利尤单抗180 mg、每2周1次治疗，共3次。首次纳武利尤单抗治疗后约1个半月出现心悸、腹痛、腹泻症状，查甲状腺功能（甲功）提示甲状腺功能亢进，给予控制心律、止泻等对症处理后症状缓解。监测甲状腺功能情况提示患者逐渐转为甲状腺功能减退症，予以左甲状腺素钠片补充治疗，患者甲状腺功能维持在正常水平。患者首次纳武利尤单抗治疗后约5个月生化检查提示肌酐180 μmol/L，经激素治疗后很快恢复至正常水平。激素停药约4周后肌酐再次升至316 μmol/L，再次予激素治疗疗效欠佳，肌酐仅能恢复至220 μmol/L左右。

二、病史

患者，女性，因左肺癌术后6年，咳嗽1个月于2016年6月入院。

既往治疗史：

2010年，患者曾因左肺腺癌（ⅢA期）入住我院胸外科，同年4月接受"根治性左全肺切除术+纵隔淋巴结清扫"，术后病理分期为pT4N2M0，ⅢB期，患者拒绝术后辅助化疗。

患者术后1年出现右肺多发、脑单发转移，于2011年5月接受一线"培美曲塞+顺铂"姑息化疗4个周期，疗效评估为PR，患者拒绝继续化疗及维持治疗。

2012年3月，患者疾病进展，右肺病灶较前明显增大，颅脑MRI未见明显病灶。诊疗团队予二线"多西他赛"化疗1个周期，但患者无法耐受。组织基因检测示EGFR 19外显子缺失突变。

2012年9月—2015年5月，诊疗团队予以三线吉非替尼靶向治疗，但患者疾病继续进展。

2015年5月，诊疗团队予以四线"紫杉醇（白蛋白结合型）"化疗2个周期，但患者无法耐受，疗效为SD，拒绝继续治疗。

患者既往无基础心血管、呼吸系统疾病史，亦无风湿病等自身免疫疾病史。个人无吸烟史。

体格检查：PS评分为1分，浅表淋巴结无肿大，心、肺、腹部查体无明显异常。

辅助检查：癌胚抗原（CEA）为309.6 ng/mL。

胸部、全腹部CT（图5-1-1）示：右肺多发恶性肿瘤，较前明显增大。右侧肾上腺、右下腹部、右侧盆壁多发结节病灶伴不均匀强化，考虑恶性肿瘤转移。颅脑MRI、全身骨显像未见肿瘤转移。

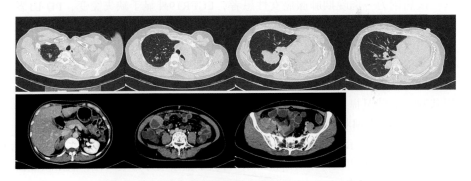

图5-1-1　行胸部和全腹部CT检查结果（2016年6月）

右下腹部病灶穿刺活检示：转移性腺癌，结合免疫组化结果，考虑来源于肺。基因检测示EGFR 19外显子缺失突变，合并20外显子T790M突变。

三、临床诊断

患者，女性，一代EGFR-TKI治疗后出现耐药，再次活检提示出现继发性T790M突变，目前诊断为左肺腺癌术后多发转移（右肺多发、右侧肾上腺、右下腹部、右侧盆壁，rpT4N2M1C，ⅣB期，EGFR 19外显子缺失、20外显子T790M突变）。

四、临床治疗

患者为左肺腺癌术后多发转移，病程较长，接受过标准一线方案"培美曲塞+顺铂"、二线方案"多西他赛"化疗，化疗疗效可，但耐受差，组织检出EGFR19缺失突变，予三线方案吉非替尼靶向治疗后无进展生存期（PFS）长达近3年，四线方案予"紫杉醇（白蛋白结合型）"化疗，患者耐受能力仍然很差，经过2个周期化疗后暂停抗肿瘤治疗1年余，CT复查示病灶明显增大，病情进展，再次行组织活检及基因检测提示EGFR19外显子缺失突变，同时20外显子T790M突变。诊疗团队予五线方案奥希替尼靶向治疗，疗效显著，复查CT提示病灶均明显缩小（图5-1-2），CEA降至12.19 ng/mL，PFS长达29个月。

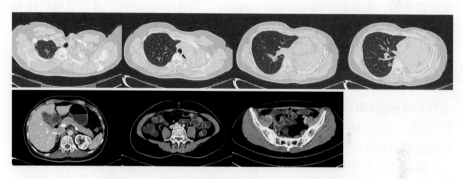

图5-1-2　胸部和全腹部CT复查结果（2017年3月）

患者接受奥希替尼治疗后病情明显缓解，PS评分为0分，与家人旅居美国。2018年11月，于美国复查CT提示病情进展（具体不详），在美国某医院接受单药纳武利尤单抗180 mg、每2周1次免疫治疗，共3次。

五、疗效及不良反应

2018年12月，患者接受首次免疫治疗约1个半月后出现心悸、腹痛、腹泻，检查甲状腺功能提示甲状腺功能亢进，予对症处理后症状改善。后监测甲状腺功能逐渐转为甲状腺功能减退，予口服左甲状腺素钠片补充甲状腺素治疗（具体不详）。

患者于2019年4月回国后再次来我科就诊，复查CT（图5-1-3）提示：右肺多发病灶较前明显增大，右侧肾上腺、右下腹部、右侧盆壁病灶几乎消失。CEA：60.91 ng/mL。甲状腺功能检查示：高敏促甲状腺激素（s-TSH）72.55 mIU/L，血清游离碘甲状腺原氨酸（FT3）2.46 pmol/L，FT4 9.05 pmol/L。

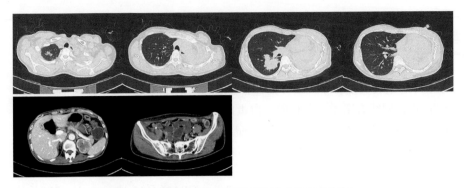

图5-1-3　胸部+全腹部CT检查结果（2019年4月）

生化检查示：尿素氮（BUN）13.1 mmol/L，肌酐180 μmol/L。考虑免疫治疗相关性甲状腺炎2级、免疫治疗相关性肾炎1级，请肾内科会诊，建议行肾脏穿刺活检，但患者及家属拒绝。每天予以甲泼尼龙80 mg，3 d后逐渐减量。患者肾功能检查提示其肾功能很快恢复正常。外周血NGS测序示：EGFR19外显子缺失，同时20外显子T790M突变、C797S突变（顺式）。诊疗团队予七线方案"西妥昔单抗500 mg/m²、q2w联合埃克替尼125 mg、qd、安罗替尼8 mg、qd×2个周期"靶向治疗。甲泼尼龙的使用情况见用量递减图（图5-1-4），甲状腺功能监测图和肌酐监测图分别见图5-1-5和图5-1-6。

患者经过两个周期的七线靶向联合方案治疗后，未再按时入院接受西妥昔单抗靶向治疗，仅口服埃克替尼联合安罗替尼治疗，并且未按医嘱维持激素

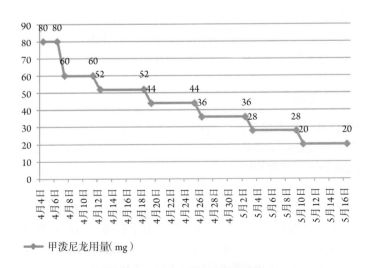

图5-1-4　甲泼尼龙用量递减图

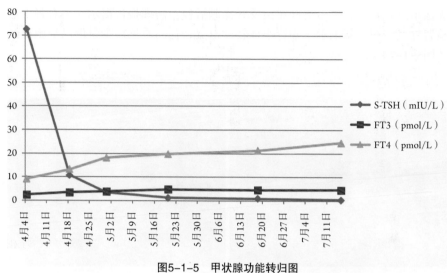

图5-1-5　甲状腺功能转归图

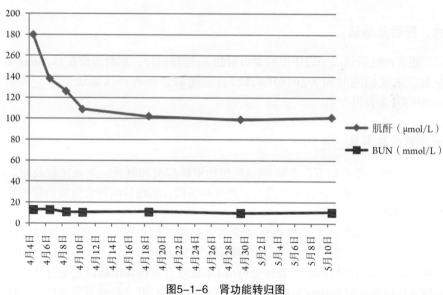

图5-1-6　肾功能转归图

治疗。

　　患者停用激素约4周后，于7月4日因恶心、呕吐再次入住我科，生化检查示：BUN 15.8 mmol/L，肌酐316 μmol/L。考虑免疫治疗相关性肾炎2级，停用抗肿瘤治疗，再次建议肾脏穿刺活检，并每天予以甲泼尼龙80 mg逐渐减量抗炎治疗（方案同前）。患者肌酐下降速度较缓慢，降至220 μmol/L左右后无法继续好转。患者最终同意接受肾穿刺活检。病理报告提示：（右肾）送检肾穿刺组织，镜下示个别肾小球轻度退变，肾间质见极少量淋巴细胞浸润（图5-1-7）。

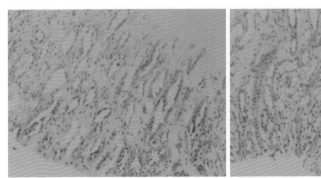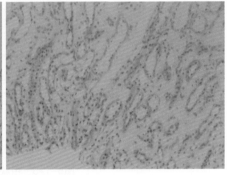

图5-1-7　肾穿刺活检病理检查结果

六、预后及随访

患者出院后每天予以甲泼尼龙口服20 mg维持治疗，肌酐维持在230 μmol/L左右，末次检测时间为2019年8月27日。随后，患者再次旅居美国，截至2020年5月患者仍存活。

七、亮点与不足

本病例的亮点如下：本病例irAEs包括甲状腺炎和肾炎，发现比较及时，激素使用比较合理，并且最终进行了肾穿刺活检，病理诊断符合免疫治疗相关性肾炎的表现。

不足之处如下：本例患者在接受纳武利尤单抗免疫治疗前未能检测PD-L1、TMB以及TIL等指标，以筛选免疫治疗敏感人群。另外，IMPOWER150研究提示驱动基因阳性肺癌患者接受PD-L1单抗联合贝伐珠单抗以及全身化疗较单纯贝伐珠单抗联合化疗可提高疗效，因此免疫治疗联合抗血管生成治疗、化疗可能是本例患者更好的治疗模式。患者基因检测示EGFR19外显子缺失、20外显子T790M突变、C797S顺式突变，相关文献报道"布加替尼联合西妥昔单抗"可能是更好的治疗策略。

八、总结与反思

免疫检查点抑制剂已成为非小细胞肺癌治疗很重要的一个手段，总的来说提高了非小细胞肺癌的疗效，但治疗相关的不良反应也引起了大家的关注。

免疫治疗相关性甲状腺炎的发生率相对较高（0~19%）。其治疗主要为对症治疗，如果没有明显的症状且无法控制，并不需要中止免疫治疗。大部分免疫治疗相关性甲状腺炎最终都会发展为甲状腺功能减退，需要积极进行激素替代治疗。

免疫治疗相关急性肾损伤的发生率为1.4%~4.9%，中位发生时间为免疫治疗后14周，病理表现多为急性肾小管间质性肾炎，也有一部分病理表现为急性肾小球肾炎。其发生的高危因素包括比较低的基础肾小球滤过率、使用质子泵抑制剂和使用双免疫联合治疗。治疗方案主要是糖皮质激素以及肾脏专科的支持治疗。

研究显示，40%的免疫治疗相关性急性肾损伤能够完全恢复，45%只能部分恢复，还有15%的患者无法恢复。同时合并肾外免疫相关不良事件的患者，其肾损伤相对更严重，也更不容易完全恢复。而越早发现并充分采用静脉类固醇治疗的患者越容易得到完全康复。另外，大部分irAEs恢复后再次挑战新生抗原与免疫检查点抑制剂（ICIs）治疗的患者并没有再次发生免疫治疗相关性肾炎。

本例患者同时出现免疫治疗相关性甲状腺炎和急性肾损伤。虽然发现得比较及时，而且激素治疗相对合理，但是患者的肾功能在一度恢复后再次恶化，最终只能部分恢复。这一方面可能与患者同时合并肾外的免疫损伤相关，另一方面也可能与患者未遵从医嘱持续用药有关。

综上所述，及早发现免疫治疗相关不良反应并进行规范处理是irAEs能否完全恢复的重要因素。另外，irAEs的治疗并不总是一帆风顺的，需要密切地随访、监测及反复评估。一部分irAEs在恢复后可能会再次复发，再次治疗的疗效相对较差，相关科室的会诊及支持治疗非常重要[1-11]。

参考文献

[1] Cortazar FB，Kibbelaar ZA，Glezerman IG，et al. Clinical Features and Outcomes of Immune Checkpoint Inhibitor-Associated AKI：A Multicenter Study[J]. J Am Soc Nephrol，2020，31(2)：435-446.

[2] Qualls D，Seethapathy H，Bates H，et al. Positron emission tomography as an adjuvant diagnostic test in the evaluation of checkpoint inhibitor-associated acute interstitial nephritis[J]. J Immunother Cancer，2019，7(1)：356.

[3] Perazella MA，Shirali AC，et al. Immune checkpoint inhibitor nephrotoxicity：what do we know and what should we do?[J]. Kidney Int，2020，97(1)：62-74.

[4] Seethapathy H，Zhao S，Chute DF，et al. The Incidence，Causes，and Risk Factors of Acute Kidney Injury in Patients Receiving Immune Checkpoint Inhibitors[J]. Clin J Am Soc Nephrol，2019，14(12)：1692-1700.

[5] Person F, Chahoud-Schriefer T, Fehrle W, et al. Severe Acute Kidney Injury Due to Nivolumab/Ipilimumab-induced Granulomatosis and Fibrinoid Vascular Necrosis[J]. J Immunother, 2020, 43(1): 29-31.

[6] Shingarev R, Glezerman IG. Kidney Complications of Immune Checkpoint Inhibitors: A Review[J]. Am J Kidney Dis, 2019, 74(4): 529-537.

[7] Glutsch V, Grän F, Weber J, et al. Response to combined ipilimumab and nivolumab after development of a nephrotic syndrome related to PD-1 monotherapy[J]. J Immunother Cancer, 2019, 7(1): 181.

[8] Manohar S, Albright Jr RC. Interstitial nephritis in immune checkpoint inhibitor therapy[J]. Kidney Int, 2019, 96(1): 252.

[9] Kotwal A, Gustafson MP, Bornschlegl S, et al. Immune Checkpoint Inhibitor-Induced Thyroiditis Is Associated with Increased Intrathyroidal T Lymphocyte Subpopulations[J]. Thyroid, 2020, 30(10): 1440-1450.

[10] Ferrari SM, Fallahi P, Galetta F, et al. Thyroid disorders induced by checkpoint inhibitors[J]. Rev Endocr Metab Disord, 2018, 19(4): 325-333.

[11] Sznol M, Postow MA, Davies MJ, et al. Endocrine-related adverse events associated with immune checkpoint blockade and expert insights on their management[J]. Cancer Treat Rev, 2017, 58: 70-76.

（李德育，福建省立医院）

点评：免疫治疗导致甲状腺功能不全、肾功能不全——早诊早治很重要

被点评病例

病例1　PD-1抑制剂治疗肺癌导致甲状腺炎、肾炎一例

点评内容

该病例为一例中年女性、肺腺癌（驱动基因阳性）多线治疗后的患者。报道提示，ICIs引起的甲状腺功能异常很少超过2级，通过及时检查以及对症或替代治疗，极少引起致死性甲状腺危象。PD-1/PD-L1抑制剂单药治疗时，甲状腺功能紊乱的发生率为5%~10%（与肿瘤类型无关）。治疗期间，如患者出现无法解释的心悸、出汗、进食和便次增多、体重减少等，需要考虑甲状腺功能亢进的可能，如血清发现游离T4或总T3升高，合并TSH正常或降低则可确诊。治疗期间，如患者出现无法解释的乏力、体重增加、毛发脱落、畏寒、便秘、抑郁或其他症状，需考虑甲状腺功能减退的可能，如血清诊断发现TSH增高、游离T4降低则可确诊。如怀疑中枢性甲状腺功能减退，可进一步查卵泡刺激素（FSH）、晨起皮质醇、促黄体生成素（LH）和肾上腺硫酸脱氢表雄酮等，女性加查雌二醇。如确诊为中枢性甲状腺功能减退，还需加查垂体MRI。该病例诊疗过程中较好地体现了主诊医生对于内分泌毒性的警觉意识。进行合理的检查及内分泌学科会诊，也可以增加诊断的精准性，改善患者转归。

ICIs引起的肾损伤一般在开始PD-1抑制剂治疗后的3~10个月时出现。在中国启动的PD-1抑制剂临床研究中，肾功能不全的发生率为5%，且均为1~2级肾脏毒性。每次使用ICIs之前，都应该检测血清电解质和血尿素氮、肌酐水平。当患者出现肾功能不全时，需停用肾脏毒性药物，排除感染和尿路梗阻以及纠正低血容量来达到早期控制肾功能不全的目的。当发生严重的肾功能不全时，应停用ICIs并考虑给予系统性糖皮质激素治疗。鉴别诊断困难时，肾活检也可以辅助诊断。本例患者属于2级肾损害，经肾内科会诊及活检符合免疫性肾炎。通过暂停ICIs，给予0.5~1 mg/（kg·d）泼尼松口服，肾损害降至1级。

总之，该病例体现了irAEs需早诊早治，需要合理全程剂量调整的糖皮质激素应用，以及多学科参与的临床价值。不足之处在于对于驱动基因阳性的肺腺癌，TKI治疗失败后应鼓励其加入临床研究。后续选择ICIs时，更加需要重

视疗效预测标志物及免疫微环境的认识。当条件许可时，免疫治疗联合传统化疗或者抗血管生成治疗，也是有前景的治疗模式。

点评专家

刘振华，福建省立医院。

病例2 一例免疫相关糖尿病病例分享

一、摘要

该病例为一例35岁右侧腹股沟恶性黑色素瘤的患者。2015年3月，患者因发现右侧腹股沟肿物入院，入院后接受右侧腹股沟肿物切除术，术中可见肿瘤有完整包膜，可根治性切除，术后患者定期复查，未予治疗。2017年6月，患者因右下肢新发皮下结节再次入院，CT检查发现肺部转移瘤，行右下肢肿物切除术，术后病理为恶性黑色素瘤，肺部转移瘤未予治疗，患者定期复查。2018年3月，患者发现肺部转移瘤较前增多，4月开始使用帕博利珠单抗免疫治疗，使用帕博利珠单抗9个周期后出现口干、多饮、多尿，查血葡萄糖32.98 mmol/L；尿酮体（+++），尿葡萄糖（++++），尿蛋白（±），尿pH值为5.0，考虑为4级免疫相关糖尿病，经使用胰岛素治疗血糖控制平稳后好转出院。

二、病史

患者，女性，35岁，因右腹股沟恶性黑色素瘤术后3年余，右下肢转移性皮下黑色素瘤术后1年余，9个周期帕博利珠单抗治疗后口干、多饮、多尿10余天入院。患者既往无糖尿病、妊娠糖尿病病史，无自身免疫性疾病，家族史无特殊。

三、临床诊断

患者2015年3月因发现右腹股沟肿物入院，余无特殊不适。查体：右侧腹股沟可扪及大小为4 cm×3 cm×2.5 cm类圆形肿物，质硬，活动度可，有完整包膜，无明显压痛，局部皮肤无红肿、破溃及瘘管形成。

患者于2015年3月18日接受右侧腹股沟肿物根治切除术，术后病理显示：①右腹股沟肿物及4个淋巴结均可见转移性恶性肿瘤，考虑恶性黑色素瘤可能性大；②（左腿黑痣）送检组织全包切片，镜下见皮下胶原纤维及纤维母细胞增生。右侧腹股沟肿物免疫组化：HMB45（＋），MART-1（＋），S100（＋），支持恶性黑色素瘤诊断。

2017年6月，患者因发现右下肢皮下结节7 d再次入院，余无不适。查体发现右下肢皮下可触及一大小为0.8 cm×0.9 cm皮下肿物，表面皮肤正常，单发，质硬，推之不动，与周围组织界限不清。入院查CT示肺部多发转移瘤。于2017年6月9日行右下肢皮下肿物切除术，术后病理提示恶性肿瘤，考虑为恶性黑色素瘤。免疫组化：HMB45（＋），MelanA（＋），S100（＋），CKpan（－），Ki-67（＋，约70%）。患者诊断为：①右侧腹股沟黑色素瘤术后；②右下肢转移性皮下黑色素瘤术后；③肺转移瘤。

四、临床治疗

患者于2015年3月18日接受右侧腹股沟肿物根治切除术，2017年6月9日，接受右下肢皮下肿物切除术，术后病理均为恶性黑色素瘤。患者右下肢皮下肿物考虑为转移性黑色素瘤，但患者术后均未接受治疗。2018年3月，发现肺转移瘤增多，遂于2018年4月3日开始予以帕博利珠单抗免疫治疗，经5个周期帕博利珠单抗治疗后肺部转移瘤较前明显缩小及减少（图5-2-1）。

五、疗效

患者使用单药帕博利珠单抗免疫治疗9个周期后，于2018年9月中旬出现口干、多饮、多尿、乏力、胸闷不适，且口干、多饮、胸闷、乏力症状逐步加重，伴头晕、恶心、呕吐，遂于2018年10月6日入住我科。入院查体：体温36.5 ℃，脉搏105次/分，呼吸22次/分，血压103/71 mmHg；神清，全身浅表淋巴结未触及肿大。两肺呼吸音清，未闻及明显的干湿性啰音。心率105次/分，律齐，心音有力，各瓣膜听诊区未闻及病理性杂音。腹平软，无压痛、反跳痛，肝脾肋下未及，未触及明显包块，肝肾区无叩痛，移动性浊音（－），听诊肠鸣音正常。右侧腹股沟可见一长约5 cm的陈旧性手术瘢痕，右下肢可见一长约2 cm的陈旧性手术瘢痕，愈合良好。

入院后查血常规示：血红蛋白109 g/L，红细胞比容32.3%，红细胞平均体积83 fl，平均血红蛋白量28 pg，余大致正常。尿常规：尿酮体（KET）+++；尿蛋白（PRO）±；尿葡萄糖++++，尿pH值5.0，余大致正常。血气分析示：

治疗前　　　　　　　　　　　　　治疗后

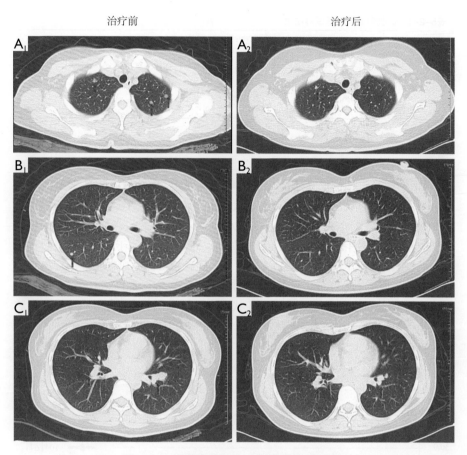

图5-2-1　使用免疫治疗5个周期前后疗效对比

pH值7.15，氧分压117 mmHg，二氧化碳分压17 mmHg，血乳酸1.1 mmol/L，标准碳酸根9.4 mmol/L，实际碳酸氢根5.8 mmol/L，标准剩余碱-21.5 mmol/L，实际剩余碱-22.2 mmol/L。肾功能检查结果示：血碳酸氢根浓度14 mmol/L，钾离子3.6 mmol/L，钠离子142 mmol/L，血清氯120 mmol/L，阴离子间隙6，β2微量球蛋白0.73 mg/L，内生肌酐清除率170.4 mL/min，余大致正常。凝血功能检查结果示：纤维蛋白原1.67 g/L，余无异常。肝功能检查结果示：总蛋白49 g/L，白蛋白29.8 g/L，球蛋白19.2 g/L，前白蛋白54 mg/L，余大致正常。糖化血红蛋白（HbA1c）为9.71%。胰岛素自身抗体未见异常。表5-2-1为患者入院时完善的糖耐量试验结果。

根据患者病史、症状、糖化血红蛋白、糖尿病自身抗体检查及糖耐量试

表5-2-1　口服葡萄糖耐量试验结果

	空腹	餐后1 h	餐后2 h	餐后3 h
血糖（mmol/L）	14.48	22.95	25.16	24.18
C肽（ng/mL）	0.07	0.06	0.04	0.05
胰岛素（μU/mL）	10.7	8.1	7.7	8.5

验结果，患者诊断为免疫相关糖尿病、糖尿病酮症酸中毒已十分明确。入院后立即使用胰岛素控制血糖，于2018年10月8日，开始予以胰岛素泵控制血糖，方案为基础量00:00~03:00 0.4 U，03:00~09:00 0.7 U，09:00~12:00 0.5 U，12:00~16:00 0.4 U，16:00-20:00 0.5 U，20:00~24:00 0.4 U；三餐前胰岛素用量为5U-5U-5U，同时予以补液等对症支持处理。使用4天后，于2018年10月12日，停掉胰岛素泵改为门冬胰岛素30注射液早、晚各14 U控制血糖，经治疗患者空腹血糖控制在9~11 mmol/L，餐后血糖控制在10~13 mmol/L，口干、多饮、多尿、头晕、恶心、乏力、肢体麻木症状基本缓解。图5-2-2为住院治疗期间监测的患者血糖值变化情况，图5-2-3为针对免疫相关性糖尿病的治疗流程图。

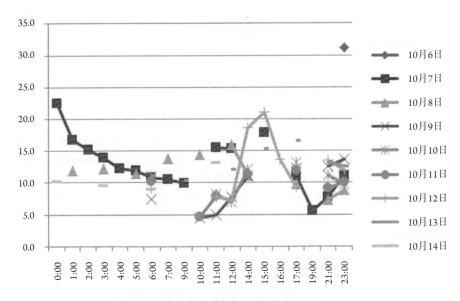

图5-2-2　住院期间血糖变化情况

注：纵轴为血糖值（单位：mmol/L），横轴为每天测血糖的时间点。

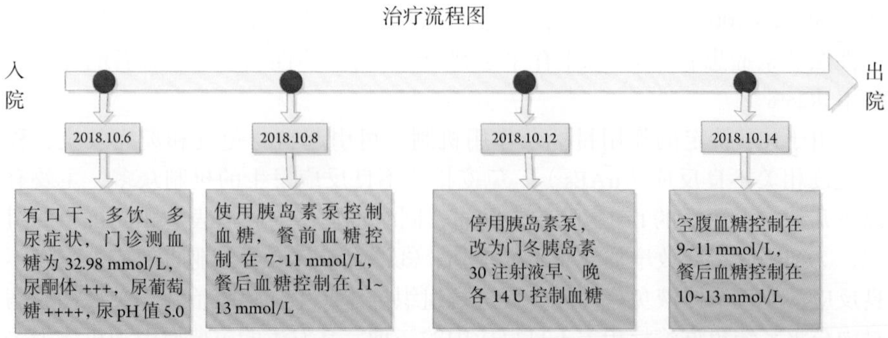

治疗流程图

图5-2-3 治疗流程图

六、预后和随访

患者血糖控制尚可，空腹血糖控制在6~9 mmol/L，餐后血糖控制在7 mmol/L左右。目前胰岛素方案为：早上、中午门冬胰岛素注射液各8 U；晚上地特胰岛素12 U。肿瘤治疗方面，患者已于2018年10月开始停用帕博利珠单抗，定期复查，截至2020年5月肿瘤疗效评价稳定。

七、亮点

本例展示了一例免疫治疗后出现酮症酸中毒的免疫相关糖尿病病例的治疗过程。入院后及时予以补液及使用胰岛素控制血糖，迅速改善糖尿病酮症酸中毒症状。另外，患者发现血糖升高时已出现酮症酸中毒，提示免疫性糖尿病进展迅速，病情危重。糖尿病酮症酸中毒是糖尿病的急性并发症，如未及时明确诊断极易导致患者死亡，因此使用免疫治疗后定期监测胰腺功能非常重要。

八、总结与反思

免疫检查点抑制剂（ICIs）作为一种新型的抗肿瘤药物，在过去的十年里，因为良好的耐受性，一跃成为肿瘤治疗的"中流砥柱"，在多种恶性肿瘤中疗效显著[1-2]。肿瘤免疫治疗是通过重新启动并维持肿瘤—免疫循环，恢复机体正常的抗肿瘤免疫反应，从而达到控制与清除肿瘤的一种治疗方法。现常用的两种免疫检查点抑制剂是PD-1、PD-L1抑制剂，主要作用机制如下：①重新激活已经被诱导耐受的T细胞；②阻断PD-L1/PD-1通路，减少免疫负性调节作用，抑制CD4+T细胞和CD8+T细胞增殖，同时启动抗CD8+T细胞毒性杀伤溶解作用的能力。PD-L1在多种肿瘤中广泛表达，其中在恶性黑色素瘤中的表达率为38%~100%[3]。一项临床研究显示，使用帕博利珠单抗免疫治疗的初治恶性黑色素瘤患者的5年总生存率达到41%，初治恶性黑色素瘤患者的完全缓解率达25%[4]。

由于ICIs特定的作用目标及作用机制，可引起自身免疫和炎症效应，称为免疫相关不良反应（irAEs）。免疫相关不良反应发生的机制众多，主要有以下几种：①激活的T细胞除攻击肿瘤，同时也攻击与肿瘤表达相同抗原的组织；②细胞因子释放增加导致炎症损伤；③诱发补体介导细胞毒效应，引发不良反应；④调节体液免疫功能，促进抗组织抗体产生。免疫治疗相关性糖尿病是内分泌系统免疫治疗相关不良反应中的一种，其发生的主要原因为机体失去免疫耐受和自身免疫性破坏胰腺β细胞或胰岛素信号通路的失调导致胰岛素抵抗[5]。有研究显示，免疫治疗相关性糖尿病出现临床表现的平均时间是在起始治疗后的8.5周（1周~12个月），75%的患者以糖尿病酮症酸中毒起病[6]。

本例患者术后未接受辅助治疗，出现肺部转移瘤后9个月才接受帕博利珠单抗免疫治疗。使用5个周期免疫治疗后肺部转移瘤明显缩小及减少，疗效良好。患者使用免疫治疗9个周期（即5个多月）后出现口干、多饮、多尿症状，查血示：葡萄糖32.98 mmol/L；尿酮体（+++），尿葡萄糖（++++），尿蛋白（±），尿pH值5.0，考虑为4级免疫相关糖尿病。国外有学者报道，在回顾分析的24例免疫相关性糖尿病患者中，糖化血红蛋白均升高，同时有41.5%的患者出现C肽低水平或检测不出，提示免疫相关糖尿病患者的胰腺β细胞极度衰竭[6]。因此，免疫相关糖尿病患者一旦诊断，建议立即启用胰岛素治疗，必要时使用胰岛素泵处理[7]。本例患者发现血糖升高时已处于酮症酸中毒状态，入院后查C肽示C肽处于极低水平，提示该例患者的胰岛功能处于衰竭状态，立即使用胰岛素泵控制血糖，同时予以补液等对症处理，患者酮症状态得以快速纠正，血糖逐步下降，未出现高渗昏迷等严重并发症。

免疫相关糖尿病患者早期可无特殊不适，待出现症状时往往已处于酮症酸中毒状态。因此，建议在使用PD-1/PD-L1抑制剂治疗之前和期间进行糖化血红蛋白和血糖检测。此外，需要进一步的研究来确定治疗前易感性的生物标志物以及自身免疫性糖尿病对这些患者的长期影响。

另外，有部分患者在开始使用免疫治疗前已患有糖尿病，有研究显示，癌症患者同时患有糖尿病，其全因死亡风险增加[8-9]。对于这种特殊类型的患者，他们使用免疫治疗后血糖是否趋于难以控制或继发其他类型糖尿病，我们该如何监测及识别，这些问题仍有待进一步研究和探讨。

免疫相关糖尿病一旦确诊，其治疗并不困难，表5-2-2列举了免疫相关糖尿病的分级及对应的处理原则。

综上所述，在启用免疫治疗前应全面了解患者的内分泌状态，对胰腺、甲状腺、甲状旁腺、垂体、肾上腺的功能进行评估，以便鉴别是否为免疫相关

表5-2-2　免疫相关糖尿病分级及处理原则

分级	描述	Ⅰ级推荐
高血糖（首选空腹血糖）		
G1	空腹血糖<8.9 mmol/L	新发高血糖<11.1 mmol/L和（或）2型糖尿病病史且不伴糖尿病酮症酸中毒（DKA），建议继续ICIs治疗，治疗期间应动态监测血糖，调整饮食及生活方式，按相应指南给予药物治疗
G2	空腹血糖8.9~13.9 mmol/L	新发空腹血糖>11.1 mmol/L或随机血糖>13.9 mmol/L或2型糖尿病病史伴空腹/随机血糖>13.9 mmol/L，建议：①完善血pH值、基础代谢组合检查、尿或血浆酮体、β-羟基丁酸等检查；②如果尿或血酮体/阴离子间隙阳性，查C肽、抗谷氨酸脱羧酶抗体（GAD）、抗胰岛细胞抗体；③DKA检查阴性，处理同新发高血糖<11.1 mmol/L的情况；④DKA检查阳性，则暂停ICIs治疗，住院治疗，请内分泌会诊，并按机构指南行DKA管理，在住院治疗团队和（或）内分泌专家的指导下使用胰岛素
G3	空腹血糖13.9~27.8 mmol/L，需要住院治疗	处理参考G2
G4	空腹血糖>27.8 mmol/L，危及生命	处理参考G2

注：上述证据级别全部为2A证据。

内分泌不良反应。患者一旦确诊为免疫相关性糖尿病，应立即使用胰岛素控制血糖。

参考文献

[1] Simpson GR, Relph K, Harrington K, et al. Cancer immunotherapy via combining oncolytic virotherapy with chemotherapy: recent advances[J]. Oncolytic Virother, 2016, 5: 1-13.

[2] Au TH, Wang K, Stenehjem D, et al. Personalized and precision medicine: integrating genomics into treatment decisions in gastrointestinal malignancies[J]. J Gastrointest Oncol, 2017, 8(3): 387-404.

[3] Patel SP, Kurzrock R. PD-L1 Expression as a Predictive Biomarker in Cancer Immunotherapy[J]. Mol Cancer Ther, 2015, 14(4): 847-856.

[4] Robert C, Ribas A, Wolchok JD, et al. Anti-programmed-death-receptor-1 treatment with pembrolizumab in ipilimumab-refractory advanced melanoma: a randomised dose-comparison cohort of a phase 1 trial[J]. Lancet, 2014, 384(9949): 1109-1117.

[5] Shariff AI, Syed S, Shelby RA, et al. Novel cancer therapies and their association with diabetes[J]. J Mol Endocrinol, 2019, 62(2): R187-R199.

[6] Gauci ML, Laly P, Vidal-Trecan T, et al. Autoimmune diabetes induced by PD-1 inhibitor-

retrospective analysis and pathogenesis: a case report and literature review[J]. Cancer Immunol Immunother, 2017, 66(11): 1399-1410.

[7] 段炼, 朱惠娟, 张力, 等. 免疫检查点抑制剂相关内分泌不良反应的临床诊治建议[J]. 中国肺癌杂志, 2019, 22(10): 649-652.

[8] El-Serag HB, Hampel H, Javadi F. The association between diabetes and hepatocellular carcinoma: a systematic review of epidemiologic evidence[J]. Clin Gastroenterol Hepatol, 2006, 4(3): 369-380.

[9] Campbell PT, Newton CC, Patel AV, et al. Diabetes and cause-specific mortality in a prospective cohort of one million U.S. adults[J]. Diabetes Care, 2012, 35(9): 1835-1844.

（李必迅，广西医科大学附属肿瘤医院）

点评：免疫相关不良反应的发生不一定是渐进性

被点评病例

病例2　一例免疫相关糖尿病病例分享

点评内容

该患者为女性，右侧腹股沟恶性黑色素瘤患者。2015年3月，第一次接受右侧腹股沟肿物根治切除，并定期复查。2017年6月右下肢新发皮下结节，接受第二次右下肢肿物切除术，同时CT发现肺部转移瘤，未能进行活检及相关治疗，予以定期复查。2018年3月，患者再次复查肺部转移瘤较前增多，于次月给予帕博利珠单抗单药治疗，使用帕博利珠单抗治疗5个周期后，病灶较前明显缩小及减少。帕博利珠单抗治疗9个周期后，患者出现口干、多饮、多尿、乏力、胸闷不适等症状且不断加重，伴头晕、恶心、呕吐，完善相关检查诊断为免疫相关糖尿病、糖尿病酮症酸中毒。诊疗团队积极给予胰岛素、补液等对症治疗，取得恢复正常的治疗效果。

免疫治疗给恶性黑色素瘤患者带来了新的希望，早在2015年帕博利珠单抗在美国前总统Jimmy Carter的治疗中已经取得显著疗效。近年来，免疫治疗在肿瘤治疗中也取得了里程碑式的效果。但免疫治疗也有其独特的不良反应，该病例使用免疫治疗后，转移灶明显缩小。但出现了糖尿病急症的相关表现。早诊断、早发现、早治疗使得这例"糖尿病酮症酸中毒"患者在得到很好疗效的同时也控制住了不良反应，该病例处理得非常成功，同时也提醒我们免疫相关不良反应的发生不一定是渐进性的，加强检测、早期发现和早期干预非常重要。此外，该患者的临床诊疗过程仍有待改进之处：相关活检组织或者液体活检应完善一下BRAF、CKIT、NRAS基因突变检测。同时在第一次发现肺部有转移瘤时，就应给予活检并积极进行全身治疗，这样可能会取得更好的效果。

点评专家

叶贤伟、彭春红，贵州省人民医院、贵州省呼吸研究所。

病例3 一例肺癌免疫治疗病例分享——
甲状腺功能"变脸"

一、摘要

免疫检查点抑制剂等免疫治疗相关药物近年来快速应用于肺癌临床治疗，现已成为中晚期肺癌患者的重要治疗选择。然而，免疫相关不良反应（irAEs）时常发生，且3~4级irAEs可能给患者造成较大身体伤害，需要立即处理。与此同时，irAEs与既往化疗、靶向治疗的毒性不同，对很多医生来讲相对比较陌生。因此，充分认识并学会如何处理irAEs显得尤为重要。本文介绍了一例晚期肺腺癌患者长期使用纳武利尤单抗单药治疗有效的个案病例。该患者在使用纳武利尤单抗治疗期间出现甲状腺功能异常，因此长期使用相关药物加以治疗，使得免疫治疗药物得以长期应用，保证了患者的治疗效果。

二、病史

患者，男性，70岁，因"咳嗽2个月余，加重伴痰中带血20天"于2018年8月入院。患者既往诊断2型糖尿病明确，入院时血糖控制可。吸烟30余年，约20支/天。ECOG/PS评分：1分。

三、临床诊断

胸部增强CT示：右下肺占位（最大层面大小为118 mm×87 mm，形态不规则，呈分叶状，密度不均匀，增强不均匀强化），伴右肺阻塞性炎症，部分层面肿块与食道、胸主动脉分界欠清晰；右肺门淋巴结肿大；右侧第8肋腋后段骨转移（骨质破坏伴软组织肿块影）（图5-3-1）。

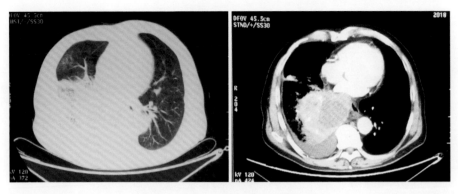

图5-3-1 患者入院时胸部CT检查结果

头颅磁共振成像（MRI）示：左侧额叶占位性病变（直径约0.5 cm），考虑转移性肿瘤（图5-3-2）。

骨扫描示：右侧第8后肋和腰2、腰3椎体及左侧髂骨、右侧股骨转子异常成骨增强灶，考虑肿瘤骨转移可能性大。

经皮肺穿刺活检提示：腺癌。免疫组化提示：TTF-1（+）、Nps-A（+）（图5-3-3）。

基因检测提示：EGFR（-）、ALK（-）、ROS1（-）。

PD-L1检测提示：50%阳性。组织TMB：13.71个/Mb。

最终诊断：

1.右下肺腺癌（cT4N2M1c，ⅣB期）：肺癌脑转移；肺癌骨转移；肺癌胸

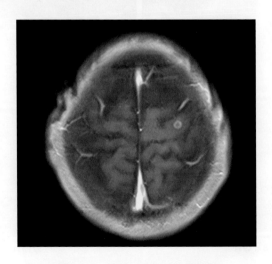

图5-3-2 患者头颅MRI检查结果

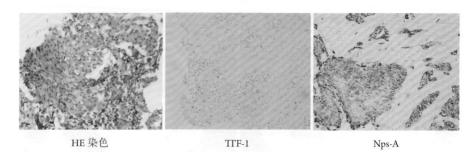

| HE 染色 | TTF-1 | Nps-A |

图5-3-3 免疫组化检测结果

膜转移；多发淋巴结转移；EGFR（－）、ALK（－）、ROS1（－）。

2.2型糖尿病。

四、临床治疗

2018年8月10日，患者一线选用"培美曲塞800 mg+奈达铂120 mg"化疗。化疗后1 d，患者出现心悸症状，心电图检测提示房性心动过速，给予胺碘酮对症治疗后好转。化疗后3 d起，患者出现进行性喘息，劳累后加重，动态胸部X线片检查提示右侧胸腔积液进行性增加。反复给予患者胸腔穿刺抽液术，可引流出较多血性胸腔积液，但右侧胸腔积液均未得到有效改善（图5-3-4）。

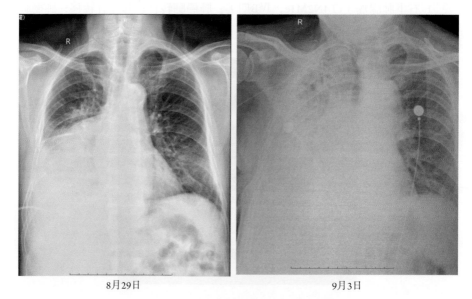

8月29日   9月3日

图5-3-4 化疗后患者胸部X线片动态检查结果

后期右侧胸腔积液逐渐形成严重分隔，胸腔穿刺抽液术引流困难。化疗后10 d，患者呈强迫右侧卧位，一般情况差，PS评分为4分。

因患者检测组织PD-L1阳性，组织TMB高（图5-3-5），经与患者家属充分沟通病情后，在患者家属的强烈要求下，于2018年8月30日，给予患者纳武利尤单抗单药140 mg、ivgtt、q2w。患者经纳武利尤单抗单药治疗后，胸腔积液快速得到控制（图5-3-6）。截至2020年5月，患者共使用纳武利尤单抗单药治疗24个周期，肺部病灶最佳疗效为部分缓解（PR）（图5-3-7），颅内病灶最佳疗效为完全缓解（CR）（图5-3-8）。与此同时，患者长期规律使用唑来膦酸治疗骨转移病灶。

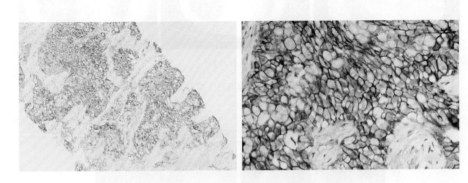

图5-3-5　组织PD-L1检测结果（50%阳性，22C3）

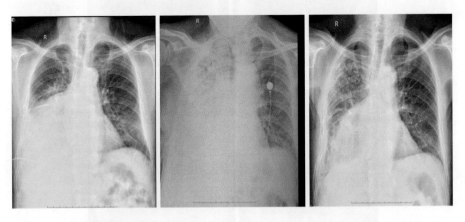

| 2018年8月29日 | 2018年9月3日 | 2018年9月26日 |

图5-3-6　患者免疫治疗（2018年8月30日）之后胸部X线片动态检查结果

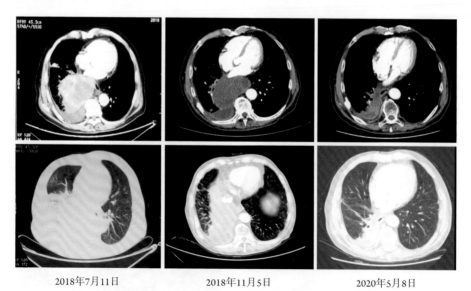

| 2018年7月11日 | 2018年11月5日 | 2020年5月8日 |

图5-3-7　患者免疫治疗（2020年5月）之后胸部CT动态检查结果

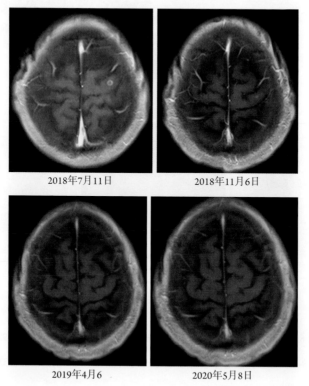

| 2018年7月11日 | 2018年11月6日 |

| 2019年4月6 | 2020年5月8日 |

图5-3-8　患者免疫治疗（2020年5月）之后头颅MRI动态检查结果

五、药物不良反应

患者于2018年8月30日起，接受纳武利尤单抗140 mg、ivgtt、q2w单药治疗。2018年9月12日，患者使用1个周期纳武利尤单抗治疗后，常规检测甲状腺功能提示超敏促甲状腺激素（hTSH）出现显著升高，考虑患者出现继发性甲状腺功能减退，CTCAE 2级。遂在纳武利尤单抗单药治疗的同时，给予患者口服左甲状腺素钠片50 μg/d治疗。经上述药物治疗后，患者自2018年12月—2019年8月，甲状腺功能逐渐恢复正常（图5-3-9）。

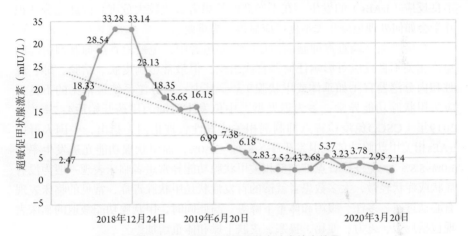

图5-3-9　超敏促甲状腺激素动态检查结果

六、预后与随访

截至2020年5月，患者共接受纳武利尤单抗（140 mg）治疗24个周期。肺部病灶最佳疗效为PR（图5-3-7），颅内病灶最佳疗效为CR（图5-3-8）。截至2020年5月，患者甲状腺功能恢复正常（图5-3-9）。

七、亮点与不足

本病例诊治的亮点如下：①甲状腺功能异常是常见的irAEs（发生率为5%~10%），该病例在使用纳武利尤单抗治疗后，发生甲状腺功能减退。在给予针对性药物治疗的同时，可考虑继续给予患者免疫治疗。②PD-L1阳性、TMB高的肺癌脑转移患者可能能从免疫治疗中获益。③PS评分低并不是免疫治疗的绝对禁忌证。

不足如下：未采用免疫联合放疗等治疗手段对患者肺部以及颅内病灶进行综合治疗。

八、总结与反思

随着2015年首个PD-1抑制剂在日本上市，免疫检查点抑制剂相关药物近年来呈现井喷之势，国内外已有多种药物上市，成为很多晚期肺癌患者的重要治疗选择。然而，免疫检查点抑制剂不良反应较少、表现隐匿且不固定等特点被部分医生和患者误认为没有不良反应，常常忽略其相关不良反应，即免疫相关不良反应（irAEs）的发生，在不经意间给患者造成较大危害。因此充分认识并学会如何处理免疫相关不良反应显得尤为重要。

在接受免疫检查点抑制剂治疗的肺癌患者中，免疫检查点抑制剂引起的免疫相关不良反应可影响任何器官或组织，但最常影响皮肤、结肠、肺、肝脏和内分泌器官（如垂体或甲状腺）[1]。其中，内分泌系统最常见的不良反应为甲状腺功能异常，多为迟发型，中位发生时间为用药开始后4~7周[2]。2019年《CSCO免疫检查点抑制剂相关的毒性管理指南》指出，中国人群中irAEs相关甲状腺功能减退发生率为8.3%~32.0%，而甲状腺功能亢进发生率为1.0%~5.8%[3]。免疫检查点抑制剂相关甲状腺功能异常患者临床表现一般为没有症状或症状轻微，大多数患者就诊的首发症状是甲状腺毒症，常见的临床表现有心动过速、多汗、腹泻和体重下降等。与此同时，甲状腺功能减退的临床表现包括疲劳、乏力、便秘、畏寒、皮肤干燥和体重增加[4]。

针对免疫检查点抑制剂相关甲状腺功能异常患者的诊断，使用甲状腺功能检测有助于判断患者的甲状腺功能状态。由于目前在免疫检查点抑制剂治疗前患者常规检测甲状腺功能，免疫检查点抑制剂诱发的甲状腺功能异常通常在早期可被诊断，但时常仍有免疫检查点抑制剂相关甲状腺功能异常被忽略的情况发生。尽管大多数甲状腺功能异常患者临床症状轻微，极少数患者需要停止免疫检查点抑制剂治疗，但是仍有免疫检查点抑制剂治疗诱发甲状腺危象或严重甲状腺功能减退的情况。因此，在免疫检查点抑制剂治疗前和开始治疗的前5个周期的每次用药前均应该检测甲状腺功能，此后每次评估病情时也需要关注甲状腺功能异常的相关症状。

对于免疫检查点抑制剂相关甲状腺功能异常患者的治疗，具体如下：通常上述患者甲状腺功能异常的程度较低，一般不需要停止使用免疫检查点抑制剂。但对于≥3级的甲状腺功能异常事件是否需要暂停免疫治疗，不同指南的推荐不同：2017癌症免疫治疗学会（SITC）和2018美国临床肿瘤学会（ASCO）指南建议暂停ICIs治疗；2019 CSCO和2020 NCCN指南并未强调需要停用ICIs治疗[3,5-7]。与此同时，如果患者TSH受体抗体阳性或甲状腺吸碘功能亢进，则需给予抗甲状腺药物治疗（如甲巯咪唑）[4]。如果患者出现甲状腺功能减退，应停用β受体阻滞剂，并补充L-T4维持甲状腺功能正常。该病例在判断发生免疫检查点抑制剂相关甲状腺功能异常CTCAE 3级不良事件后，及时停止了免疫检查点抑制剂的使用，待患者症状明显改善、甲状腺功能指标恢复后才继续给予免疫检查点抑制剂治疗，最后获得了比较好的肿瘤治疗效果。

近年来，免疫检查点抑制剂在癌症治疗方面取得了前所未有的进展，其低毒、适应证广泛、可获得长期生存等特点使其被广泛应用。然而，随之而来的免疫治疗相关不良事件值得临床医生们警惕。甲状腺功能异常是相对高发的免疫治疗相关不良事件，需要我们在使用免疫检查点抑制剂的过程中给予高度关注。关于甲状腺功能异常的管理建议见表5-3-1。

表5-3-1　2019年《CSCO免疫检查点抑制剂相关的毒性管理指南》中关于甲状腺功能异常的管理建议[3]

分级	描述	Ⅰ级推荐	Ⅱ级推荐	Ⅲ级推荐
甲状腺功能减退				
G1	无症状：只需临床或诊断性检查；无需治疗	• 继续ICIs治疗	• 监测TSH及游离T4，每4~6周1次 • 如确诊为中枢性甲状腺功能减退，参照垂体炎治疗	
G2	有症状：需要行甲状腺激素替代疗法；日常使用工具受限	• 继续ICIs治疗 • TSH升高（>10 μIU/mL），补充甲状腺素	• 监测TSH及游离T4，每4~6周1次 • 请内分泌科会诊 • 如确诊为中枢性甲状腺功能减退，参照垂体炎治疗	
G3	严重症状：个人自理能力受限；需要住院治疗			
G4	危及生命；需要紧急干预			
甲状腺功能亢进				
G1	无症状：只需临床或诊断性检查；暂无需治疗	• 继续ICIs治疗，如果有症状，使用普萘洛尔、美替洛尔或者阿替洛尔口服缓解症状 • 4~6周后复查TFTs：如果已经缓解，不需要进一步治疗；如果TSH仍然低于正常值，游离T4/总T3升高，建议行4 h或24 h摄碘率检查以明确是否有甲状腺功能亢进或Graves病等	• 甲状腺功能亢进通常会发展为甲状腺功能减退，监测血清TSH水平，如果TSH>10 μIU/mL，则开始补充甲状腺素	
G2	有症状：需要行甲状腺激素抑制治疗；影响使用工具性日常生活活动			
G3	严重症状：个人自理能力受限；需要住院治疗			
G4	危及生命；需要紧急干预			

参考文献

[1] Postow MA, Sidlow R, Hellmann MD. Immune-Related Adverse Events Associated with Immune Checkpoint Blockade[J]. N Engl J Med, 2018, 378(2): 158-168.

[2] Martins F, Sofiya L, Sykiotis GP, et al. Adverse effects of immune-checkpoint inhibitors: epidemiology, management and surveillance[J]. Nat Rev Clin Oncol, 2019, 16(9): 563-580.

[3] 中国临床肿瘤学会指南工作委员会. 中国临床肿瘤学会免疫检查点抑制剂血管的毒性管理指南[M]. 北京: 人民卫生出版社, 2019.

[4] 段炼, 王林杰, 斯晓燕, 等. 免疫检查点抑制剂相关内分泌不良反应的临床诊治建议[J]. 中国肺癌杂志, 2019, 22(10): 649-652.

[5] Puzanov I, Diab A, Abdallah K, et al. Managing toxicities associated with immune checkpoint inhibitors: consensus recommendations from the Society for Immunotherapy of Cancer (SITC) Toxicity Management Working Group[J]. J Immunother Cancer, 2017, 5(1): 95.

[6] Brahmer JR, Lacchetti C, Schneider BJ, et al. Management of Immune-Related Adverse Events in Patients Treated With Immune Checkpoint Inhibitor Therapy: American Society of Clinical Oncology Clinical Practice Guideline[J]. J Clin Oncol, 2018, 36(17): 1714-1768.

[7] Thompson JA, Schneider BJ, Brahmer J, et al. Management of Immunotherapy-Related Toxicities, Version 1.2019[J]. J Natl Compr Canc Netw, 2019, 17(3): 255-289.

（韩睿，中国人民解放军陆军特色医学中心）

点评：甲状腺功能减退表现隐匿，密切观察甲状腺功能的变化是必要的

被点评病例

病例3 一例肺癌免疫治疗病例分享——甲状腺功能"变脸"

点评内容

免疫检查点抑制剂治疗对内分泌腺体的不良反应在免疫治疗中是较为常见的，其中以甲状腺组织受损较为多见。有研究认为，免疫检查点抑制剂可以引起免疫性甲状腺炎，其表现与桥本甲状腺炎十分类似，绝大多数患者呈慢性渐进过程，主要表现甲状腺功能减退相关症状与体征。少数患者可能由于甲状腺急性损害出现甲状腺细胞破坏后甲状腺激素短期内释放入血而出现一过性甲状腺功能亢进的现象，但是由于甲状腺组织免疫性损害最终会出现甲状腺功能减退。该病例就是比较典型的甲状腺功能"变脸"的例子。

免疫检查点抑制剂相关甲状腺功能异常以甲状腺功能减退为最终结局，通常临床表现均较为隐匿，不被重视，有些患者直到出现了严重甲状腺功能减退，特别是甲状腺功能减退性心脏病及心力衰竭与神志异常后才引起重视。因此对于免疫检查点抑制剂治疗的患者需要密切观察其甲状腺功能的变化，及时了解并做相应处理。

本例高度疑似免疫检查点抑制剂治疗后甲状腺功能"变脸"的患者，但是要明确是否"变脸"，我们可以暂时停用抗甲状腺药物进行观察，如停药后2周左右仍为甲状腺功能减退则基本考虑甲状腺功能"变脸"。如最终明确为甲状腺功能减退，可以停用抗甲状腺药物，单用左旋甲状腺素即可。

免疫检查点抑制剂对内分泌腺的毒性可以是单腺体的，也可以是多腺体的。单腺体以甲状腺最多见，也可以合并垂体、肾上腺、胰腺及性腺的损害。因此，对接受免疫检查点抑制剂治疗的患者，可给予相关腺体激素水平的测定。如合并垂体或肾上腺损害时，由于皮质功能减退容易危及患者生命，诊疗团队需要及时进行激素替代治疗。

点评专家

李必迅，广西医科大学附属肿瘤医院。

病例4　一例免疫治疗相关下垂体炎病例诊治分享

一、摘要

　　该病例为一例72岁子宫内膜腺癌合并左肺转移患者，ECOG状态2级，于2018年6月11日—2019年3月6日接受纳武利尤单抗180 mg治疗，每2周1次，共治疗19个周期，多次复查CT显示肺部肿瘤逐渐缩小。2019年2月12日使用纳武利尤单抗第8个月后开始出现乏力、疲惫、纳差、恶心、腹胀、头晕、水肿等不适症状。检查结果示血促肾上腺皮质激素（ACTH）、8 am血浆皮质醇和24 h尿皮质醇均下降。2月27日，开始接受甲泼尼龙40 mg/d治疗，症状缓解，甲泼尼龙剂量每周减少2~4 mg，直至4 mg/d维持治疗。11月13日复查胸部CT显示左肺肿瘤较前增大，于11月28日继续使用纳武利尤单抗180 mg治疗至2020年3月，复查CT显示肿瘤缩小。

二、病史

　　患者，女性，72岁，因"咳嗽、咳痰3个月余，胸痛1天"于2018年5月2日入院。2011年患者曾因子宫内膜癌接受"子宫卵巢附件切除+淋巴结清扫术"，术后接受放疗8次，因出现便血，不能耐受放疗而结束治疗。有"直肠腺瘤内镜治疗术、胆囊肿切除术"病史。

三、临床诊断

　　患者因出现咳嗽症状于2018年1月5日接受CT检查，结果示：左舌叶肿块，大小为3.6 cm×3.9 cm×7.7 cm。入院后，2018年5月3日接受PET/CT检查示：左肺上叶舌段近肺门区不规则软组织肿块，相应支气管截断，远端肺不张，密度欠均匀，PET于相应部位可见不规则环形团块状放射性异常浓聚影，最大截面大小为8.8 cm×5.6 cm，最大标准摄取值（SUVmax）为12.5，考虑为恶性肿瘤病灶（图5-4-1）。2018年5月11日接受电子支气管镜检查：左舌叶支气管新生物堵塞。结合活检病理检查结果、免疫组化结果和病史，考虑子宫内膜腺癌肺转移。IHC：CK20（−）、TTF-1（−）、Napsin A（−）、CK7（局灶+）、ER（+）、PR（+）、CDX2（−）、Pax-8（+）。

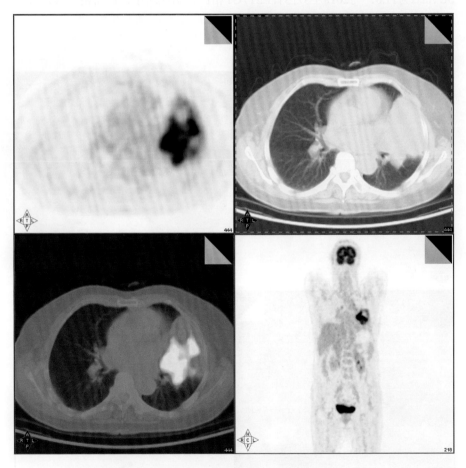

图5-4-1　PET/CT检查资料（2018年5月3日）

四、临床治疗

患者于2018年6月11日—2019年3月6日接受纳武利尤单抗180 mg治疗，每2周静脉注射1次，总共19个周期。

五、疗效与不良反应

患者接受免疫治疗后多次复查CT显示左上叶舌段肿瘤逐渐缩小。2019年5月15日PET/CT示：左肺上叶舌段近肺门区不规则软组织肿块，PET于相应部位可见不规则环形团块状放射性异常浓聚影，最大截面大小为3.7 cm×2.2 cm，SUVmax为11.6，与2018年5月3日PET/CT相比，病灶缩小，代谢稍减低，考虑为恶性肿瘤治疗后仍有残留（图5-4-2）。

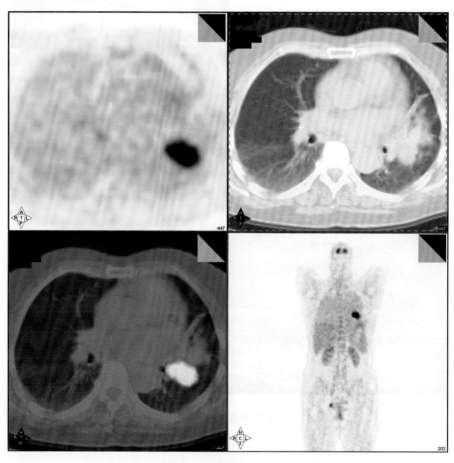

图5-4-2　PET/CT检查资料（2019年5月15日）

　　患者于2019年2月12日接受第18个周期纳武利尤单抗治疗后，出现乏力、疲惫、纳差、恶心、腹胀、头晕、水肿等不适症状。检查结果示垂体-肾上腺轴激素水平下降，血促肾上腺皮质激素（ACTH）6.09 pg/mL↓（参考值：7.2~63.3 pg/mL），8 am血浆皮质醇13.39 nmol/L↓（参考值：185~624 nmol/L），24 h尿皮质醇36 nmol/24h↓（参考值：160~1 112 nmol/24h）。甲状腺功能：FT4稍下降7.07 pmol/L，TSH、TT3、TT4和FT3正常。生殖激素六项均正常。2019年2月15日垂体MRI示：垂体右侧份似见T1低强化影，T2显示欠清晰，直径约4 mm，垂体右侧份可疑异常信号，微腺瘤与伪影相鉴别。分别于2019年9月1日和11月1日复查垂体/鞍区MRI均未见异常。2月26日复查ACTH<1.00 pg/mL，8 am皮质醇7.06 nmol/L，诊断考虑免疫相关垂体炎。于2019年2月27日予每天静脉注射激素甲泼尼龙40 mg治疗，2019年3月6日予纳武利尤单抗治疗后停用免疫治疗。经激素替代治疗后患者症状逐渐改善，一周后开始减少为36 mg/d口服，其间检测尿量增多，最多达4 650 mL/24h，但之后逐渐恢复至正常尿量。随访复查ACTH和8 am血浆皮质醇均低于正常水平（表5-4-1~表5-4-2、图5-4-3~图5-4-4），但激素维持治疗下症状基本缓解。

表5-4-1　血促肾上腺皮质激素（ACTH）检查结果

时间		ACTH（pg/mL）	参考值
2019年	2月13日	6.09	7.2~63.3 pg/mL
	2月15日	4.18	
	2月19日	1.24	
	2月26日	<1.00	
	3月27日	1.57	
	4月11日	1.81	
	5月5日	1.3	
	5月24日	1.49	
	8月14日	2.09	
	11月13日	<1.00	

表5-4-2　8 am血浆皮质醇检查结果

时间		皮质醇（nmol/L）	参考值
2019年	2月13日	11.09	185~624 nmol/L
	2月15日	7.78	
	2月19日	12.62	
	2月27日	7.06	
	3月27日	12.96	
	4月11日	16.81	
	5月5日	22.65	
	11月13日	7.92	
	12月1日	19.28	
2020年	3月28日	8.25	

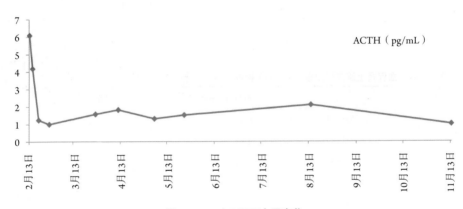

图5-4-3　血ACTH水平变化

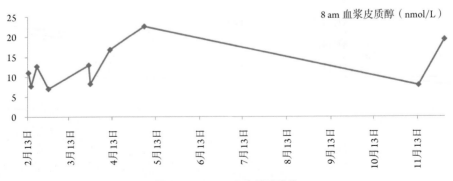

图5-4-4　8 am血皮质醇变化

六、预后与随访

　　患者出院后继续口服甲泼尼龙治疗，每周减少4 mg，5月1日开始减少至4 mg/d。患者期间曾试服2 mg/d，出现乏力症状，保持4 mg/d时乏力消失，维持治疗，同时服用钙片、骨化三醇、法莫替丁对症治疗。2019年11月13日复查胸部CT示：左肺上叶肿块较前增大，大小为56 mm×42 mm（图5-4-5）。于2019年11月28日开始再次每两周给予纳武利尤单抗180 mg治疗直至2020年3月31日。2020年3月29日复查胸部CT示：与2019年11月13日检查比较左肺上叶舌段见软组织肿块影，较前稍有缩小，现约44 mm×38 mm（图5-4-6）。诊治过程见图5-4-7。

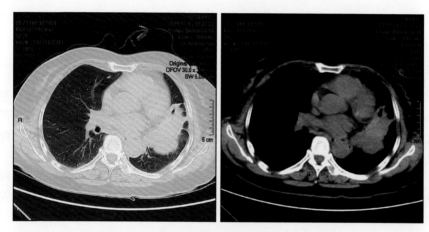

图5-4-5　胸部CT影像学资料（2019年11月13日）

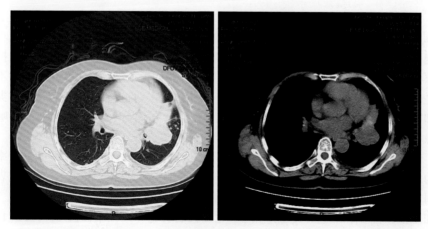

图5-4-6　胸部CT复查结果（2020年3月29日）

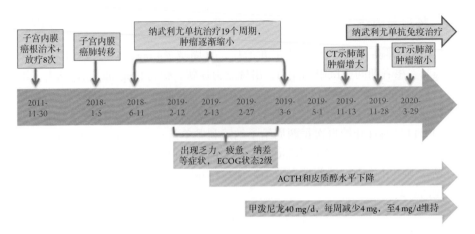

图5-4-7 诊治流程图

七、亮点与不足

本例展示了一例肿瘤免疫治疗相关垂体炎的诊治过程，患者出现症状后及时确诊，使用激素替代治疗，获得了较好的治疗效果，避免了肾上腺危象等严重并发症的出现。在停用免疫治疗一段时期后肿瘤继续增长，在激素替代"保驾护航"下继续肿瘤免疫治疗获得益处。

本病例的不足之处：在肿瘤免疫治疗前后缺乏内分泌系统不良事件发生风险的全面评估以及系统管理，同时，在如何平衡肿瘤免疫治疗与其内分泌并发症处理方面需更多经验和循证依据。

八、总结与反思

肿瘤免疫治疗是一种创新性治疗方法，在一些晚期恶性肿瘤治疗中取得了卓越的疗效。其作用机制是通过免疫检查点抑制剂（ICIs）阻断抑制T细胞功能的负调节因子来增强抗肿瘤作用。现有ICIs包括细胞毒性T淋巴细胞相关抗原4（CTLA-4）抑制剂和PD-1/PD-L1抑制剂。肿瘤免疫治疗导致免疫耐受性不平衡及免疫检查效应减弱，可能引起一系列免疫相关性不良反应，包括垂体炎和甲状腺功能紊乱等，这些内分泌系统不良反应若不及时发现和治疗，会影响患者的肿瘤治疗甚至危及生命[1]。

不同的免疫治疗药物引起的垂体炎发生率不同，CTLA-4抑制剂的发生率为3.2%，PD-1/PD-L1抑制剂的发生率较低，分别为0.4%和<0.1%[2]。一项研究表明，对垂体中表达高水平CTLA-4的患者使用CTLA-4阻断抗体可通过Ⅳ型（T细胞依赖性）和Ⅱ型（IgG依赖性）免疫机制引起坏死性垂体炎[3]，但PD-1/PD-L1抑制剂所致垂体炎的发生机制尚不明确。CTLA-4抑制剂诱导的垂体炎通

常发生在治疗4~10周后[4]，PD-1/PD-L1抑制剂所致垂体炎最长可在治疗后11个月发生[5]。免疫治疗相关性垂体炎临床表现缺乏特异性，可为低钠血症、低血糖或低血压，或是仅有乏力、食欲不振等非特异性表现。实验室检查表现为特异性ACTH缺乏，而其他与垂体功能相关的器官如性腺和甲状腺的功能多无异常。在MRI检查时急性期垂体常呈弥漫性增大，伴或不伴有叶柄增厚，随后垂体逐渐变小，但是正常的脑垂体成像并不排除其诊断[4]。本例患者在纳武利尤单抗治疗8个月后出现乏力、疲惫、纳差、恶心、腹胀、头晕、水肿等不适症状，无明显低钠、低血糖或低血压，促甲状腺激素（TSH）正常，性腺轴激素水平也正常。本例垂体MRI未见异常，主要根据ACTH和皮质醇等指标诊断。免疫治疗所致的垂体炎一经确诊应立即予激素替代治疗，避免肾上腺皮质危象的发生。免疫相关性垂体炎促肾上腺皮质轴的衰竭通常是永久性的，需要持续的糖皮质激素替代治疗[4,6]。本例患者即使经过激素替代治疗后，症状明显改善，但ACTH和皮质醇水平也一直未能恢复正常水平。美国临床肿瘤学会（ASCO）和美国国立综合癌症网络（NCCN）联合发布的《免疫检查点抑制剂治疗相关不良事件管理指南》推荐，在出现免疫治疗相关垂体炎后应停止免疫治疗，直至类固醇替代治疗后症状消退，在每日口服类固醇剂量<10 mg可以控制症状后，可以考虑恢复免疫治疗[7]。本例患者在甲泼尼龙治疗9个月后CT复查发现其肺部肿块增大，恢复了肿瘤免疫治疗，虽然检查ACTH和皮质醇水平仍低，但甲泼尼龙4 mg/d维持治疗下患者无明显症状，4个月后复查CT示肺部肿块有所缩小。

综上所述，对于接受肿瘤免疫治疗的患者，需全面评估内分泌系统不良事件发生的风险；在治疗过程中，应密切观察患者的临床症状和定期监测各垂体轴激素水平，及时发现不良事件，根据指南决定是否行激素替代治疗，并根据不良反应程度和治疗效果决定患者是否继续接受肿瘤免疫治疗。

参考文献

[1] González-Rodríguez E, Rodríguez-Abreu D, Spanish Group for Cancer Immuno-Biotherapy (GETICA). Immune Checkpoint Inhibitors: Review and Management of Endocrine Adverse Events[J]. Oncologist, 2016, 21(7): 804-816.

[2] Barroso-Sousa R, Barry WT, Garrido-Castro AC, et al. Incidence of Endocrine Dysfunction Following the Use of Different Immune Checkpoint Inhibitor Regimens: A Systematic Review and Meta-analysis[J]. JAMA Oncol, 2018, 4(2): 173-182.

[3] Caturegli P, Dalmazi GD, Lombardi M, et al. Hypophysitis Secondary to Cytotoxic T-Lymphocyte-Associated Protein 4 Blockade: Insights into Pathogenesis from an Autopsy Series[J]. Am J Pathol, 2016, 186(12): 3225-3235.

[4] de Filette J, Andreescu CE, Cools F, et al. A Systematic Review and Meta-Analysis of Endocrine-Related Adverse Events Associated with Immune Checkpoint Inhibitors[J]. Horm

Metab Res, 2019, 51(3): 145-156.

[5] Kitajima K, Ashida K, Wada N, et al. Isolated ACTH deficiency probably induced by autoimmune-related mechanism evoked with nivolumab[J]. Jpn J Clin Oncol, 2017, 47(5): 463-466.

[6] Faje AT, Sullivan R, Lawrence D, et al. Ipilimumab-induced hypophysitis: a detailed longitudinal analysis in a large cohort of patients with metastatic melanoma[J]. J Clin Endocrinol Metab, 2014, 99(11): 4078-4085.

[7] Brahmer JR, Lacchetti C, Schneider BJ, et al. Management of Immune-Related Adverse Events in Patients Treated With Immune Checkpoint Inhibitor Therapy: American Society of Clinical Oncology Clinical Practice Guideline[J]. J Clin Oncol, 2018, 36(17): 1714-1768.

（何正强，深圳市人民医院）

点评：免疫治疗相关垂体炎——容易忽视的免疫相关内分泌系统不良反应

被点评病例

病例4　一例免疫治疗相关下垂体炎病例诊治分享

点评内容

该患者为老年女性，有子宫内膜癌手术治疗史，术后7年发现肺转移，接受纳武利尤单抗单药免疫治疗19个周期，肺部转移瘤逐渐缩小，肿块SUV值减低，获得了较好的治疗效果。免疫治疗第8个月的时候患者出现乏力、疲惫、纳差等不适症状，ACTH、血浆皮质醇和24 h尿皮质醇等垂体-肾上腺轴激素水平下降，垂体MRI未见明显异常，垂体-甲状腺轴和性腺轴激素水平基本正常，考虑患者合并免疫治疗相关垂体炎的不良反应。使用激素替代治疗后垂体炎症状缓解，但ACTH和皮质醇一直未能恢复正常水平。患者在低剂量激素维持治疗下可保持病情稳定，复查胸部CT发现肺部肿瘤进展增大，恢复使用纳武利尤单抗治疗后CT检查示肿瘤再次缩小。

免疫治疗相关垂体炎发病率不高，CTLA-4抗体中多见，而PD-1抑制剂中的发生率仅为0.4%。因不同垂体轴激素缺乏的患者表现出不同的临床症状，在PD-1/PD-L1抑制剂所致垂体炎患者中常表现为垂体-肾上腺轴激素缺乏，临床表现常为头痛（94.1%）、疲劳（58.8%）、厌食症（23.5%）、低钠血症（47%），这些症状往往缺乏特异性，临床上容易被忽视从而造成漏诊。在影像学表现上，PD-1/PD-L1抑制剂治疗所致垂体炎也与CTLA-4抑制剂不同，头颅/垂体MRI检查一般无明显的垂体增大表现，所以头颅/垂体MRI检查正常并不能排除垂体炎。2级或3级症状性垂体炎一经确诊应暂停免疫治疗，并予激素替代治疗，待临床症状缓解后可继续使用免疫治疗，如出现4级不良反应则应永久停用免疫治疗。本例的亮点是患者出现2级垂体炎不良反应后得到及时诊断和治疗，并且获得了良好的临床疗效。不足之处是在使用免疫治疗前和治疗初期没有全面系统监测患者内分泌腺体功能。对于轻-中度不良反应，可考虑低剂量激素替代治疗下临床症状控制稳定后再密切监测内分泌激素水平即可考虑恢复肿瘤免疫治疗，本例患者是在肿瘤增大后才恢复肿瘤免疫治疗的，这也是本例诊疗过程中的一点瑕疵。

点评专家

吴迪，深圳市呼吸疾病研究所、深圳市人民医院。

病例5 一例免疫治疗相关垂体炎的早期识别和治疗

一、摘要

该病例为一例68岁晚期肺腺癌患者，无驱动基因突变，先后接受化疗、抗血管生成治疗后出现进展，接受二次活检，活检病理提示PD-L1表达阳性（22C3）约15%，改接受10个周期信迪利单抗免疫治疗（试验用药），多次复查评价为疾病稳定（SD）。接受第10个周期免疫治疗后，患者出现纳差、乏力、发热、腹痛、休克，检查结果示：血肌酐升高，尿皮质醇和血皮质醇减低，促肾上腺皮质激素（ACTH）减低，垂体增强MRI示垂体斑片状异常信号影合并垂体柄增粗，考虑为免疫性垂体炎可能。诊断为免疫相关垂体炎后，停用免疫治疗，及时给予激素治疗及生命支持治疗后病情好转。

二、病史

患者，男性，68岁，因确诊左肺腺癌5年余，发热、乏力、腹痛5 d入院。

患者吸烟史30年，20支/天，吸烟指数为600年支。

患者于2014年10月曾因"声嘶、胸背痛4个月"就诊，查胸部增强CT提示"左肺上叶病灶，伴邻近肋骨骨质吸收破坏，右肺中叶结节，转移瘤待排；左肺门及纵隔多发淋巴结肿大"。支气管镜检查结果示：镜下见声门闭合障碍，左主支气管下段、左上叶、左固有上叶、左舌叶开口弥漫恶性肿瘤侵犯（图5-5-1）；活检提示低分化腺癌，EGFR、ALK-D5F3（－）。全身骨显像提示左侧第3、4后肋骨转移灶。

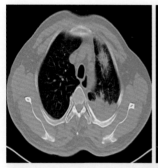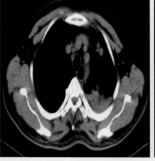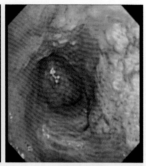

图5-5-1 胸部CT和支气管镜检查结果（2014年10月）

三、临床诊断

患者，老年男性，有长期大量吸烟史，CT提示左肺上叶尖后段占位，气管镜活检提示低分化腺癌，诊断为"左上肺低分化腺癌[T4N2M1c，ⅣB期，EGFR、ALK-D5F3（-）]"：①右肺转移；②左肺门及纵隔多发淋巴结转移；③左侧喉返神经侵犯；④多发肋骨转移。

四、临床治疗

对该患者一线予以"培美曲塞+奥沙利铂"化疗4个周期，培美曲塞单药维持治疗4个周期，后复查示肿瘤进展，再次予以"培美曲塞联合卡铂"化疗2个周期，"贝伐珠单抗+培美曲塞+顺铂"治疗4个周期，后规律予以贝伐珠单抗单药维持治疗35个周期，但多次复查CT提示肿瘤缓慢进展，其间间断追加培美曲塞联合卡铂化疗6个周期。图5-5-2示2019年3月胸部CT检查结果。

2019年3月2日，对患者行二次活检，行B超引导下左上肺穿刺活检，病理提示腺癌，PD-L1表达阳性（22C3）约15%。经取得患者及家属同意后，行10个周期信迪利单抗免疫治疗（试验用药），定期复查CT提示疗效为PR（图5-5-3）。

五、病史

2019年10月14日，患者接受第10个周期信迪利单抗免疫治疗，11月7日，患者无明显诱因出现纳差、乏力，伴发热，体温最高达39℃，伴腹痛，无头痛、意识障碍，无咳嗽、咳痰。11月12日，于我科ICU住院。

查体：神志清楚，休克血压，去甲肾上腺素（0.8 mg/h）维持下血压为

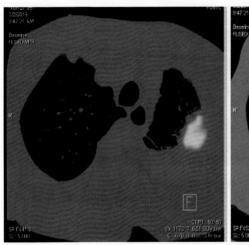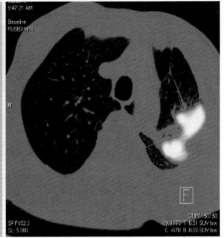

图5-5-2 胸部CT检查资料（2019年3月）

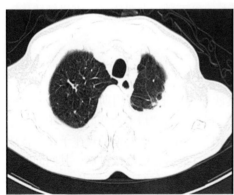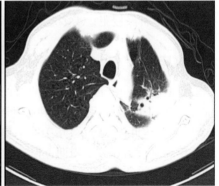

图5-5-3 胸部CT复查结果（2019年9月）

88/44 mmHg，心率增快（132次/分），双肺呼吸音减弱，双侧肺未闻及干湿啰音，无胸膜摩擦音。

患者住院后完善相关检查。血常规示：白细胞33.48×10^9/L，淋巴细胞0.90×10^9/L，红细胞3.24×10^{12}/L，血红蛋白102.00 g/L，血小板104.00×10^9/L，超敏肌钙蛋白I定量5.18 ng/mL，肌红蛋白定量>1 000.00 ng/mL。电解质示：氯离子107.00 mmol/L，钾离子4.71 mmol/L，钠离子146.00 mmol/L。肾功能示：尿素27.00 mmol/L，肌酐680.00 μmol/L，尿酸523.00 μmol/L。感染两项：降钙素原114.75 ng/mL，C反应蛋白194.03 mg/L；前-脑利尿肽>35 000.00 pg/mL。

床旁胸部X线片提示：①符合左肺上叶周围型肺癌合并阻塞性炎症，病灶密度较前稍减低；②左肺门增大及右上纵隔增宽，考虑淋巴结转移，较前无明显变化；③左侧第2~4肋骨骨质改变，考虑骨转移瘤，建议结合其他检查（图5-5-4）。

给予美罗培南抗感染，去甲肾上腺素升压、补液扩容等治疗，但患者休克症状改善不明显。考虑患者存在肾上腺皮质功能不全可能，进一步完善内分泌功能相关检测。

甲状腺功能三项示FT3为1.90 pg/mL。性激素六项未见明显异常。

促肾上腺皮质激素<1.00 pg/mL[参考范围：7~10时（7.20~63.30）]。

皮质醇（次日8时）1.00 μg/dL；皮质醇（次日2时）0.99 μg/dL；皮质醇（当日20时）1.02 μg/dL；皮质醇（当日16时）1.21 μg/dL；皮质醇（当日8时）1.70 μg/dL；皮质醇（当日0时）2.41 μg/dL[参考范围：7~9时（5.27~22.45）；15~17时（3.44~16.76）]。

2019年11月23日，全腹+胸部CT示：左肺上叶尖后段占位性病变，考虑周围型肺癌合并周围阻塞性肺炎可能，范围较前略缩小（4.0 cm×2.0 cm），左侧第2~4后肋骨、左侧髂骨转移，右肺转移大致同前，纵隔及左肺门稍大淋巴结转移同前（图5-5-5）。

11月29日，垂体增强MRI扫描（3T）示：①垂体斑片状异常信号影合并垂体柄增粗，考虑为免疫性垂体炎可能；②双侧筛窦、额窦及乳突炎症（图5-5-6）。

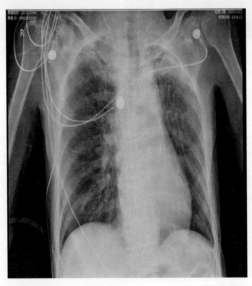

图5-5-4　床旁胸部X线片检查结果（2019年11月7日）

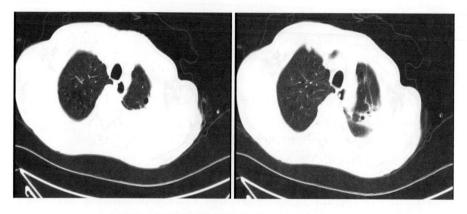

图5-5-5　胸部CT资料（2019年11月23日）

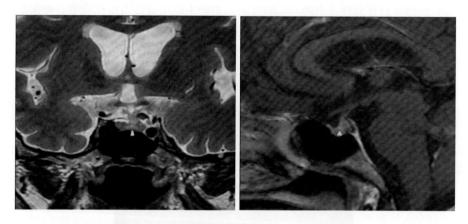

图5-5-6　垂体增强MRI资料（2019年11月29日）

六、临床诊断

患者在接受免疫治疗30周后出现纳差、乏力、发热、腹痛、休克，予抗感染及补液治疗效果不佳，检查结果示皮质醇降低、ACTH降低，腹部CT未见肾上腺病变，垂体增强MRI提示垂体斑片状异常信号影合并垂体柄增粗，明确诊断为免疫相关垂体炎。患者出现休克症状等危及生命的情况，有紧急干预的指征。

七、临床治疗

经内分泌科专科会诊，并给予氢化可的松（每6小时50 mg，2019年11月18日—21日；每12小时50 mg，2019年11月22日—24日；每天50 mg，2019年11

月25日—29日）抗炎并补充糖皮质激素，患者休克症状逐渐改善，停用升压药物，纳差、乏力、发热等症状消失，复查血肌酐恢复至基线水平。

八、预后和随访

因为医院药房无氢化可的松口服制剂，患者出院后改用泼尼松替代治疗（25 mg，2019年11月30日—12月6日；20 mg，2019年12月7日—14日；15 mg，2019年12月15日—17日；12.5 mg，2019年12月17日—2020年12月）。

截至2020年12月，患者接受长期激素替代治疗，未再进行抗肿瘤治疗，定期复查提示肿瘤稳定，免疫治疗后出现严重不良反应的同时也得到了长期益处（图5-5-7）。

后续多次复查皮质醇均显示已恢复正常，2020年5月，患者复查垂体增强MRI扫描（3T）结果显示：①原垂体内斑片状异常信号影像未见明确显示；②垂体柄未见明确增粗（图5-5-8）。

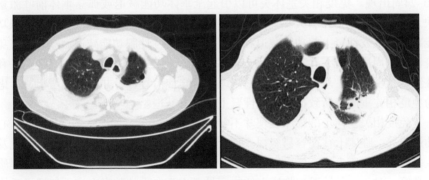

图5-5-7 胸部CT复查结果（2020年5月）

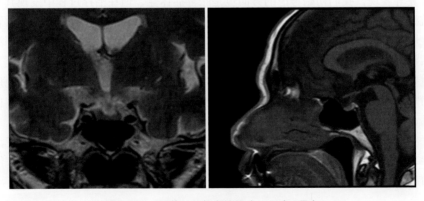

图5-5-8 垂体MRI复查结果（2020年5月）

九、总结与反思

在过去的几年，免疫治疗已经成为肺癌治疗的一个新的强有力手段。但免疫治疗在带来益处的同时，也引起了诸多的免疫相关不良反应（irAEs）。IrAEs可以累及全身多个器官和系统，比如皮肤、结肠、肝脏、肺、内分泌系统（垂体、甲状腺、肾上腺）、神经系统、心血管系统等。部分严重的irAEs如果没能得到及时的识别和处理，可能危及生命。

本例展示了一例肺腺癌患者使用免疫治疗后出现少见的严重免疫相关垂体炎，患者出现顽固性休克，经积极抗感染及补液治疗效果不佳，最终通过内分泌激素检测及垂体MRI检测证实为免疫相关垂体炎，经过停药、激素替代治疗后好转，复查MRI提示垂体病灶好转。此外，患者停用免疫治疗后仍然可获得持续的免疫治疗疗效。

免疫相关垂体炎在PD-1/PD-L1抑制剂治疗患者中较为罕见（<1%），更常见于CTLA-4抗体治疗后的患者，如伊匹单抗治疗后的患者更易出现免疫性垂体炎，发生率为1.5%~17.0%。PD-1/PD-L1抑制剂治疗相关垂体炎多在治疗后10~24周出现。免疫相关垂体炎可以引起全垂体功能减退或孤立垂体前叶激素缺乏，伴或不伴垂体增大。垂体炎可导致垂体功能减退，包括继发性甲状腺功能减退、继发性肾上腺功能减退和低促性腺激素性性腺功能减退。该患者在免疫治疗30周后出现，检查结果示皮质醇、ACTH水平减低，而甲状腺素水平和性激素水平正常，垂体MRI显示垂体斑片状异常信号影合并垂体柄增粗，考虑为免疫相关垂体炎所致孤立继发性肾上腺功能减退。

免疫相关垂体炎的临床表现并不特异，多为头痛、乏力、恶心、呕吐、心动过速等，临床上往往容易忽视。部分垂体炎严重者可出现肾上腺危象，危及生命，典型临床表现有低血压或休克、发热、恶心、呕吐、意识障碍、电解质紊乱等。对于这种情况，临床上往往容易考虑为严重的脓毒血症而忽视了垂体炎所致的肾上腺危象。本例患者出现了发热、乏力、恶心、呕吐、心动过速、休克等表现，我们初始考虑的方向也是脓毒症休克，但在治疗过程中发现其对抗感染和补液扩容反应欠佳时，我们第一时间便意识到免疫相关垂体炎所致肾上腺危象的可能，进而完善了皮质醇和垂体MRI检查并得以证实，最终使用激素治疗使得患者转危为安。因此，对于免疫相关垂体炎的早期识别和治疗至关重要。有一些临床上的线索可以帮助我们早期识别免疫相关垂体炎，如在免疫治疗过程中出现新发恶心、呕吐，新发的乏力或头痛，体位性低血压或低钠血症，血流动力学不稳定等（表5-5-1）。

对于免疫相关垂体炎的治疗，在发生肾上腺危象时，需要停止免疫治疗，并且及时给予大剂量糖皮质激素治疗；在稳定期需要给予合理的激素替代治疗。

表5-5-1　免疫相关垂体炎的管理流程

等级	CTCAE的描述	激素替代	是否停用ICPis	激素检查	垂体MRI
1	无症状或轻度症状	只需观察临床症状变化，不需要干预	否	前半年每月1次；后半年每3个月1次；其后每2年1次复查	每3个月1次
2	轻中度，轻微的局部症状；非侵入性治疗；自理能力轻度受损	结合激素水平给予糖皮质激素和甲状腺激素替代治疗（方法同甲状腺功能减退症和原发性肾上腺功能不全，注意补充顺序）	否		
3	严重或临床重要的，但暂时没有生命威胁；需要住院或住院时间延长；自理能力严重受损	氢化可的松100 mg，静脉滴注，q8h；必要时补充盐皮质激素；治疗原发病，去除诱因，病情稳定后过渡为口服	急性期暂停，激素替代治疗		
4	威胁生命，需要紧急干预		症状改善后评估		
5	死亡	–	–		

注：CTCAE常见不良反应事件评价标准；ICPis 免疫检查点抑制剂。

（刘来昱、詹永忠，南方医科大学南方医院）

点评：需高度警惕临床中不常见的免疫治疗相关垂体炎的发生

被点评病例

病例5　一例免疫治疗相关垂体炎的早期识别和治疗

点评内容

本例是一例晚期肺腺癌患者，在免疫治疗7个月余出现发热、乏力、恶心、呕吐、心动过速、休克等表现，初始考虑脓毒症休克，予以抗感染、升压和补液扩容治疗，患者休克症状改善不明显，结合临床，不排除免疫相关垂体炎致肾上腺危象的可能。通过检测皮质醇浓度和完善垂体MRI检查，上述猜测得以证实，并经氢化可的松（视具体情况4~6天调整剂量）治疗后病情好转。后续未再给予免疫治疗及其他抗肿瘤手段，仅予以长期激素替代治疗，肿瘤仍能控制。这提示了免疫治疗是一把"双刃剑"，产生不良反应的同时也具有较长的后效作用。

免疫相关垂体炎较为罕见，且临床表现无特异性，容易被忽视和漏诊。当有一些临床征象出现时，如出现新发恶心、呕吐、头痛、体位性低血压或低钠血症、血流动力学不稳定等，我们应考虑患者是否存在免疫相关垂体炎的可能。同时，还应注意将其与脑转移、软脑膜疾病、脑血管病等相鉴别，尽快完善脑部MRI检查（表现为肿胀或扩大的脑垂体）及其他相关检查。本例患者为严重免疫相关垂体炎，伴顽固性休克，评估为4级不良反应，需立即终止免疫疗法，并不建议再次免疫治疗。后续可考虑长期激素替代治疗，若条件允许的话，可进行二代测序以了解驱动基因的新状态，为下一步方案提供更多选择。

专家点评

秦茵茵，广州医科大学附属第一医院、广州呼吸健康研究院、国家呼吸医学中心。

病例6 一例肺癌合并免疫性甲状腺炎的病例分享

一、摘要

　　该病例为一例74岁男性患者，因反复咳嗽、咳痰10年，加重伴胸闷、气促加重1个月入院。既往明确诊断为"慢性阻塞性肺疾病"，影像学提示左肺上叶前段结节、右肺上叶实变。经抗感染治疗病变无明显吸收，最终左肺上叶病变行经皮肺穿刺术后明确诊断为肺鳞癌。家属拒绝放疗和化疗，也拒绝PD-L1的检测。患者治疗前相关内分泌检测未见异常，但甲状腺超声检查提示有甲状腺结节。充分与患者家属沟通后，最终采取的治疗方案为纳武利尤单抗治疗。在3个周期的免疫治疗后，患者自觉咳嗽、咳痰、胸闷、气促等相关症状好转，复查CT显示相关病变好转，但甲状腺功能检查提示甲状腺功能减低。经内分泌科会诊，诊断为自身免疫性甲状腺炎并亚临床甲状腺毒症，甲状腺结节。在随后的免疫治疗过程中，患者甲状腺功能异常的情况进一步加重，因此暂时停用了免疫治疗，予以补充甲状腺素片改善症状。

　　该患者接受免疫治疗后原发肺部肿瘤病变有好转，趋于稳定，提示免疫治疗有效，但与此同时甲状腺功能出现了异常，这提示我们，对于肺癌的免疫治疗，需要对患者的内分泌功能进行全程监控和管理。

二、病史

　　患者，74岁男性，因"反复咳嗽、咳痰10年，加重伴胸闷、气促1个月"于2019年12月10日入院。咳嗽、咳痰10余年，每年发作时间累计达3个月以上，在我院接受肺功能检查后明确诊断为"慢性阻塞性肺疾病"。1个月前出现咳嗽加重、咳少量白色黏痰，甚少有黄色黏痰，中等活动量后感乏力、气促，休息后可减轻，无痰中带血、胸痛、发热，当时胸部CT提示"左肺上叶前段结节、右肺上叶渗出性病变"，为明确肺部病变性质收入我科住院。

既往史：吸烟50余年，20支/天，近1个月未吸烟。既往有"2型糖尿病"病史15年，予门冬胰岛素30注射液22 U早晚、二甲双胍0.5 g和阿卡波糖50 mg每日3次治疗，自诉血糖控制可；5个月前我院诊断"原发性高血压病（2级，极高危组）"，最高血压170/90 mmHg，不规律服降压药，未监测血压。入院5个月前诊断"结肠低级别绒毛管状腺瘤"（已行内镜下黏膜切除术）。

体格检查示：血压152/78 mmHg，发育正常，营养中等，慢性病容，神清合作；全身皮肤、巩膜未见黄染、出血点，全身浅表淋巴结未扪及；口唇稍发绀，咽不红，双侧扁桃体不大，双侧未见脓点；颈软，气管居中，颈静脉正常，甲状腺未及；胸廓桶状胸，肋间隙增宽，双肺叩诊呈过清音，双肺呼吸音减低，双肺可闻及少量湿啰音；心界正常，心率81次/分，心律齐，A2<P2，各瓣膜听诊区未闻及杂音；腹部平坦、柔软，无压痛，无反跳痛、肌紧张，肝胆脾未触及，墨菲征（Murphy sign）阴性，移动性浊音阴性；双下肢未发现水肿。

呼吸道肿瘤标志物检查：癌胚抗原8.45 ng/mL（↑），神经元特异性烯醇化酶（NSE）18.21 μg/L（↑），非小细胞肺癌相关抗原（细胞角蛋白19片段抗原21-1，CYFRA21-1）17.04 μg/L（↑），CA 199 76.76 U/mL（↑）。关于甲状腺功能，促甲状腺激素7.373 mIU/L（↑）；血常规、肝功能和肾功能、电解质、真菌葡聚糖、GM试验、结核T-SPOT、抗中性粒细胞胞浆抗体、心肌酶谱、性激素全套、FT3、FT4未见明显异常。

胸部CT检查（2019年12月8日）示：右肺上叶见斑片状、团片状密度增高影，其内可见空洞，动、静脉期CT分别为44 HU、66 HU；左肺上叶胸膜下见直径约17 mm结节，边缘欠规则、见细长毛刺，增强呈不均匀强化（图5-6-1）。影像诊断为：①慢性支气管炎—肺气肿征象；②双肺间质性改变合并感染；③左肺上叶前段结节，肿瘤性病变待排，必要时穿刺活检；④右肺上叶病变，较前变化不大，考虑感染性病变可能性大，建议治疗后复查除外新生物；⑤主动脉硬化、透壁溃疡，冠状动脉硬化。

头颅MRI平扫+增强示：双侧基底节、丘脑及左侧小脑半球软化灶合并部分周围胶质增生；脑白质多发缺血灶（Fazekas 2级）；脑萎缩；双侧上颌窦、筛窦、右侧额窦炎。

甲状腺B超示：①甲状腺回声不均质、散在泥沙样强光点；②甲状腺右叶实性结节伴钙化、双侧叶囊性结节。气管镜未提示气管、支气管通畅。

经皮左侧肺穿刺活检免疫组化结果支持为肺鳞状细胞癌。CK广（+）、CK5/6（+）、P40（+）、P63（+）、CK7（少数细胞呈阳性）、CgA（-）、

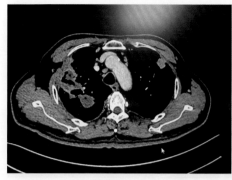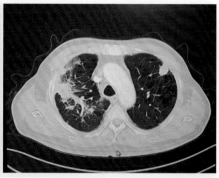

图5-6-1　胸部CT检查资料（2019年12月8日）

NapsinA（－）、TTF-1（－）、Vimentin（－）、Syn（－）、CD56（－）、Ki-67
（约50%呈阳性）。

三、临床诊断

入院诊断为：左侧原发性支气管肺癌（鳞癌，T4N2M1a，ⅣA期）。PS评分为1分，老年患者，有吸烟史。肺部CT提示双肺病变。经皮左肺活检提示肺鳞状细胞癌，诊断明确。

四、临床治疗

入院后左肺上叶肺癌诊断明确，因高龄、心肺功能差，胸外科不考虑行手术治疗，同时患者拒绝接受化疗、放疗、免疫治疗，复查胸部CT。

胸部CT检查（2020年1月16日）示：右肺上叶见斑片状、团片状密度增高影，其内可见空洞；左肺上叶胸膜下见直径约19 mm结节，边缘欠规则、见细长毛刺，邻近胸膜增厚、牵拉；纵隔居中，纵隔见增大淋巴结，最大者短径约10 mm；气管内见结节状密度增高影，支气管及其主要分支通畅（图5-6-2）。

患者双侧病变较既往有进展，诊疗团队再次与家属沟通行免疫治疗，建议行PD-L1表达情况检查，家属经协商考虑后拒绝了相关检测，直接予以纳武利尤单抗免疫治疗，同时患者家属也充分了解患者甲状腺包块和间质性肺病可能在免疫治疗下病情加重的可能，并签署知情同意书，自愿承担相应的后果。免疫治疗前常规内分泌检测患者甲状腺功能结果正常，经内分泌科及甲状腺血管外科评估甲状腺包块对甲状腺功能影响小，建议动态监测甲状腺功能变化情况。

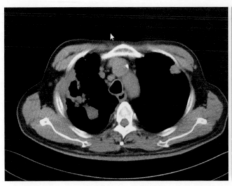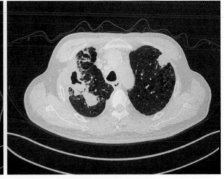

图5-6-2　胸部CT（2020年1月16日）

五、疗效

　　患者在接受3次免疫治疗后，自觉乏力、纳差症状明显好转，同时体力增加，咳嗽、咳痰症状好转。复查胸部CT示：右肺上叶见斑片状、团片状密度增高影，其内可见空洞；左肺上叶胸膜下见直径约14 mm结节，边缘欠规则、见细长毛刺，邻近胸膜增厚、牵拉；纵隔居中，纵隔见增大淋巴结，最大者短径约10 mm；气管内见结节状密度增高影，双肺间质性改变并感染，较前未见变化。影像科诊断为：①左肺上叶前段结节，较前缩小；②右肺上叶病变，较前稍吸收（图5-6-3）。

　　甲状腺功能检查示：FT3 7.46 pmol/L（↑），TSH 0.12 mIU/L（↓），

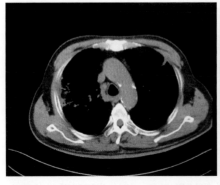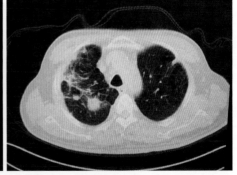

图5-6-3　3次免疫治疗后胸部CT检查资料

甲状腺过氧化物酶抗体（CTPOAb）203.30 IU/mL（↑），甲状腺球蛋白抗体（TGAb）835.80 IU/mL（↑）；抗核抗体谱阴性、心肌酶未见异常；内分泌科会诊后建议动态监测甲状腺功能变化情况。

　　患者在接受第4次免疫治疗后复查。甲状腺功能检查示：TSH 0.28 mIU/L（↓），TPOAb 300.70 IU/mL（↑），TGAb 760.90 IU/mL（↑）。生化检查示：皮质醇（8:00）376.02 nmol/L，孕酮<0.318 nmol/L（↓），雌二醇191.00 pmol/L（↑）。经内分泌科会诊考虑患者自身免疫性甲状腺炎合并亚临床甲状腺毒症、甲状腺结节，建议动态监测甲状腺功能变化情况。

　　患者在接受第5次免疫治疗前复查胸部CT，右肺上叶见斑片状、团片状密度增高影，部分内可见空洞；左肺上叶胸膜下见直径约12 mm结节，边缘欠规则、见细长毛刺、邻近胸膜增厚、牵拉；纵隔居中，纵隔见增大淋巴结，最大者短径约10 mm（图5-6-4）。

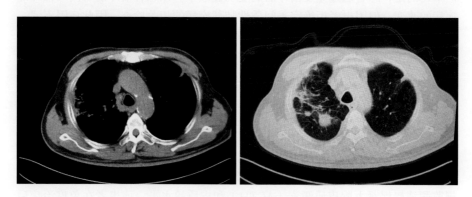

图5-6-4　第5次免疫治疗前胸部CT检查资料

　　患者在接受第6次免疫治疗前复查，FT4<5.15 pmol/L（↓），TSH 88.18 mIU/L（↑），TPOAb 476.80 IU/mL（↑），TGAb 719.70 IU/mL（↑）。生化检查示：孕酮<0.318 nmol/L（↓）。由于甲状腺功能较前明显异常，经内分泌科会诊后建议暂停免疫治疗。

　　患者自免疫治疗6个周期后自觉症状明显好转，也无明显甲状腺功能异常的临床表现，影像学检查提示双肺病变均较前好转，肺部间质改变也无明显变化，但甲状腺功能检查呈现逐渐加重的趋势，甲状腺B超提示甲状腺结节无明显变化。

再次请内分泌科会诊，考虑自身免疫性甲状腺炎合并甲状腺功能减退，建议暂停免疫治疗，补充甲状腺激素，2周后复查甲状腺功能，3~6个月后复查甲状腺彩超。截至2020年9月15日，该患者仍在密切观察中。

六、亮点及不足

该患者在明确诊断时已是晚期肺癌，由于高龄，家属及患者拒绝接受传统的放疗和化疗等治疗，同时患者的肿瘤病理分型提示其缺乏靶向治疗的机会，因此最终选择了免疫治疗。对于鳞癌，有临床试验显示，通过免疫治疗有获益机会。对于该患者采用了6个周期的免疫治疗后，患者自觉症状明显好转，同时影像学提示肺部双侧病变明显减少，但治疗过程中出现了甲状腺功能的异常，按照分级为免疫相关不良事件1级，表现为甲状腺功能减低，予以补充甲状腺素片进行处理。对于该患者而言，进行免疫治疗前未进行PD-L1的检测，但幸运的是，患者通过免疫治疗后病变明显减小。该患者治疗前有间质性肺部疾病的改变，但因患者拒绝完善间质性肺部疾病的相关检查，因此病因不清，治疗前已与患者充分沟通说明，即免疫性肺炎可能会加重肺间质性病变的可能，但在治疗过程中，患者的肺部间质性病变无明显的改变，处于稳定状态。

最常见的两种内分泌irAEs是垂体功能减退（中枢性甲状腺功能减退、中枢性肾上腺功能不全、低促性腺激素性性腺功能减退症）和甲状腺疾病（原发性甲状腺功能减退症和甲状腺炎）。该患者在免疫治疗前就有甲状腺结节，但甲状腺功能正常，对该患者而言，甲状腺功能的检测尤为重要。患者在开始治疗前检查甲状腺功能、清晨肾上腺功能未见异常，之后在每个治疗周期前，复查甲状腺功能，如TSH和FT4，以及基线的生化检查监测血糖的趋势。同时常规监测清晨促肾上腺皮质激素（ACTH）和皮质醇水平。该患者在免疫治疗后出现了甲状腺功能异常。

免疫治疗相关甲状腺功能异常的临床研究发现，6%~20%[1-2]的患者存在甲状腺功能障碍（甲状腺功能减退症、甲状腺功能亢进和甲状腺炎）。对于存在无法解释的疲劳、体重增加、脱发等症状的患者，应怀疑患有甲状腺功能减退症。高TSH和低FT4的实验室检查是检测甲状腺功能减退症的重要生化指标，同时有必要行额外的甲状腺抗体检查。确诊甲状腺功能减退的患者应开始使用甲状腺激素，在6~8周后复查TSH和FT4水平评估。一旦确定了维持剂量（TSH在正常范围内），应每12个月进行一次临床和生化检查进行重新评估。甲状腺功能减退和其他内分泌毒性不需要给予糖皮质激素治疗，但推荐使用替代性激素治疗[3]。具体分级及处理见表5-6-1[3]。

表5-6-1　甲状腺功能异常分级及处理

分级	描述	Ⅰ级推荐	Ⅱ级推荐
G1	无症状；单纯临床或诊断观察；无干预指征	继续ICIs治疗	监测TSH及FT4，每4~6周1次，如确诊为中枢性甲状腺功能减退，参照垂体炎治疗
G2	有症状；有指征行甲状腺替代治疗，日常使用工具受限		
G3	症状严重；个人自理能力受限；有住院指征	继续ICIs治疗；如TSH升高，补充甲状腺素	监测TSH及FT4，每4~6周1次，内分泌科会诊，如确诊为中枢性甲状腺功能减退，参照垂体炎治疗
G4	危及生命；有紧急干预指征		

参考文献

[1] Corsello SM, Barnabei A, Marchetti P, et al. Endocrine side effects induced by immune checkpoint inhibitors[J]. J Clin Endocrinol Metab, 2013, 98(4): 1361-1375.

[2] Barroso-Sousa R, Barry WT, Garrido-Castro AC, et al. Incidence of Endocrine Dysfunction Following the Use of Different Immune Checkpoint Inhibitor Regimens: A Systematic Review and Meta-analysis[J]. JAMA Oncol, 2018, 4(2): 173-182.

[3] 中国临床肿瘤学会指南工作委员会. 中国临床肿瘤学会免疫检查点抑制剂血管的毒性管理指南[M]. 北京: 人民卫生出版社, 2019.

（叶贤伟、彭春红，贵州省人民医院）

点评：对于级别较低的甲状腺功能减退和其他内分泌系统的不良反应推荐使用替代性激素治疗

被点评病例

病例6　一例肺癌合并免疫性甲状腺炎的病例分享

点评内容

本例是一例有吸烟史的老年男性患者，左肺鳞癌（T4N2M1a，ⅣA期），PS评分为1分。一线接受纳武利尤单抗免疫治疗，经6个周期的治疗后，患者自觉症状明显好转，同时影像学提示肺部双侧病变明显减少，但同时出现了甲状腺功能的异常，表现为甲状腺功能减低，为1级免疫相关不良事件，予以补充甲状腺素片进行处理。

此例患者临床及病理诊断明确，考虑到高龄，家属及患者拒绝接受传统的放疗和化疗等治疗，同时患者的肿瘤病理分型提示其缺乏靶向治疗的机会，最终选择了免疫治疗，治疗后评估临床获益。尽管病理类型为鳞癌，但仍有部分患者具有驱动基因，可从靶向治疗中获益。如果可能，建议完善基因检测，同时完善PD-L1检测。该患者治疗前有间质性肺部疾病的改变，但在治疗过程中，肺部间质性病变稳定，未出现免疫相关肺炎。同时该患者在治疗前发现甲状腺结节，性质不明，但甲状腺功能正常，然而在治疗后出现了甲状腺功能异常。免疫治疗相关甲状腺功能异常是免疫治疗较常见的不良反应之一，对于存在无法解释的疲劳、体重增加、脱发、性格改变等症状时，应怀疑甲状腺功能异常，并需要密切监测甲状腺功能及体内激素水平。通常对于级别较低的甲状腺功能减退和其他内分泌系统的不良反应不需要糖皮质激素治疗，但推荐使用替代性激素治疗。免疫不良反应的发生存在一定的随机性，"为何会在特定器官出现""既往免疫相关病史与免疫治疗相关不良反应的关系"等问题尚待回答。

点评专家

刘明，广州医科大学附属第一医院、广州呼吸健康研究院、国家呼吸医学中心。

第六篇　关于循环系统的不良反应

病例1　一例致死性心脏不良反应病例救治分享

一、摘要

本例为一例56岁男性肺腺癌患者，PS评分为1分，入院前4个月诊断为肺腺癌，口服中药治疗。后因肺部肿块较前进展，多处淋巴结新增转移，患者夜间平卧呼吸困难，来我院我科住院治疗。免疫组化提示：PD-L1检测阳性（22C3）99%+。2019年3月起接受帕博利珠单抗治疗。在接受第2个周期帕博利珠单抗治疗后，突发胸闷、呼吸困难、头晕、干呕，双下肢踝关节以下明显水肿，双下肢皮温下降等症状。床旁心脏彩超提示心包积液，因无心包穿刺抽液指征，给予甲泼尼龙治疗暂予以观察处理。后患者症状逐渐加重，复查心脏彩超示仍有心包积液（超过心尖部2 cm），故行心包穿刺引流，并完善心包引流液常规、生化检查、心包积液培养等检查。复查心脏彩超未见明显心包积液，情况较前好转出院。2019年5月起，采用帕博利珠单抗+培美曲塞治疗，2020年5月起采用帕博利珠单抗+培美曲塞+贝伐珠单抗治疗，病情控制良好，未出现严重不良反应。

二、病史

患者，男性，56岁，因"确诊肺腺癌4个月余"入院。

患者自2018年8月开始无明显诱因出现咳嗽，无痰，无发热、盗汗、苍白、四肢乏力等不适。当时未予重视，后咳嗽逐渐加重，遂于2018年10月15日就诊于我院门诊，完善胸部CT示"右肺上叶肿块"（大小为7.4 cm×4.6 cm），考虑肺癌；双肺多发结节，右锁骨上、右肺门及纵隔多发肿大淋巴结，考虑转移。

患者有40余年吸烟史，平均2包/天，既往史、家族史无特殊。

查体：体温36.3 ℃，脉搏115次/分，呼吸22次/分，血压106/73 mmHg，营养较差，慢性病容，双侧颈部可触及多个肿大淋巴结，最大为4.0 cm×3.0 cm，质韧，可活动，有压痛，与周围组织粘连。右侧呼吸运动受限，语颤减弱，叩诊浊音，呼吸音低；左下肺叩诊浊音，呼吸音低，双肺未闻及干湿啰音和胸膜摩擦音，心前区无隆起，心尖搏动位于第5肋间左锁骨中线内0.5 cm，未触及细震颤，心界无扩大，心率115次/分，律齐，心音无明显增强和减弱，各瓣膜听诊区未闻及杂音。

2018年10月19日行支气管镜活检。病理示（右上肺前段）符合分化较差的腺癌表现。免疫组化：CK（＋），EMA（＋），Vim（－），CK5/6（－），P40（－），TTF-1（＋），NapsinA（＋），CK7（＋），CD56（－），CEA（－），Ki-67（50%+），P53（20%+），PD-1（－），PD-L1表达阳性（22C3）TPS 99%+。基因检测（组织标本）为KRAS基因（G12C、G12R、G12V、G13C）突变型，其余常见基因表达均呈阴性。

2018年11月2日行PET-CT检查（图6-1-1），结果提示右上肺前段和后段

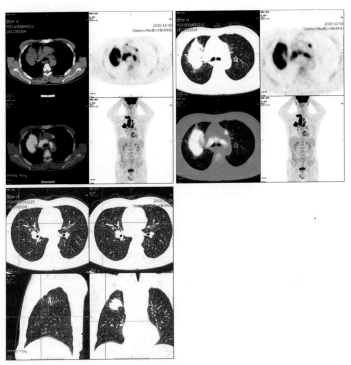

图6-1-1　PET-CT检查资料（2018年11月2日）
右上肺前段和后段糖代谢增高肿块，符合中央型肺癌。双侧锁骨区、右肺门、纵隔多发糖代谢增高的肿大淋巴结，考虑淋巴结转移。右中肺胸膜下糖代谢稍增高的结节，考虑肺转移。

糖代谢增高肿块，符合中央型肺癌；双侧锁骨区、右肺门、纵隔多发糖代谢增高的肿大淋巴结，考虑淋巴结转移；右中肺胸膜下糖代谢稍增高的结节，考虑肺转移。

三、临床治疗

该患者在我院确诊肺腺癌后，要求回当地自行口服中药治疗。2019年1月—3月定期复查胸部CT（图6-1-2~图6-1-4），病变较前进展：多处淋巴结

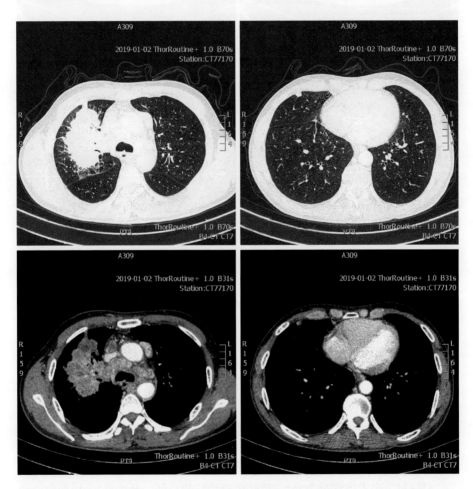

图6-1-2 胸部CT检查资料（2019年1月2日）

右上肺肺癌较前进展（大小为9.2 cm×5.2 cm），双肺多发结节，右锁骨上、右肺门及纵隔多发肿大淋巴结较前增大。

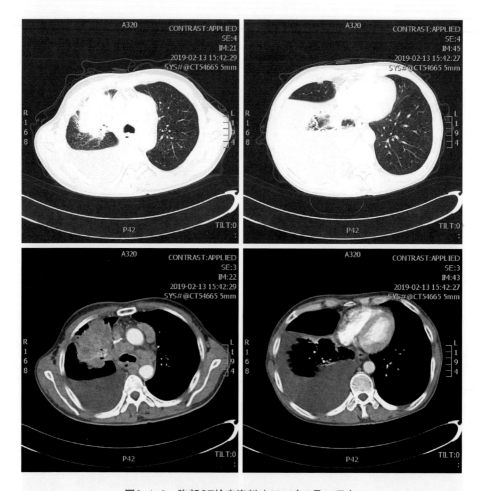

图6-1-3 胸部CT检查资料（2019年2月13日）

①右上肺肿块（大小为9.2 cm×6.1 cm）及纵隔淋巴结较前增大，新发右侧胸腔积液，考虑病情进展；②右肺中叶内侧段实性结节大致同前，转移可能。

新增转移，右侧胸腔积液，夜间平卧呼吸困难。

2019年3月11日，患者接受免疫组化检查，结果示PD-L1肿瘤细胞99%阳性，有接受免疫治疗的指征，PS评分为1分，排除免疫治疗禁忌证，始行免疫药物治疗，具体为：帕博利珠单抗注射液200 mg静脉滴注1天，无明显不良反应。

4月5日，患者PS评分为2分，排除免疫治疗禁忌证，开始第2个周期免疫治疗，行帕博利珠单抗200 mg静脉滴注1天。

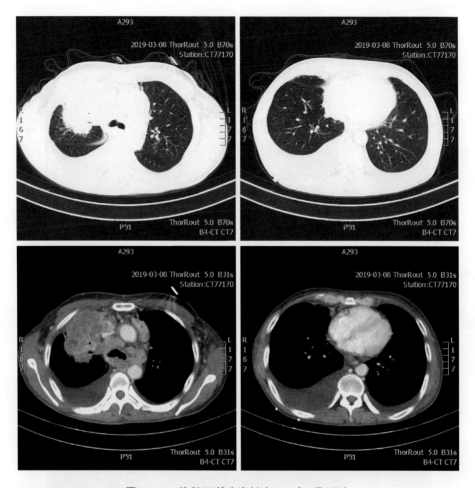

图6-1-4 胸部CT检查资料（2019年3月8日）

①原右上肺肿块现较前稍增大（最大截面为9.0 cm×7.0 cm，原来的为9.2 cm×6.1 cm）；双腋窝及双颈部新见肿大淋巴结，提示病情进展，建议治疗后复查；②原右侧中–大量胸腔积液现较前稍减少；③原纵隔肿大淋巴结及右肺中叶内侧段实性结节大致同前，建议追观复查。

四、疗效及临床不良反应

2019年4月6日，接受第2个周期免疫治疗后，患者突发气促、血压低、心律快、双下肢踝关节以下明显水肿、双下肢体表温度下降等症状。完善心电图检查（图6-1-5），结果显示：室上性心动过速，伴偶发室性期前收缩（又称早搏）并融合波，电轴右偏，前壁心肌梗死，异常心电图。予以补液、甲泼尼龙40 mg减轻炎症及上腔静脉阻塞压迫等对症处理。完善心脏彩超检查（图6-1-6），结果提示：心包积液（后心包、心尖心包舒张期可见宽约16 mm和18 mm的液性

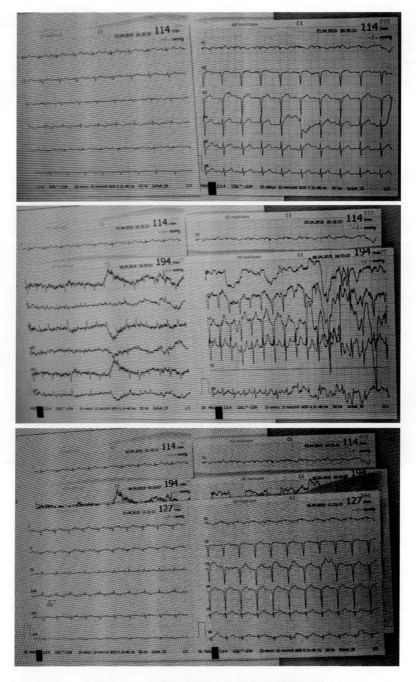

图6-1-5　心电图检查资料（2019年4月6日）

室上性心动过速，伴偶发室性期前收缩并融合波，电轴右偏，前壁心肌梗死，异常心电图。

图6-1-6　床旁心脏彩超检查资料（2019年4月6日）

心包积液（后心包可见宽约16 mm的液性暗区，心尖心包舒张期可见宽约18 mm的液性暗区）。

暗区）。因患者难以体位配合穿刺，穿刺风险高，当时暂无急诊行心包穿刺抽液的指征，需监测患者血压、心率，动态监测心脏彩超，必要时行B超引导下穿刺抽液。暂予以左氧氟沙星抗感染（4月7日~4月18日），多索茶碱解痉，雾化、扩张支气管等对症支持治疗。

4月7日，行右侧胸腔闭式引流术。

4月8日，复查胸部CT（图6-1-7）。

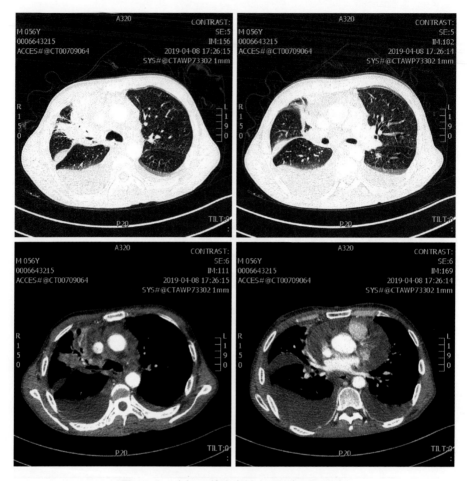

图6-1-7　胸部CT检查资料（2019年4月8日）

①原右上肺肿块较前缩小，纵隔内、双腋窝及双颈部肿大淋巴结较前缩小，提示病情较前好
转，建议结合临床复查；②双侧胸腔积液较前增多，双下肺膨胀不全，心包积液较前增多；
③右肺中叶内侧段实性结节大致同前，建议追观复查。

　　4月9日，患者接受胸腔闭式引流术后仍有气促，复查心脏彩超
（图6-1-8）。

　　4月10日，行心包穿刺引流术，完善心包引流液常规、生化检查，心包积
液培养等检查。后每日心包积液引流量为400~600 mL。

彩色多普勒超声报告单

姓　名：▨▨▨　性别：男　年龄：56岁　科室：呼吸与危重症医　ID号：▨▨▨
学科
住院号：▨▨▨　部位：心脏

心脏测值(mm)				DOPPLER检查(cm/s)		心功能检查	
LVD	45	AO	27	AOV	90	EF	58 %
LAS	30	PA	25	PAV	80	FS	30 %
RVD	28	IVSD	10	E/A	<1	CO	
RAS	29	LVPWD	10			SV	

检查影像：

检查所见：
患者急诊床旁超声检查，因气体干扰及体位受限（半坐位），大部分切面图像显示不满意，所测值仅供参考。
心房：左、右房大小正常。
房间隔：未见连续中断及分流。
房室瓣：二、三尖瓣未见明显狭窄。二尖瓣口未见明显返流，三尖瓣口可见微量返流。
心室：左、右室大小正常，室壁不厚，运动幅度不协调，心脏随心动周期左右摆动。
室间隔：未见连续中断及分流。
半月瓣：主动脉瓣及肺动脉瓣未见明显狭窄。主动脉瓣口未见明显返流，肺动脉瓣口可见微量返流。
大动脉：主动脉及肺动脉内径正常，大动脉位置关系正常，未见动脉导管。
心包：后心包、左侧心包、心尖部心包舒张期可见分别宽约28mm、29mm、25mm液性暗区，心脏随心动周期左右摆动。
下腔静脉宽约21mm，塌陷率<50%，其内可见导管声像。

检查提示：
心包积液
下腔静脉内导管声像
左室收缩功能测值正常范围（仅供参考）

记录医生：▨▨▨　　　　检查医生：▨▨▨

检查时间：2019-04-09 22:28:00

（此超声诊断报告仅供临床参考，需超声医师签字确认后生效。）

图6-1-8　心脏彩超检查资料（2019年4月9日）

后心包、左侧心包、心尖部心包舒张期可见分别宽约28 mm、29 mm、25 mm的液性暗区，心脏随心动周期左右摆动。

4月13日，复查心脏彩超（图6-1-9）。

4月15日，患者病情好转，继续予以低脂饮食，吸氧、雾化、护肝和胸腔积液、心包积液引流减轻症状等对症支持治疗。

4月17日，复查心脏彩超（图6-1-10）。

4月19日，患者病情较前好转，携带胸腔闭式引流管、心包闭式引流管出院。

彩色多普勒超声报告单

| 姓 名： | 性别：男 | 年龄：56岁 | 科室：呼吸与危重症医学科 | ID号： |

住院号：　　　　部位：心脏

心脏测值(mm)			DOPPLER检查(cm/s)		心功能检查	
LVD	40	AO	30	AOV	80	EF	66 %
LAS	26	PA	24	PAV	60	FS	33 %
RVD	26	IVSD	9	E/A	<1	CO	
RAS	27	LVPWD	9			SV	

检查所见：
患者急诊床旁超声检查，因气体干扰及体位受限（半坐位），大部分切面图像显示不满意，所测值仅供参考。
心房：左、右房大小正常。
房间隔：未见连续中断及分流。
房室瓣：二、三尖瓣未见明显狭窄。二尖瓣口未见明显返流，三尖瓣口可见微量返流。
心室：左、右室大小正常，室壁不厚，运动幅度不协调，心脏随心动周期左右摆动。
室间隔：未见连续中断及分流。
半月瓣：主动脉瓣及肺动脉瓣未见明显狭窄。主动脉瓣口未见明显返流，肺动脉瓣口可见微量返流。
大动脉：主动脉及肺动脉内径正常，大动脉位置关系正常，未见动脉导管。
心包：右心包、前心包、后心包、左侧心包、心尖部心包舒张期可见分别宽约22mm、21mm、30mm、30mm、27mm液性暗区，心脏随心动周期摆动。
HR：120bpm

检查提示：
心包大量积液，不排除心包填塞
左室收缩功能测值正常范围（仅供参考）

记录医生：　　　　　　检查医生：

检查时间： 2019-04-13 21:07:33

（此超声诊断报告仅供临床参考，需超声医师签字确认后生效。）

图6-1-9　心脏彩超检查资料（2019年4月13日）

后心包、左侧心包、心尖部心包舒张期可见分别宽约30 mm、30 mm、27 mm的液性暗区，心脏随心动周期左右摆动。

五、预后与随访

截至2021年1月10日，患者一般情况可，生活自理。2019年5月—7月接受免疫治疗+化疗（帕博利珠单抗+培美曲塞）方案进行治疗，具体用法为"培美曲塞765 mg、静滴d1"、"帕博利珠单抗注射液200 mg、静滴d1"，无明显不良反应。2019年8月—2020年4月，调整治疗方案为"培美曲塞800 mg、静

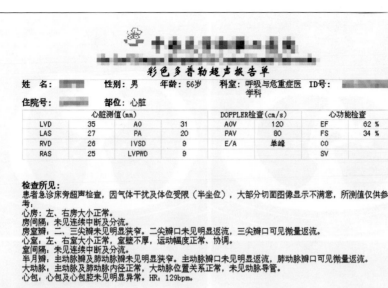

图6-1-10　心脏彩超检查资料（2019年4月17日）
未见心包积液，各房室大小正常；心动过速；左室收缩功能测值正常范围。

滴d1"+"帕博利珠单抗注射液200 mg静滴d1"进行治疗，无明显不良反应。
2020年5月起，调整治疗方案为"培美曲塞800 mg、静滴d1"+"贝伐珠单抗
400 mg、静滴d1"+"帕博利珠单抗注射液200 mg、静滴d1"进行治疗，无明
显不良反应。

2019年7月—2020年5月，定期复查胸部CT（图6-1-11~图6-1-15）。检查
结果提示，患者接受多次化疗+免疫治疗+抗血管生成治疗后，原右上肺肿块
较前缩小，纵隔内、双腋窝及双颈部肿大淋巴结较前缩小，原双下肺条片状
影、心包积液、双侧胸腔积液较前消失，并一直稳定在上述状态。

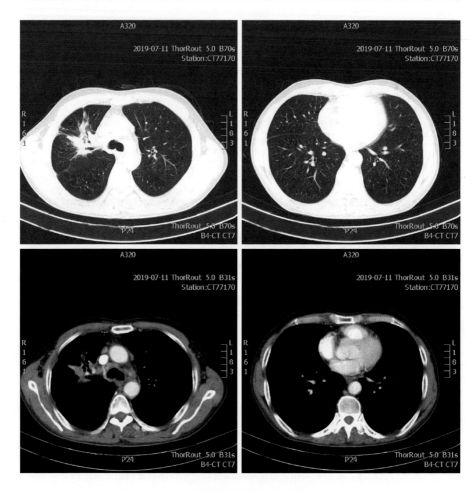

图6-1-11　胸部CT检查资料（2019年7月11日）

①原右上肺肿块较前缩小，纵隔内、双腋窝及双颈部肿大淋巴结较前缩小，原双下肺条片状影、心包积液、双侧胸腔积液较前基本消失，双下肺复张，检查结果提示病情较前好转，建议结合临床及复查；②右肺中叶内侧段实性结节大致同前，建议追观复查。

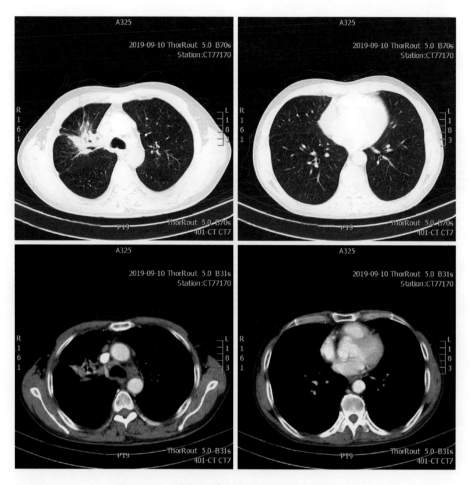

图6-1-12　胸部CT检查资料（2019年9月10日）

①右上肺肿块较前缩小，纵隔内、双腋窝及双颈部肿大淋巴结大致同前，建议结合临床及复查；②右肺中叶内侧段实性结节大致同前，建议追观复查。

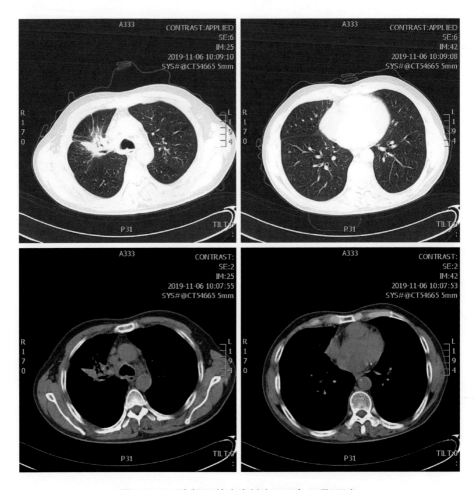

图6-1-13　胸部CT检查资料（2019年11月6日）

①右上肺肿块基本同前，纵隔内、双腋窝及双颈部肿大淋巴结大致同前，建议结合临床及复查；②右肺中叶内侧段实性结节大致同前，双肺另见散在微小结节，建议追观复查。

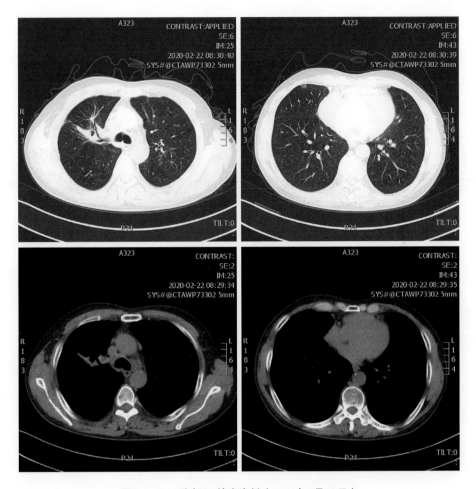

图6-1-14　胸部CT检查资料（2020年2月22日）

①右上肺肿块较前缩小，纵隔内、双腋窝及双颈部肿大淋巴结大致同前，建议结合临床及复查；②右肺中叶内侧段实性结节及双肺微小结节基本同前。

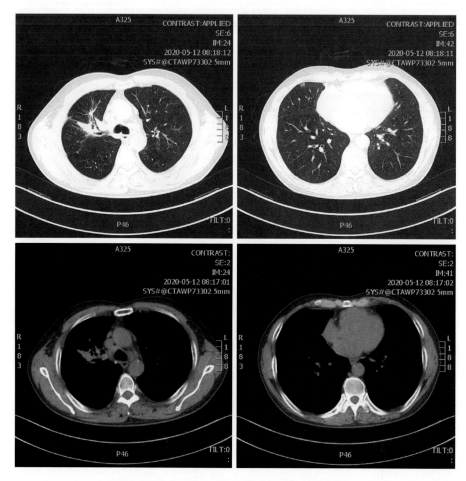

图6-1-15　胸部CT检查资料（2020年5月12日）

①右上肺肿块较前无明显变化，纵隔内、双腋窝及双颈部肿大淋巴结大致同前，建议结合临床及复查；②右肺中叶内侧段实性结节及双肺微小结节基本同前，建议追观复查。

（童德、龙颖娇、肖奎，中南大学湘雅二医院）

点评：免疫相关心包炎合并心律失常——激素和对症治疗需双管齐下

被点评病例

病例1 一例致死性心脏不良反应病例救治分享

点评内容

该患者为中年男性，Ⅳ期肺腺癌，右侧胸腔积液，PD-L1高表达，一线接受PD-1抗体治疗，经过2个周期免疫治疗后，患者突发胸闷、气促，出现大量心包积液、心律失常伴心肌梗死的心电图改变，考虑免疫检查点抑制剂相关心脏毒性，经积极心包穿刺引流、激素等治疗后症状得到控制，患者后续继续接受免疫治疗及化疗，取得了很好的疗效，且未再发生心脏不良反应。

本病例表现为免疫检查点抑制剂相关心脏毒性，其外在临床表型中多种心血管疾病并存即心包炎合并心律失常，体现了免疫检查点抑制剂相关心脏毒性的"快""急""危"的临床特点（病情急、变化快、病情危），"早发现、早诊断、早治疗"是关键，及早发现、给予激素及对症处理同样重要。对这例PD-L1高表达的患者，在心脏不良反应症状得到控制后重启免疫治疗，没有出现心脏不良反应，且获得了非常好的疗效，这是该病例的成功之处，这也提示了免疫检查点抑制剂相关心脏毒性重启免疫治疗有时是可行的。肿瘤本身、免疫治疗都会引起心脏相关疾病，故对于心脏不良事件需鉴别是免疫相关心脏毒性还是肿瘤本身的进展或心脏基础疾病。不过，该病例免疫治疗前后心脏功能的评估有待完善，如出现不良反应后未行肌钙蛋白、心肌酶谱、脑钠肽（BNP）和心肌MRI等进行进一步鉴别；另外，该患者心电图示其有心律失常和心肌梗死表现，有必要行冠脉造影、24小时动态心电图进一步排查缺血性心脏疾病。糖皮质激素应作为免疫检查点抑制剂相关心脏毒性治疗的首选及核心方案，早期、足量的糖皮质激素有助于改善预后，该患者早期接受甲泼尼龙40 mg治疗后症状进一步加重，那么，这是不是由于给予的起始剂量不足导致的？后期的维持及减量需缓慢进行以避免迟发性毒性的发生。免疫相关心脏毒性的病死率高，因此免疫治疗再挑战需非常慎重，对非免疫获益优势人群一般不建议再挑战。

点评专家

王悦虹，浙江大学医学院附属第一医院。

病例 2 疗效喜出望外，意外出其不意——一例伴免疫治疗相关心脏毒性并累及多系统损害的83岁肺腺癌患者

一、摘要

该病例为一例83岁肺腺癌术后复发患者，通过免疫治疗后，其呼吸困难症状明显减轻，但出现无症状性免疫治疗相关心肌炎，接受激素治疗后肌钙蛋白无明显下降趋势，后相继出现骨骼肌、肺部、垂体组织免疫治疗相关不良反应，最终因出现下消化道大出血死亡。

二、病史

患者，男性，83岁，因"咳嗽1个月余，加重伴咯血10余天"于2019年2月18日入院。

既往史：患者于半年前（2018年6月）于某医院接受"右上肺腺癌"切除手术，术后未接受其他治疗。有高血压病病史20年，血压最高达180/90 mmHg，平素规律服用贝那普利，血压控制在130~140/70~80 mmHg，自出现咳嗽起，改为口服左旋氨氯地平控制血压。

冠心病史20年，平素规律服用阿司匹林肠溶片、匹伐他汀钙片，自出现咯血后已停用；有吸烟史50年，30支/天，已戒烟十余年；偶有饮酒。

现病史：患者1个余月前无明显诱因出现轻微咳嗽，咳少量白色黏液痰，予抗感染治疗后无明显改善。十余天前咳嗽加重，痰中带血丝，1周前出现咯

血，量约120 mL/d，伴有活动后气喘。接受止血、降压、抗感染治疗4天后，患者咯血量较前减少。

2019年2月8日，患者血常规检查示：白细胞7.79×10⁹/L，中性粒细胞百分比76.0%，血小板175×10⁹/L，血红蛋白128 g/L；肾功能、肝功能、电解质均正常；凝血四项+D-二聚体正常；纤维蛋白原当量2.04 mg/L；肌钙蛋白T、肌钙蛋白I、NT-B型钠尿肽均正常。

心电图结果显示：窦性心动过速；频发室上性期前收缩。

胸部高分辨率CT结果提示：①右肺癌术后表现，右肺下叶后基底段胸膜下结节灶，建议随访；②右肺部分支气管轻度扩张合并少许感染；③左肺内多发斑片状磨玻璃密度影，考虑炎性病变；④左肺轻度肺气肿；⑤双肺少许间质性改变；⑥右侧胸腔少量积液；⑦主动脉、主动脉瓣及冠脉钙化（图6-2-1）。

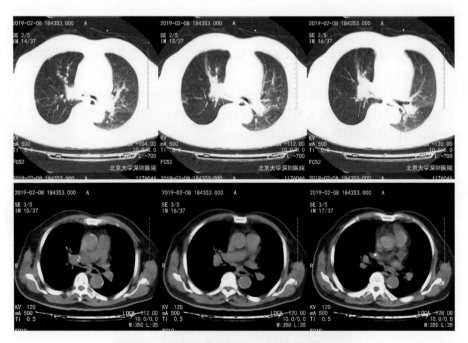

图6-2-1 胸部CT影像学资料（2019年2月8日）

三、临床诊断

①右肺腺癌术后；②冠心病；③高血压病。

四、临床治疗

患者入院查体结果：PS评分为1分；体温36.7 ℃；脉搏108次/分；呼吸20次/分；血压134/82 mmHg，指尖血氧饱和度93%。患者神志清楚，双肺呼吸音偏低，双肺可闻及散在干啰音，心率108次/分，律不齐，未闻及明显杂音；右背部可见两个分别长约1.5 cm、3.0 cm的手术瘢痕；腹软，无压痛、反跳痛，肝脾肋下未及，肝区、肾区无扣痛，双下肢无水肿。

血常规检查结果示：白细胞7.89×10⁹/L，中性粒细胞百分比57.6%，血红蛋白133 g/L；血小板228×10⁹/L。

生化检查结果示：球蛋白34.6 g/L，白蛋白42.4 g/L。

肿瘤标志物检查结果示：CEA 5.1 ng/mL；SCC正常；D-二聚体4.31 mg/L。

影像检查结果示：双侧颈部浅表淋巴结彩超未见明显肿大淋巴结；右侧锁骨上区异常回声结节，结合病史考虑远处转移可能；肝、胆、胰、脾彩超示轻度脂肪肝。

患者半年前手术标本未接受肿瘤基因检测，入院后接受纤支镜活检，未见癌细胞。再接受锁骨上淋巴结穿刺活检，免疫组化检查结果提示：转移性腺癌（图6-2-2）。

病理分子学检查提示：取颈部淋巴结活检病理标本行NGS检测示BRAF基因p.G469A第11外显子错义突变，丰度56.6%；TP53基因P.E271V第8外显子错义突变；PD-L1检测阳性（22C3）TPS 30%。

患者于2019年3月15日接受帕博利珠单抗100 mg+贝伐珠单抗400 mg治疗，输注过程顺利，患者未诉不适。3月16日，患者即感活动后气促症状减轻。患者出院后自觉活动后气促症状逐渐缓解，运动耐量较前明显提高，可步行50 min；精神、胃纳等症状明显好转。

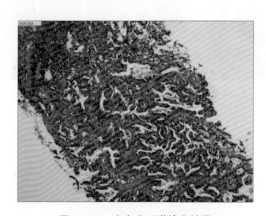

图6-2-2　患者病理学检查结果

4月2日，患者返院拟再次接受免疫治疗，患者一般情况可，无咳嗽、咳痰、咯血，无胸痛、胸闷，运动耐量较前明显提高；PS评分为0分。

入院后完善各项检查示：肌钙蛋白T（cTnT）0.222 ng/mL（<0.014 ng/mL）↑；高敏肌钙蛋白I（cTnI）0.028 ng/mL（<0.014 ng/mL）↑；心脏功能标志物NT-proBNP正常；C反应蛋白为52.090 mg/L；心肌酶三项中，肌酸激酶786 U/L，肌酸激酶同工酶MB亚单位31 U/L，乳酸脱氢酶251 U/L；肝功能检查中，丙氨酸转氨酶为86 U/L，肝功能总蛋白为55.5 g/L，白蛋白23.2 g/L；甲状腺功能中，游离T3为1.88 pg/mL↓（2.14~4.21 pg/mL），D-二聚体2.44 mg/L。

胸部高分辨率CT示：①右肺癌术后表现，右肺门占位，较前增大；②右肺下叶后基底段胸膜下结节灶，建议随访；③右肺上叶支气管轻度扩张合并少许感染，较前大致相仿；④左肺下叶少许炎症，较前稍好转；左下肺轻度肺气肿（图6-2-3）。

患者肌钙蛋白T、肌钙蛋白I、心肌酶指标明显增高，但无胸痛、胸闷等典型心绞痛症状，反复查心电图未见异常（图6-2-4），心脏彩超无异常。

4月2日—4月8日肌钙蛋白T、肌钙蛋白I进行性增高，肌钙蛋白T 0.419 ng/mL、肌钙蛋白I 0.090 ng/mL，患者仍无明显不适。临床考虑无症状性免疫治疗相关性心脏不良反应，开始给予甲泼尼龙20 mg Bid静脉滴注，3天后

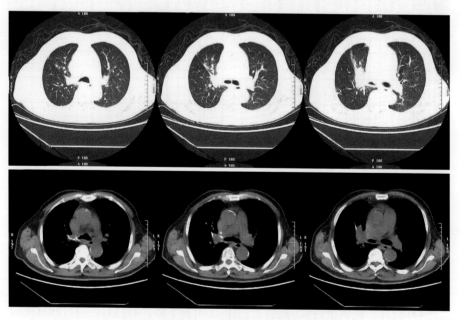

图6-2-3　胸部CT复查结果（2019年4月3日）

心室率:89bpm P-R:154ms QRS:88ms P/QRS/T电轴:55°/55°/61° QT/QTc:368/415ms RV5/SV1: 2.43/ 1.63

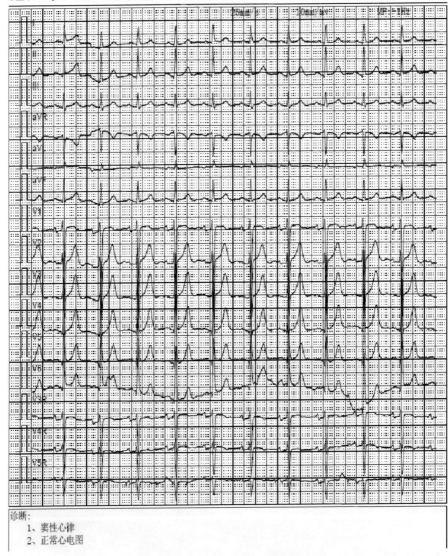

诊断:
1、窦性心律
2、正常心电图

图6-2-4 患者心电图检查结果

复测肌钙蛋白T、肌钙蛋白I仍呈进行性增高。4月11日,开始增加激素剂量,予以甲泼尼龙100 mg一天两次,静脉滴注。

4月22日,肌钙蛋白T、肌钙蛋白I仍无明显下降,4月23日—4月28日主治团队予以甲泼尼龙500 mg每天大剂量冲击治疗5天,肌钙蛋白T、肌钙蛋白I逐渐下降，仍高于正常水平；4月29日甲泼尼龙减量为300 mg、qd，静脉滴注，并辅助每天予以丙种球蛋白20 g抗炎支持治疗。

患者出现少量咳嗽、咳痰，胸部CT检查示：右肺门肿块影较前缩小，双肺渗出性病变（图6-2-5），考虑因大剂量激素使用造成的继发肺部感染，主治团队予美罗培南、莫西沙星、伏立康唑联合抗感染治疗。

之后患者出现四肢乏力，蹲下站起困难，症状逐渐加重。肌酸激酶和肌红蛋白明显增高，肌红蛋白>2 000 ng/mL，考虑出现免疫治疗相关性肌炎可能，四肢肌容量明显下降。

5月1日，患者复查胸部CT提示双下肺斑片状磨玻璃影。临床考虑出现免疫治疗相关肺部不良反应（图6-2-6），加用丙种球蛋白20 g免疫调节，并加用免疫抑制剂英夫利昔单抗100 mg治疗。

患者复查甲状腺功能检查示，游离T3 1.26 pg/mL↓（2.14~4.21），游离T4 0.52 ng/dL↓（0.59~1.25），TSH 0.18 uIU/L（0.49~4.91）↓，电解质正常。主治团队考虑出现免疫治疗相关垂体不良反应，给予补充甲状腺激素处理。

5月15日，患者出现便血，考虑大剂量激素造成下消化道出血，甲泼尼龙减量至80 mg/d，给予奥美拉唑持续泵入、输注红悬液及新鲜血浆治疗，便血无明显缓解。后家属放弃治疗。

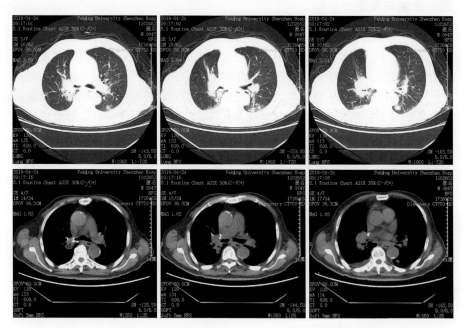

图6-2-5　胸部CT复查结果（2019年4月24日）

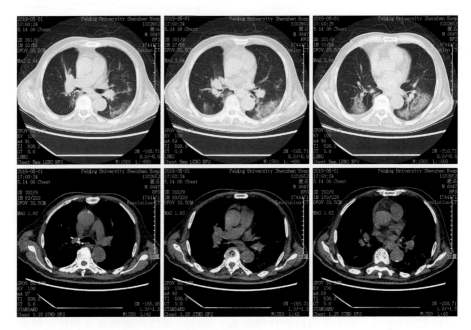

图6-2-6　胸部CT复查结果（2019年5月1日）

五、总结与反思

高龄患者的器官功能基础较差且往往合并心、肺基础疾病，在严密监测毒性的情况下，年龄因素并非使用免疫检查点抑制剂的禁忌。若出现免疫治疗相关不良反应，在给予激素等药物治疗时需要综合多种因素，做好器官功能保护，避免药物引起的不良反应。对于免疫治疗相关心脏毒性，可以随时发生，往往早期发生更频繁，而且症状呈现多样性，临床上可呈无症状、轻微症状、明显症状或暴发性心肌炎表现，特别是无症状患者，需要动态检测心脏生物标志物才能明确。免疫治疗相关不良反应的发生，特别是致死性不良反应，往往是多系统受累，同时还要注意迟发性毒性的发生[1-2]。

参考文献

[1] Ganatra S, Neilan TG. Immune Checkpoint Inhibitor-Associated Myocarditis[J]. Oncologist, 2018, 23(8): 879-886.

[2] Moslehi JJ, Salem JE, Sosman JA, et al. Increased reporting of fatal immune checkpoint inhibitor-associated myocarditis[J]. Lancet, 2018, 391(10124): 933.

（龙翔，北京大学深圳医院）

点评：处理免疫治疗相关不良反应，最关键还在于早期的诊断和治疗

被点评病例

病例2　疗效喜出望外，意外出其不意——一例伴免疫治疗相关心脏毒性并累及多系统损害的83岁肺腺癌患者

点评内容

目前，晚期肺癌总体预后不佳。2018年，纳武利尤单抗在中国获批上市，中国肺癌进入免疫治疗时代。以非小细胞肺癌（NSCLC）为例，免疫治疗从二线走到一线，甚至是新辅助治疗，以及同步放化疗后的巩固治疗中都取得了非常好的治疗效果[1]。相对于接受化疗的晚期NSCLC患者，接受免疫治疗的患者在3年生存率，甚至5年生存率上都有了很大的提高[2]。这使得晚期肺癌患者可以获得长期生存，免疫治疗成为目前晚期肺癌患者治疗的重要选择。但是，使用免疫治疗后可能出现的免疫相关不良反应（irAEs）危害较大，几乎可以累及所有器官系统，部分会产生严重后果，甚至危及生命，所以不容忽视[3]。

该病例介绍了一例高龄肺腺癌患者，其在术后复发后使用帕博利珠单抗100 mg和贝伐珠单抗400 mg联合治疗1个周期后，出现无症状免疫相关心脏毒性并累及多系统损害致死的病例。既往研究表明，免疫检查点抑制剂心脏毒性不良反应虽发病率不高，但后果严重[4]。同样可导致心脏毒性，两药联用可能是导致患者发生严重心脏毒性进而导致死亡的主要原因。该病例免疫治疗前后心脏功能的评估有待完善，如出现不良反应后未行心脏彩超、24小时动态心电图、冠脉CTA和心脏MRI等进行进一步鉴别；另外，该患者存在骨骼肌受累，未能完善肌电图及肌肉活检进一步明确，后期出现肺部病变，需要对免疫治疗相关肺炎和肺部感染进行鉴别，未能充分完善感染治疗、病原学等检查；免疫治疗相关心脏毒性的发生往往合并其他组织受累，也可能出现迟发性毒性，激素是基础也是核心，一旦考虑心脏毒性，激素的使用要快、足，减量要慢，同时注意激素不良反应的预防处理。

与传统的化疗相比，免疫治疗的不良反应绝大多数是轻到中度的，3~4级重度不良反应的发生率比较低。但不同患者个体、不同免疫治疗药物带来的不良反应是不一样的。一旦发生，对于轻症患者，或者治疗后缓解到轻度甚至完全恢复的，可以继续免疫治疗。对重症患者或者再次使用免疫治疗后毒性又出

现者，就需要考虑永久停药。处理免疫治疗相关不良反应，最关键的在于早期发现、早期诊断和早期治疗。因此，临床应用免疫治疗药物应当充分意识到药物相关不良反应的多样性和严重性，提高早期诊断和治疗的能力，使免疫治疗药物能更好地发挥作用，为患者带来更多的临床益处。

点评专家

韩睿，中国人民解放军陆军特色医学中心。

参考文献

[1]　Wang L, Ma Q, Yao R, et al. Current status and development of anti-PD-1/PD-L1 immunotherapy for lung cancer[J]. Int Immunopharmacol, 2020, 79: 106088.

[2]　Garon EB, Hellmann MD, Rizvi NA, et al. Five-Year Overall Survival for Patients With Advanced Non-Small-Cell Lung Cancer Treated With Pembrolizumab: Results From the Phase I KEYNOTE-001 Study[J]. J Clin Oncol, 2019, 37(28): 2518-2527.

[3]　Horio Y. [Management of Toxicities of Immune Checkpoint Inhibitors][J]. Gan To Kagaku Ryoho, 2017, 44(3): 185-190.

[4]　Varricchi G, Marone G, Mercurio V, et al. Immune Checkpoint Inhibitors and Cardiac Toxicity: An Emerging Issue[J]. Curr Med Chem, 2018, 25(11): 1327-1339.

病例3 心律失常不良反应病例

一、摘要

该病例是一例68岁老年男性，农民，既往无心脏疾病史，2019年6月被诊断为左肺鳞癌（cT4N3M1a，ⅣA期），PD-L1检测阴性（22C3）。一线治疗方案为免疫治疗联合化疗，具体方案是"帕博利珠单抗+卡铂+紫杉醇（白蛋白结合型）"。患者出院后1周出现心悸，活动后气促加重，在接受第2次免疫治疗前查心电图提示室上性心动过速，频发房性期前收缩，轻度ST段改变，主治团队予以普罗帕酮、胺碘酮以及甲泼尼龙等治疗，治疗后患者心律失常病情稳定，予以出院。

二、病史

患者，男性，68岁，农民，主诉"咳嗽2个月余"。

患者于2019年6月因"咳嗽2个月余"在当地医院接受胸部增强CT提示左肺中央型肺癌伴阻塞性不张，病灶包绕左肺动脉、静脉，左侧胸腔积液。胸腔积液穿刺检查发现，癌胚抗原为17.2 ng/mL，胸腔积液见低分化癌细胞。气管镜活检病理提示鳞癌。患者否认吸烟史。既往有高血压病，血压控制可；有痛风病史，口服非布司他，病情控制可。否认既往心脏疾病史。家族史无特殊。患者体力状况评分为1分。

三、临床诊断

2019年6月26日，患者至我院接受进一步诊治。入院后查体：体温37.5 ℃，左肺呼吸音偏低，余查体无特殊。患者带组织病理切片至我院病理科

253

会诊后，确诊为肺鳞癌，PD-L1（22C3）阴性。肺部增强CT示：左肺上叶中央型肺癌，包绕左肺门支气管及血管；左侧胸腔中量积液；纵隔内及左锁骨上窝、左侧心膈角区多发淋巴结转移；左肺下叶炎症伴膨胀不全（图6-3-1）。全身骨显像未见明显异常。头颅MRI示：两侧脑室旁、半卵圆区、基底节、脑干多发腔隙缺血灶。心脏彩超示：左室舒张功能减低，微量心包积液。腹部B超示：肝多发性囊肿、胆囊、胰腺、脾脏、腹膜后未见明显异常。肾上腺B超示：双侧肾上腺区未见明显异常。淋巴结B超示：双侧颈部、锁骨上、腋下、腹股沟未见明显肿大淋巴结。临床诊断为左肺鳞癌（cT4N3M1a，ⅣA期），PD-L1阴性（22C3）。

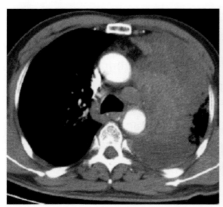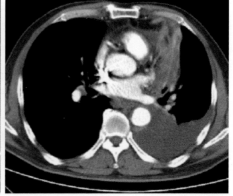

图6-3-1　肺部增强CT资料（2019年6月26日）

四、临床治疗

该患者为晚期肺鳞癌患者，PD-L1检测阴性（22C3）。2019年7月3日，患者接受第1个周期化疗联合免疫治疗，具体方案为第1天"帕博利珠单抗200 mg+卡铂0.45 g+紫杉醇（白蛋白结合型）300 mg"。用药过程顺利，予以出院，详见诊治流程图（图6-3-2）。

五、疗效及不良反应

患者出院后1周感乏力，活动后气促加重，伴心悸，于当地医院复查血常规提示贫血（血红蛋白75 g/L），予以多糖铁复合物胶囊口服及促红细胞

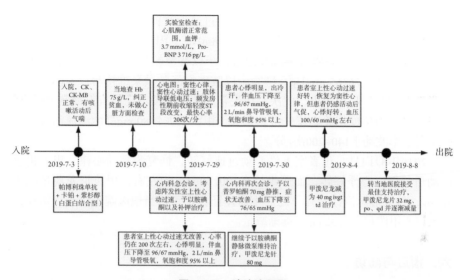

图6-3-2　诊治流程图

注：CK，肌酸肌酶；CK-MB，肌酸激酶同工酶；Hb，血红蛋白；Pro-BNP，脑钠肽前体。

生成素皮下注射治疗。出院期间，患者反复心悸，但未接受进一步诊治。出院后3周（2019年7月29日），患者为接受第2个周期治疗来我院，入院后体温37.6 ℃；呼吸24次/分；血压96/67 mmHg，心电图提示窦性心动过速；肢体导联低电压；频发房性期前收缩，轻度ST段改变，最快心率为206次/分（图6-3-3）。

各项实验室检查提示：心肌酶谱正常范围，血钾3.7 mmol/L，血红蛋白86 g/L，脑钠肽前体3 716 pg/L。床旁心脏彩超提示心脏各房室腔正常大小，左室心肌活动略减低，左心室射血分数为40%~50%（基线射血分数为67.83%），少量心包积液。请心内科急会诊后，考虑患者有阵发性室上性心动过速，予以

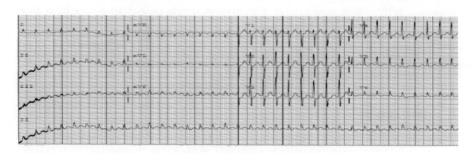

图6-3-3　心电图检查结果

胺碘酮以及补钾治疗，但患者室上性心动过速无改善，心率仍在200次左右，同时患者心悸明显，伴血压下降至96/67 mmHg，予以鼻导管吸氧2 L/min，氧饱和度95%以上。经心内科再次会诊后，予以普罗帕酮70 mg静推，症状无改善，血压下降至76/65 mmHg；继续予以胺碘酮静脉微泵维持治疗，同时，考虑患者既往无心脏疾病史，此次心律失常在使用免疫治疗检查点抑制剂1周后出现，可能为免疫相关心律失常，每天予甲泼尼龙针80 mg静脉滴注治疗，其间患者心率波动于140~200次/分。

2019年8月4日，患者室上性心动过速好转，恢复为窦性心律，患者仍感活动后气促，心悸好转，血压维持在100/60 mmHg左右，甲泼尼龙药量减为40 mg，每天静脉滴注治疗，之后生命体征稳定，转当地医院予以支持治疗，每天口服甲泼尼龙片32 mg并逐渐减量。

六、预后与随访

患者及其家属只选择接受支持治疗，最终患者因疾病进展死亡，总生存期4个月。

七、亮点与不足

本病例诊治亮点如下：本例患者在首次使用免疫检查点抑制剂后1周出现心悸，出院后3周来院检查发现室上性心动过速，在请心内科协助治疗的同时，第一时间想到免疫治疗相关心律失常的可能性，及时给予停药及激素治疗，最终患者心律失常好转出院。

不足之处有以下两点：

1. 应该加强对ICIs治疗患者的宣教及随访，早发现、早诊断、早治疗。该患者出现症状之后一直未想到心脏方面的可能，未及时接受进一步诊治，直到2周后来院行第2个周期治疗时被发现，延误了治疗时机。

2. 诊断方面，ICIs相关心脏疾病，心肌炎相对较多，心律失常相关的报道比较少。其中一个重要的原因是无法肯定是否与免疫治疗相关。本例患者考虑免疫治疗相关的主要依据是患者既往没有心脏器质性疾病史，无心律失常病史，且既往体健，在诊断肺癌之前，无胸闷、心悸等不适。但是，主治团队仍然无法肯定不良反应是由免疫治疗引起的。

八、总结与反思

肿瘤免疫检查点抑制剂治疗已经成为肿瘤研究和治疗领域的热点，并不断取得令人瞩目的成绩。随着ICIs在肿瘤治疗中的广泛应用，免疫相关不良事件

（irAEs）也引起了高度重视。在ICIs相关各系统不良反应中，有的需要暂停或者永久停用药物，有的甚至具有高致死性的特点，其中ICIs相关心脏毒性发生率低，但病死率高达39.7%~50.0%[1-3]。目前尚无对ICIs相关心脏不良反应高危人群的高质量研究，如何减少ICIs相关心脏不良反应，提高治愈率，可从以下几方面着手：①用药前详细询问患者情况，包括基础心脏疾病史（如冠心病、心力衰竭、心肌炎、化疗后心力衰竭、心律失常病史）、肿瘤是否累及心包、是否同时合并使用其他心脏毒性药物、既往有无自身免疫性疾病（如系统性红斑狼疮、类风湿关节炎、结节病），对于有上述情况的患者应加强评估及监测；②用药前完善基线的检查，如心肌酶谱、脑钠肽、心电图、心脏彩超等；③加强对患者的宣教，告知患者如出现胸闷、胸痛、心悸等临床症状，应及时就诊，并尽快完成炎症指标（血沉、C反应蛋白）、心肌酶、脑钠肽、心电图、超声心动图等无创评估；④医生应加强对ICIs相关心脏不良反应的认识，一旦怀疑有ICIs相关不良反应的可能，可以进一步完善增强心脏MRI、冠状动脉造影或冠状动脉增强CT检查，有条件者应行心内膜活检进一步明确诊断，注意动态观察上述检测指标以评估病情严重程度，同时进行病因的鉴别诊断。

参考文献

[1] Wang DY, Salem JE, Cohen JV, et al. Fatal Toxic Effects Associated With Immune Checkpoint Inhibitors: A Systematic Review and Meta-analysis[J]. JAMA Oncol, 2018, 4(12): 1721-1728.

[2] Salem JE, Manouchehri A, Moey M, et al. Cardiovascular toxicities associated with immune checkpoint inhibitors: an observational, retrospective, pharmacovigilance study[J]. Lancet Oncol, 2018, 19(12): 1579-1589.

[3] Winer A, Bodor JN, Borghaei H. Identifying and managing the adverse effects of immune checkpoint blockade[J]. J Thorac Dis, 2018, 10(Suppl 3): S480-S489.

（杨燕、丁礼仁、王凯，浙江大学医学院附属第二医院）

点评：组织特征是免疫性心肌炎诊断的金标准

被点评病例

病例3　心律失常不良反应病例

点评内容

本例患者为左肺鳞癌（cT4N3M1a，ⅣA期），PD-L1检测阴性（22C3），一线予以免疫治疗联合化疗方案。免疫治疗后1周出现心悸、3周发现室上性心动过速，结合心内科专科会诊意见考虑免疫治疗相关心律失常的可能；及时停药并给予激素治疗，患者病情控制、好转后出院。

对于拟接受ICIs的患者，推荐先接受心脏irAEs筛查，治疗前通过基线心电图、心脏生物标志物、心脏彩超进行评估，治疗期间动态监测患者心电图、心脏彩超、心肌酶谱等心脏功能指标，做到早发现、早诊断、早治疗。治疗过程中一旦发现与心血管系统相关的临床症状，尤其是常规对症处理无效时，应立即考虑到免疫治疗相关不良反应可能；应选择合适的检查辅助诊断，如：超声心动图是确定左室功能不全程度的首选方法；冠状动脉造影可排除心肌梗死；心脏MRI是免疫性心肌炎诊断的直接依据[T2WI示心肌水肿和（或）心肌延迟强化扫描呈强化信号]；通过右心导管法心内膜心肌活检，组织特征是免疫性心肌炎诊断的金标准。一旦确定为ICIs引起的危及生命的心脏毒性，应立即停药，尽早给予大剂量甚至超大剂量皮质类固醇冲击治疗，请心内科会诊，并根据临床症状及时用血管紧张素转化酶抑制剂（ACEI）、血管紧张素Ⅱ受体阻滞剂（ARB）及利尿药等药物。若出现心动过缓诱发尖端扭转型或者持续性的心动过速、心脏骤停、晕厥或阿-斯综合征，需紧急植入临时起搏器。危重型心肌炎患者接受糖皮质激素冲击治疗24 h后如病情无改善，推荐增加1~2类甚至3类其他治疗药物（1种化学药物+1~2种生物制剂+丙种球蛋白），也可以考虑起始即选择糖皮质激素冲击剂量联合上述药物治疗。如医疗机构条件许可且患者预期寿命较长，可以考虑联合血浆置换和淋巴细胞清除以及生命支持治疗等措施（如使用呼吸机、主动脉内球囊反搏、体外膜肺氧合等设备）。

点评专家

秦茵茵，广州医科大学附属第一医院、广州呼吸健康研究院、国家呼吸医学中心。

病例4　两例经植入心脏起搏器联合激素成功治疗PD-1抑制剂相关心肌炎的病例

例1：晚期右下肺非小细胞肺癌一例

一、摘要

该病例为一例67岁男性右下肺非小细胞肺癌（高级别神经内分泌肿瘤特征）晚期患者，驱动基因阴性，PD-L1检测阴性，接受"培美曲塞+卡铂+帕博利珠单抗"联合治疗，2周后出现暴发性心肌炎4级免疫相关不良事件（irAEs），多次出现恶性心律失常（三度房室传导阻滞、室性心动过速等），激素治疗效果欠佳情况下，给予植入心脏起搏器等对症处理后好转出院。

二、病史

患者，男性，67岁，商人。因"咳嗽、气促1个月余，加重伴胸闷、心悸1周余"入院。无心血管病史及自身免疫疾病病史，吸烟史50年，每天1包，已戒烟5个月，家族史无特殊。ECOG/PS评分为1分。

三、临床诊断

2019年4月30日，患者接受头颅MRI增强扫描，未见明显转移病灶。心电图检查示窦性心律。心脏彩超检查示左室收缩功能测值未见异常，左心室射血分数（LVEF）75%。全身PCT-CT检查示：①右下肺门肿块，考虑中央型肺癌合并右下肺阻塞性炎症；②右侧肺门、纵隔（2R、3A、4R、7R、8R组）多发淋巴结转移；③右侧股骨上段、左侧髂骨转移（图6-4-1）。患者于我院接受气管镜活检病理，病理显示为高级别神经内分泌肿瘤特征的非小细胞肺癌。临床分期为"cT4N2M1c（骨），ⅣB期"。

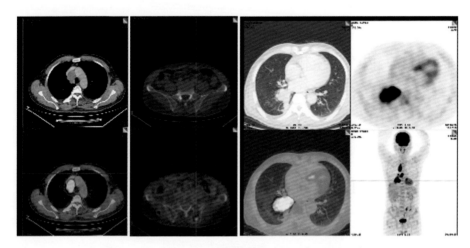

图6-4-1　全身PCT-CT检查结果（2019年4月30日）

患者诊断为右下肺非小细胞肺癌（高级别神经内分泌肿瘤特征），具体为"cT4N2M1c（骨），ⅣB期"。

四、临床治疗

患者免疫组化结果示PD-L1阴性（22C3）。组织二代测序（NGS）技术检测结果为EGFR（−）、ALK（−）、ROS-1（−）、TMB-H（25.11 Muts/MB）。各器官功能评估示血常规、尿常规、大便常规、肝功能和肾功能、心功能、风湿免疫指标、内分泌功能、激素等均未见异常。患者被诊断为非小细胞肺癌，驱动基因阴性，PD-L1阴性，无自身免疫性疾病等基础疾病，各器官功能无明显异常。2019年5月24日，诊疗团队予患者培美曲塞860 mg+卡铂450 mg+帕博利珠单抗200 mg治疗，过程顺利，随后出院。

五、疗效及不良反应

出院2周后，患者出现胸闷、气促、不能平卧、眼睑下垂（1 cm）、视物模糊以及四肢近端肌力下降的症状。实验室检查示：患者心肌酶学各项指标、脑钠肽（BNP）明显异常，呼吸道病毒检测均为阴性。心电图示尖端扭转型室性心动过速（图6-4-2）。心脏彩超提示左室舒张功能减低，LVEF为52%；冠脉造影未见异常。患者病情危急，考虑为帕博利珠单抗相关暴发性心肌炎合并肌炎，伴恶性心律失常（三度房室传导阻滞、室性心动过速），开始每天给予甲泼尼龙（1 mg/kg）+人丙种球蛋白10 mg治疗，以及胺碘酮联合利多卡因治疗。

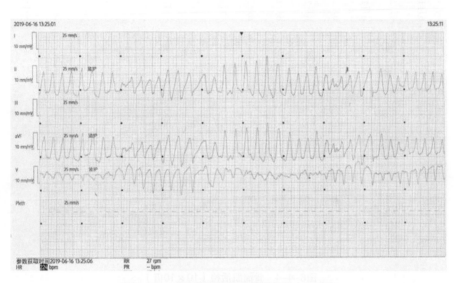

图6-4-2 心电图示尖端扭转型室性心动过速

然而，患者心律失常没有改善、血压不稳定，经过与心脏病专家的讨论，植入临时心脏起搏器，继续予以类固醇治疗（图6-4-3），同时予质子泵抑制剂护胃，阿法骨化醇软胶囊预防骨质疏松，抗心力衰竭等治疗。术后检测显示，心脏传导系统功能未能完全恢复，于临时起搏器植入后第24天植入永久起搏器，术后起搏供能良好。肌电图显示，患者全身多处肌肉电生理活动受损并行骨骼肌活检（图6-4-4），结果显示符合药物引起的肌病。复查心脏彩超提示，LVEF较前改善，达到64%，心肌酶学各项指标及BNP逐渐下降（图6-4-5），患者眼睑下垂较前改善并恢复正常（5 mm），肌力逐渐由3级恢复至5级，胸闷、气促等心衰症状较前明显改善，可做少量运动，于入院第43天出院。随访3个月期间，患者胸闷、肌无力、呼吸困难等症状未复发。诊疗流程图见图6-4-6。

甲泼尼龙用量（mg）

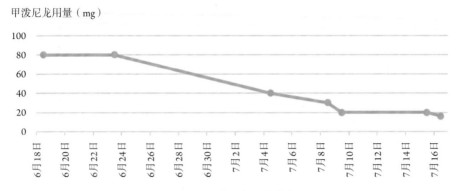

图6-4-3　甲泼尼龙用量递减图

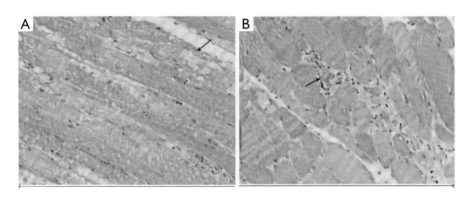

图6-4-4　骨骼肌活检（10×10倍）

（A）箭头所示部分肌纤维空泡变性及肌溶解；（B）箭头所示横纹间质可见有灶性淋巴细胞浸润。

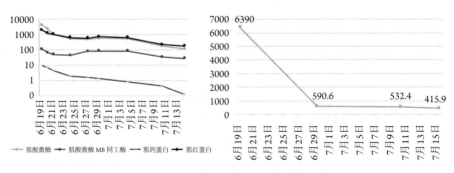

图6-4-5　心肌酶学各项指标和BNP的数植变化

（A）心肌酶动态变化；（B）BNP动态变化。

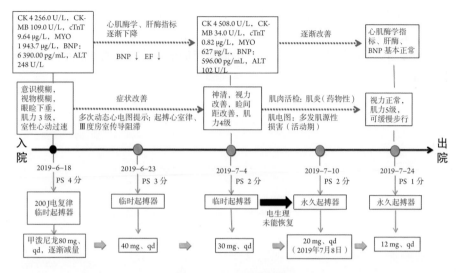

图6-4-6 诊疗流程图

六、预后与随访

患者及其家属只选择最佳支持治疗，最终患者疾病进展死亡，总生存期为8个月。

七、亮点与不足

本病例诊治亮点如下：IrAEs的处理主要是停药，给予激素、其他免疫抑制剂等治疗。对于危急重症患者，器官替代治疗可能是一种保障生命支持的重要手段。本病例在发生危及生命的恶性心律失常、情况危急、在相关药物治疗效果不明显的情况下，安装临时心脏起搏器可为医生和患者争取更多的机会。

不足之处有以下三点：

1.加强对ICIs治疗患者的宣教及随访，早发现、早诊断、早治疗。该患者出现症状1周后才就诊，延误了最佳治疗时机。

2.诊断方面，ICIs相关心肌炎的诊断金标准是心肌活检，直接依据是心脏MRI检查。但心肌活检作为侵袭性操作，临床普及率非常低，本案例中因患者主观意愿和病情危急，未能进行心肌活检及MRI检查，从而临床诊断ICIs相关心肌炎。

3.治疗方面，对于暴发性心肌炎，有研究推荐急性期予以甲泼尼龙500~1 000 mg大剂量冲击治疗3~5 d，然后予以1 mg/kg维持治疗并逐渐减量。该患者起病后1周余，在甲泼尼龙80 mg及心脏起搏器保护下症状及心肌酶学指标逐渐改善，未接受大剂量激素冲击治疗。如能起始给予大剂量激素冲击治疗，对于炎症的抑制效果可能更好，心肌损害的修复可能更好，有可能不需要植入永久起搏器。

例2：右上肺角化性鳞癌一例

一、摘要

该病例为一例63岁男性患者，确诊为右上肺角化性鳞状细胞癌（鳞癌，ⅢB期），PD-L1（28-8）TPS 5%。一线治疗方案为紫杉醇+卡铂，二线治疗方案为吉西他滨+卡铂，三线治疗方案为2019年12月18日开始予以PD-1抑制剂（信迪利单抗）治疗3个周期（2020年2月9日进行末次治疗），2天后患者出现气促、胸闷。经实验室检查显示患者可能出现PD-1治疗相关暴发性心肌炎，伴三度房室传导阻滞，立即给予植入临时心脏起搏器替代治疗，并给予大剂量激素冲击治疗，效果良好，2周后停用临时起搏器，实验室检查显示各项指标接近正常，3周后病情好转出院。

二、病史

患者，男性，63岁，个体户。因"咳嗽、气促1年余，加重伴胸闷2天"入院。2011年曾在外院诊断为"食管鳞癌"，同时接受放疗+化疗（化疗方案为氟尿嘧啶+顺铂）治疗，定期复查未见肿瘤复发。无心血管病史及自身免疫疾病病史，有吸烟史30年，每天1包，已戒烟10年，家族史无特殊。ECOG/PS评分为2分。

三、临床诊断

2019年4月15日，患者PET-CT检查结果示：①右肺上叶近肺门处块状糖代谢增高灶，考虑中央型肺癌并累及右主支气管、右肺上叶少量阻塞性炎症；②右肺门及纵隔（8R组）淋巴结增大伴糖代谢增高，拟转移可能；左肺门及纵隔（4R、4L、7、8L组）淋巴结增大，糖代谢增高，建议活检除外转移；③完成"食管癌"治疗后，食管全程未见异常糖代谢增高灶（图6-4-7）。2019年4月18日，患者于我院接受气管镜下活检，病理检查结果示（右主气管肿物）肺角化性鳞状细胞癌，临床分期为"cT2N3M0，ⅢB期"。

四、临床治疗

患者于外院接受治疗，病理免疫组化结果示PD-L1（28-8）TPS 5%；各器官功能评估示血常规、尿常规、大便常规、肝功能、肾功能、心功能、风湿免疫指标、内分泌功能、性激素等各项指标均未见异常。一线治疗方案为紫

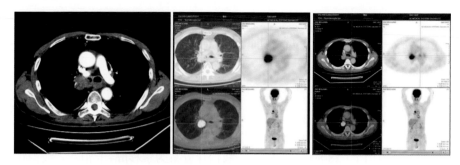

图6-4-7　全身PET-CT检查结果（2019年4月15日）

杉醇+卡铂，共3个周期。二线治疗方案为吉西他滨+卡铂，共3个周期，对右主支气管新生物在气管镜下行局部治疗并植入支架，序贯胸部放疗60 Gy/30 f（2019年10月30日为最后1次）。三线治疗方案为予以PD-1抑制剂（信迪利单抗200 mg，每3周1次）治疗3个周期（末次治疗时间为2020年2月9日）。

五、疗效及不良反应

　　三线治疗3个周期后2天，患者出现气促、胸闷、咳嗽、有痰难以咳出，视物模糊、颈部酸痛、四肢乏力、不能平卧等症状，为进一步处理转入我科。实验室检查显示BNP、心肌酶学各指标明显异常（图6-4-8）。呼吸道病毒检测均为阴性。心电图示窦性心动过速、三度房室传导阻滞，交界性逸搏心律，过缓的交界性逸搏，频发室性期前收缩个别成对出现，不完全性右束支传导阻滞（图6-4-9）。心脏彩超提示左室收缩功能未见异常。

　　患者突发胸闷、呼吸困难、端坐呼吸症状，考虑为PD-1抑制剂（信迪利单抗）相关暴发性心肌炎，伴恶性心律失常，立即行冠脉造影未见异常，并置入临时起搏器，开始予大剂量激素冲击治疗（甲泼尼龙1g、qd）共3天，并逐渐减量（图6-4-10）。同时，诊疗团队使用质子泵抑制剂护胃，阿法骨化醇软胶囊预防骨质疏松，抗心力衰竭治疗。

　　经过处理后，患者症状逐渐改善，心肌酶学指标水平逐渐下降。多次复查动态心电图提示窦性心律、间歇性一度房室传导阻滞、完全性右束支传导阻滞。术后患者心脏传导系统恢复良好，于临时起搏器植入后第15天予以停用。为进一步了解患者心肌炎情况，完善PET-CT检查，结果显示心肌炎（图6-4-11），心脏磁共振成像（MRI）T2WI显示延迟强化（图6-4-12）。肌电图检查考虑免疫相关周围神经及肌肉损害。骨骼肌活检示符合药物引起的肌病。1周后，患者咳嗽、气促好转，无胸闷，四肢无乏力，视力正常，可下床活动，于入院第23天出院。随访1个月期间，患者胸闷、肌无力、呼吸困难等症状未复发。治疗流程见图6-4-13。

266

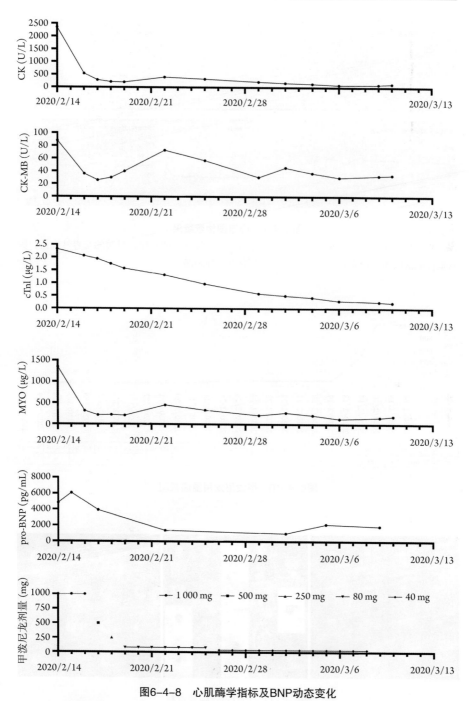

图6-4-8 心肌酶学指标及BNP动态变化

注：CK，肌酸激酶；CK-MB，肌酸激酶同工酶；cTnl，心肌肌钙蛋白；MYO，肌红蛋白；
pro-BNP，脑钠肽前体。

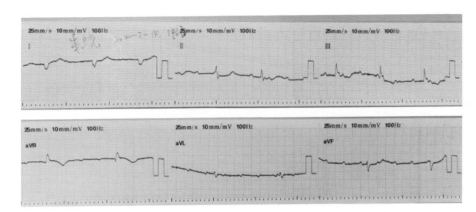

图6-4-9　心电图检查结果

注：心电图示窦性心动过速、三度房室传导阻滞，交界性逸搏心律，过缓的交界性逸搏，频发室性期前收缩个别成对出现，不完全性右束支传导阻滞。

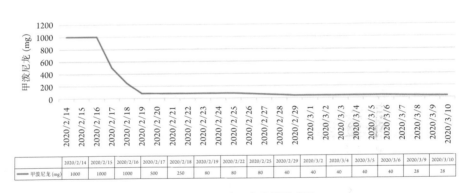

	2020/2/14	2020/2/15	2020/2/16	2020/2/17	2020/2/18	2020/2/19	2020/2/22	2020/2/25	2020/2/29	2020/3/2	2020/3/4	2020/3/5	2020/3/6	2020/3/9	2020/3/10
甲泼尼龙（mg）	1000	1000	1000	500	250	80	80	80	40	40	40	40	40	28	28

图6-4-10　甲泼尼龙用量递减图

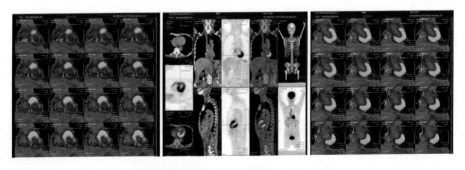

图6-4-11　PET-CT检查资料

全心（各房室）心肌各壁代谢弥漫增高，符合心肌炎表现。

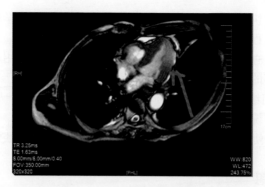

图6-4-12　心脏MRI检查资料

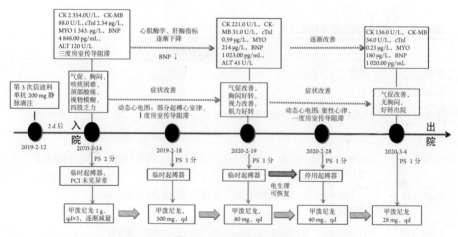

图6-4-13　治疗流程图

六、预后与随访

截至2020年10月9日，患者一般情况可，生活自理。治疗上停用免疫治疗，更换为口服替吉奥抗肿瘤治疗，肿瘤疗效评估稳定。

七、亮点

本病例诊疗亮点可简单归纳为以下几点：

1.早发现、早诊断、早治疗。在患者出现不良反应时能够早期发现、早期鉴别诊断、及早治疗非常关键，这样做可以避免延误最佳治疗时机，防止病情进一步恶化。

2.建立ICIs相关心肌炎诊疗绿色通道，有利于早期诊断、早期干预。心肌炎起病急，变化快，患者预后差。需要对实验室检查、影像学检查、介入治疗进行规范化、流程化管理。

3.治疗上，心脏起搏器可能更安全、更有效，其早期应用可以为其他药物的生效提供更多的时间，避免出现恶性心脏事件。

4.第一时间给予大剂量激素冲击治疗，有效抑制炎症，尽量减少心肌损伤，心脏传导系统恢复，避免植入永久起搏器。

5.首次尝试使用全身PET-CT检查进行免疫治疗相关心肌炎的鉴别诊断。

八、总结与反思

两个病例的对比详情可见表6-4-1。

表 6-4-1　两例病例的临床特征比较

	病例1	病例2
年龄	67岁	63岁
性别	男	男
个人史	吸烟史50年，每天1包，已戒烟5个月	吸烟史30年，每天1包，已戒烟10年
既往史	无特殊	食管癌8年，放化疗后
主诉	咳嗽、气促1个月余，加重伴胸闷、心悸1周余	咳嗽、气促1年余，加重伴胸闷2天
病理类型	非小细胞肺癌（高级别神经内分泌肿瘤特征）	角化性鳞状细胞癌
TNM分期	cT4N2M1c，ⅣB期	cT2N3M0，ⅢB期
PD-L1表达	阴性（22C3）	5%（28-8）
基因状态	EGFR（-），ALK（-），ROS-1（-）	EGFR（-），ALK（-），ROS-1（-）
化疗方案	一线：培美曲塞+卡铂	一线：紫杉醇+卡铂 二线：吉西他滨+卡铂
是否放疗	无	胸部放疗
PD-1/PD-L1抑制剂	PD-1抑制剂（帕博利珠单抗）	PD-1抑制剂（信迪利单抗）
联合化疗/单用	联合	单用
疗效评价	疾病稳定（SD）	SD
出现irAEs时间	14天（1个周期后）	56天（3个周期后）
诊断irAEs时间	1周余	2天
临床表现	胸闷、气促、不能平卧、眼睑下垂、视物模糊，以及四肢近端肌力下降	气促、胸闷、咳嗽、有痰难以咳出，视物模糊、颈部酸痛、四肢乏力

续表6-4-1

	病例1	病例2
实验室检查（主要指标）	肌酸激酶（CK）：11532.0 U/L 肌酸激酶MB同工酶（CK-MB）：254.0 U/L 肌钙蛋白I：36.2 ng/mL 肌红蛋白：>3 000 ng/mL BNP：6 390.00 pg/mL	肌酸激酶（CK）：2 354.0 U/L 肌酸激酶MB同工酶（CK-MB）：88.0 U/L 肌钙蛋白I：2.3 ng/mL 肌红蛋白：1 343 ng/mL BNP：4 848.00 pg/mL
可能累及系统	心脏、肌肉、眼睛、神经系统、肝脏	心脏、肌肉
心电图	三度房室传导阻滞 尖端扭转型室性心动过速	三度房室传导阻滞
心脏彩超	左室收缩功能异常、EF 52%（较前下降）	左室收缩功能未见异常、EF正常
冠脉造影	未见明显异常	未见明显异常
临时起搏器	使用	使用
使用时间	3周	2周
心脏传导系统	未能完全恢复	恢复
使用永久起搏器	需要	不需要
类固醇治疗（起始）	1 mg/kg	1 g冲击剂量
丙种球蛋白	10 g每天1次（3周）	10 g（5天）
其他治疗	抗心力衰竭、补钙、护胃	抗心力衰竭、补钙、护胃
肌电图	四肢、躯干多处感觉神经波幅降低，肌电图既呈神经源性损害，又呈肌源性损害，活动性	四肢感觉神经波幅降低，肌电图既呈神经源性损害，又呈肌源性损害，活动性
肌肉活检	部分肌纤维空洞变性及肌溶解，大部分横纹间质可见有灶性淋巴结浸润，部分区间质可见胶原纤维增生，符合药物引起的肌病	部分横纹间质可见有灶性淋巴结浸润，少部分区间质可见胶原纤维增生，符合药物引起的肌病（程度较轻）
心脏PET	未做	全心（各房室）代谢增高，符合心肌炎表现
心脏MRI	未做	显示延迟强化
心肌活检	未做	未做
结局	需使用永久起搏器	可恢复自主心律
随访	随访3个月，无胸闷、心悸情况	随访1个月，无胸闷、心悸情况
预后	生存期8个月	截至2020年10月9日，仍在随访中

随着ICIs在肿瘤治疗方面的广泛应用，免疫相关不良事件（irAEs）也引起了高度重视。据研究统计，约70%的患者在接受ICIs后会出现irAEs，其中10%~15%的病例会出现较为严重的3~4级不良反应。虽然仅有0.1%~1.0%患者会发生心脏相关irAEs，但死亡率高达25%~50%。且ICIs相关心肌炎常常合并肌炎。在发病时间上，有报道称，心肌炎的中位发病时间多为第1次用药后的30天左右。有研究者（Moslehi）等发现，76%患者的心肌炎发生在用药后6周之内，其中64%的患者发生在第1次或第2次用药后。

对于ICIs相关心肌炎的治疗目前没有统一方案，通常需要及时停用ICIs，不少个案报告肯定了皮质类固醇激素应用在ICIs相关心肌炎和肌炎治疗中的效果。对于暴发性心肌炎的患者，可在没有相关检查明确诊断的情况下使用大剂量甲泼尼龙（1 mg/kg），有研究建议可直接予以甲泼尼龙1 000 mg/d大剂量冲击治疗。然后可以根据激酶、心电图等检查结果，逐渐减少激素用量，直至患者激酶指标、EF及心电图恢复正常，而这一过程需要6~8周的时间。若应用激素治疗后症状无明显改善，可考虑使用抗胸腺细胞球蛋白（ATG）和英夫利昔单抗，目前也有报道该类患者可从阿巴西普（Abatacept）获益。

如果因炎症侵犯心肌及传导系统而引起威胁生命的恶性心律失常，可联合多学科会诊，及时行心脏起搏器植入，以尽早恢复正常的心电生理活动。此举一方面可有效改善心功能和避免心力衰竭的进一步加重，另一方面也能给医生和患者争取更多时间等待药物起效或者更换其他治疗方案。如果患者出现全心衰竭或者病情危重，不能耐受起搏器植入手术或评估已不能从植入起搏器中明显获益，可行重症监护室的生命支持治疗，如气管插管机械通气、主动脉内球囊反搏（IABP），以及静脉—动脉体外膜氧合（VA ECMO）。

综上，对于应用ICIs后出现暴发性心肌炎患者，一旦发生危及生命的恶性心律失常和心力衰竭时，可立即给予大剂量激素冲击治疗，在目前相关药物治疗（ATG、英夫利昔单抗等）效果不明显的情况下，可考虑及时给予生命支持替代治疗如心脏起搏器、IABP、VA ECMO[1-10]。

参考文献

[1] Leena Gandhi, Delvys Rodríguez-Abreu, Shirish Gadgeel, et al. Pembrolizumab plus Chemotherapy in Metastatic Non-Small-Cell Lung Cancer[J]. N Engl J Med, 2018, 378(22): 2078-2092.

[2] Haanen JBAG, Carbonnel F, Robert C, et al. Management of toxicities from immunotherapy: ESMO Clinical Practice Guidelines for diagnosis, treatment and follow-up[J]. Ann Oncol, 2018, 29(Suppl 4): iv264-iv266.

[3] Puzanov I, Diab A, Abdallah K, et al. Managing toxicities associated with immune checkpoint inhibitors: consensus recommendations from the Society for Immunotherapy of Cancer (SITC) Toxicity Management Working Group[J]. J Immunother Cancer, 2017, 5(1): 95.

[4]   Brahmer JR, Lacchetti C, Schneider BJ, et al. Management of Immune-Related Adverse Events in Patients Treated With Immune Checkpoint Inhibitor Therapy: American Society of Clinical Oncology Clinical Practice Guideline[J]. J Clin Oncol, 2018, 36(17): 1714-1768.

[5]   Thompson JA, Schneider BJ, Brahmer J, et al. Management of Immunotherapy-Related Toxicities, Version 1.2019[J]. J Natl Compr Canc Netw, 2019, 17(3): 255-289.

[6]   Brahmer JR, Tykodi SS, Chow LQM, et al. Safety and activity of anti-PD-L1 antibody in patients with advanced cancer[J]. N Engl J Med, 2012, 366(26): 2455-2465.

[7]   Salem JE, Manouchehri A, Moey M, et al. Cardiovascular toxicities associated with immune checkpoint inhibitors: an observational, retrospective, pharmacovigilance study[J]. Lancet Oncol, 2018, 19(12): 1579-1589.

[8]   Frigeri M, Meyer P, Banfi C, et al. Immune Checkpoint Inhibitor-Associated Myocarditis: A New Challenge for Cardiologists[J]. Can J Cardiol, 2018, 34(1): 92.e1-92.e3.

[9]   Salem JE, Allenbach Y, Vozy A, et al. Abatacept for Severe Immune Checkpoint Inhibitor-Associated Myocarditis[J]. N Engl J Med, 2019, 380(24): 2377-2379.

[10]   Imai R, Ono M, Nishimura N, et al. Fulminant Myocarditis Caused by an Immune Checkpoint Inhibitor: A Case Report With Pathologic Findings[J]. J Thorac Oncol, 2019, 14(2): e36-e38.

（谢晓鸿，广州医科大学附属第一医院、广州呼吸健康研究院、呼吸疾病国家医学中心，呼吸疾病国家临床研究中心，呼吸疾病国家重点实验室）

点评：免疫性心肌炎合并恶性心律失常——激素与起搏器缺一不可！

被点评病例

病例4　两例经植入心脏起搏器联合激素成功治疗PD-1抑制剂相关心肌炎的病例

点评内容

两例病例皆为严重免疫性心肌炎合并三度房室传导阻滞的病例。治疗手段相同，虽然均抢救成功，但预后相差甚远：一位需要植入永久起搏器，一位仅安装临时起搏器后成功复律，原因何在？

病例1为一例老年男性非小细胞肺癌患者，驱动基因、PD-L1均为阴性。给予化疗联合免疫治疗。2周后出现4级免疫性心肌炎，并多次出现恶性心律失常（三度房室传导阻滞、室性心动过速等），诊疗不够及时，只给予普通剂量激素治疗并安装临时心脏起搏器效果欠佳，最后通过植入永久心脏起搏器处理后病情好转出院。

病例2为老年男性鳞癌患者，PD-L1（5%+）。一线使用紫杉醇+卡铂，二线使用吉西他滨+卡铂，三线使用免疫治疗治疗3个周期，住院期间出现气促、胸闷。考虑免疫性心肌炎伴三度房室传导阻滞，立即给予大剂量激素冲击治疗，并安装临时心脏起搏器，效果良好，2周后成功停用临时起搏器，实验室检查显示各项指标接近正常，3周后病情好转出院。

结合指南和该两例患者的临床实践，心肌炎的成功治疗需要早期应用大剂量激素处理，对合并恶性心律失常者必须安装起搏器。只有及时的大剂量激素冲击治疗才有可能使患者恢复正常心律，避免植入永久起搏器。此外，病例1的PD-L1和驱动基因均为阴性，并非免疫优势人群，对于这类患者，目前研究显示化疗联合抗血管生成治疗并不劣于化疗联合免疫治疗，而前者致死性不良反应明显少于后者！因此，考虑到免疫治疗的特殊性，建议临床应用免疫治疗时应该尽可能地考虑选择优势人群，同时避免高危人群。

点评专家

周承志，广州医科大学附属第一医院、广州呼吸健康研究院、呼吸疾病国家医学中心，呼吸疾病国家临床研究中心，呼吸疾病国家重点实验室。

第七篇　关于多发重症的不良反应

病例1　一例PD-1抑制剂治疗有效患者的
多系统不良反应综合处理

一、摘要

　　该病例为一例59岁男性肺腺癌患者，先后接受培美曲塞联合顺铂、多西他赛、吉西他滨化疗后疾病进展。自2018年5月28日开始应用纳武利尤单抗单药免疫治疗，最佳治疗疗效为疾病部分缓解。在免疫治疗过程中，患者先后出现2级甲状腺功能减退、3级中枢性肾上腺皮质不全等不良反应，经激素替代治疗后病情好转，继续接受免疫治疗。2019年6月（免疫治疗27个周期后），患者出现全身大面积浸润性斑丘疹，伴脱屑、瘙痒、局部水疱和破溃，药物不良反应分级为4级。经给予全身糖皮质激素及免疫抑制剂治疗后皮疹消退，此后暂停免疫治疗。随访至2020年7月时，患者未再出现其他不良反应，肿瘤持续控制良好。

二、病史

　　患者，男性，59岁，无业，因发热、消瘦1个月入院。既往无其他慢性病史。有吸烟史30年，每日20支，起病后戒烟。家族史无特殊。患者体力状况/一般健康状况评分为1分。

　　2017年5月，CT检查提示患者右肺上叶占位、双肺多发结节、肾上腺占位。PET-CT资料示右肺上叶代谢增高团块影，大小为5.4 cm×4.6 cm，SUVmax 15，双肺散在结节影；左肾上腺区代谢增高团块影，大小为5.4 cm×4.6 cm，SUVmax 8.9；腹膜后多发代谢增高影，直径0.7 cm，SUV 1.9~2.9。颅脑MRI增强检查未见明显异常。2017年6月14日行CT引导下右上肺占位穿刺活检术，病理检查结果示低分化癌，倾向于低分化腺癌。免疫组化检查示：ALK-D5F3

（－），CK20（－），Calretinin（－），CK7（＋），P40（－），TTF-1（－）。EGFR基因检测呈阴性。PD-L1未测，血二代测序未见驱动基因突变，TMB为33.3个/Mb，前0.5%。

三、临床诊断

右肺上叶低分化腺癌，临床分期为T3N0M1c，ⅣB期，左肾上腺转移，腹腔淋巴结转移，双肺内转移。

四、临床治疗

患者一线应用"培美曲塞+顺铂"方案化疗4个周期后采用"培美曲塞"维持治疗4个周期，病情进展后先后应用"多西他赛"1个周期，"吉西他滨"4个周期后疾病再次进展（图7-1-1）。患者自2018年5月28日起开始第1个周期的纳武利尤单抗单药免疫治疗。

五、疗效

使用纳武利尤单抗治疗后，患者右肺上叶占位及左肾上腺占位明显缩小，最佳疗效为部分缓解（PR）（图7-1-2）。

六、临床不良反应

（一）甲状腺功能异常

2018年10月，患者接受检查发现甲状腺功能减低：游离T3为1.27 pg/mL（1.8~4.1），游离T4为0.63 ng/dL（0.81~1.89），促甲状腺激素为9.383 uIU/mL（0.38~4.34）。当时患者无症状，诊断考虑自身免疫性甲状腺炎、甲状腺功能减低。对症补充甲状腺素（左旋甲状腺素钠片100 µg/d）后复查甲状腺功能，游离T3为5.09 pg/mL，游离T4为1.14 ng/mL，促甲状腺激素为5.09 uIU/mL。考虑为免疫治疗相关，药物不良反应等级为2级，患者继续接受免疫治疗。

（二）肾上腺皮质功能减退

2018年11月，患者因腰椎压缩骨折接受介入骨水泥治疗，手术后发热、当天精神明显变差，乏力明显，随后出现言语不利，逻辑混乱。查体示患者血压降低，为80/60 mmHg。实验室检查提示血钠113 mmol/L，考虑肾上腺皮质功能不全可能。查血示促肾上腺皮质激素<5 pg/mL（0~46），血总皮质醇（8:00 am）为0.5 µg/mL（4~22.3），血清生长激素（GH）、促黄体生成素（LH）、

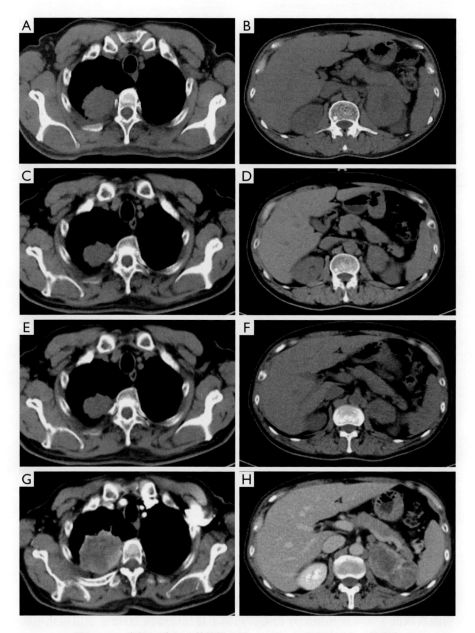

图7-1-1 胸部CT资料（基线及一线、二线、三线化疗后），纵隔窗

（A，B）：基线CT；（C，D）：一线化疗后；（E，F）：二线化疗后；（G，H）：三线化疗后。

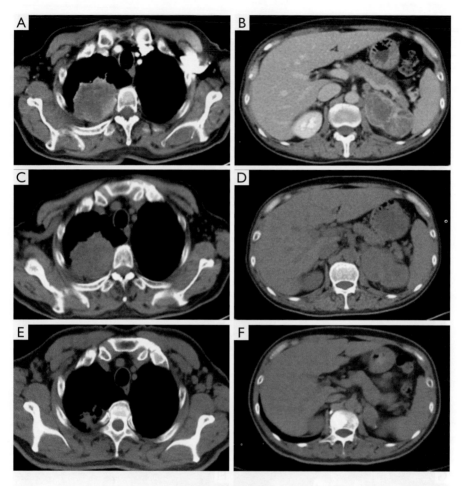

图7-1-2 胸部CT资料（免疫治疗前、治疗后），纵隔窗
（A，B）：纳武利尤单抗治疗前；（C，D）：纳武利尤单抗治疗1个月后第1次评估；
（E，F）：纳武利尤单抗治疗1年后评估。

促卵泡激素（FSH）正常、性激素正常。垂体MRI示垂体略饱满，形态大致正常，未见占位。诊断中枢性皮质醇功能不全（垂体受累，孤立性促肾上腺皮质激素减低）。考虑免疫治疗相关，药物不良反应等级为3级，予以氢化可的松100 mg治疗后患者神志逐渐清醒，血钠恢复正常；此后，给予氢化可的松20 mg，每天早晚各使用10 mg的替代治疗。患者症状恢复后，继续给予免疫治疗。

（三）皮疹

2019年6月（27个周期的免疫治疗后），患者无明显诱因出现皮肤瘙痒、发红，随后双手、双足有大面积浸润性斑丘疹、脱屑伴有瘙痒，逐渐波及全身。对患者行皮肤活检，病理提示表皮融合性角化不全，脊层局部海绵状水疱形成，真皮浅层血管周围见较多淋巴细胞、组织细胞及嗜酸性粒细胞。患者自行局部应用卤米松并口服氯雷他定等无好转，4天后出现颜面、躯干及四肢多发水疱及破溃（图7-1-3），口唇黏膜水疱、破溃，疼痛明显，双下肢浮肿。考虑免疫治疗相关大疱型皮疹，Stevens-Johnson综合征可能，药物不良反应等级为4级。治疗方案为补液，头孢呋辛治疗并每天加用甲泼尼龙80 mg激素治疗后皮疹逐渐消退，下肢浮肿好转（图7-1-3）。治疗2周后改为每天口服泼尼松60 mg。但改为口服激素1周后患者再次出现全身皮肤发红，躯干斑丘疹、脱屑、下肢浮肿。再次加用每天甲泼尼龙1 mg/kg，连续使用2周，并加用环孢素70 mg每天两次，调整药物谷浓度为100~200 ng/mL后再次予以激素逐渐减量。此后，患者皮疹逐渐消退。但由于患者已发生4级不良反应，遂停用免疫治疗。

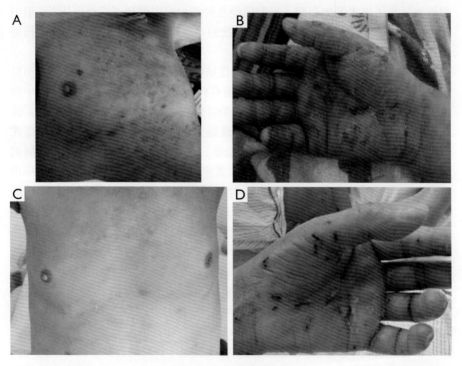

图7-1-3　患者皮损情况

（A，B）：治疗前；（C，D）：治疗后。

七、预后与随访

逐渐减停激素及环孢素，总治疗疗程共持续6个月，后患者一直接受口服甲状腺素及氢化可的松替代治疗，预计将需要终生服用。患者未再接受肿瘤相关治疗，定期门诊随访，截至2020年7月患者仍存活，肿瘤未进展。

八、亮点与不足

本例展示了一例免疫治疗长期有效的患者在免疫治疗过程中先后出现不同系统的不良反应，经综合处理后均得到了有效控制并取得良好转归的过程。同时在停止免疫治疗1年后肿瘤仍未进展，提示对于出现免疫不良反应的患者，激素及免疫抑制治疗并未影响免疫治疗的良好疗效。不足之处在于，对于免疫相关的大疱性皮疹，可能需要更早期加用免疫抑制剂治疗，这样做可以减少长时间大剂量应用全身糖皮质激素带来的不良反应和感染风险。

九、总结与反思

免疫检查点抑制剂（ICIs）在多种肿瘤的治疗中取得了良好的疗效并不同程度地延长了患者的生存期，目前已经在肿瘤治疗中得到了广泛应用[1]。但由于ICIs导致免疫系统的过度激活，各系统的不良反应也随之出现，其相关报道也逐年增多。

本例患者主要表现为内分泌系统及皮肤的不良反应。其中内分泌系统不良反应是ICIs相关的常见不良反应，据报道有5%~10%的患者在免疫治疗过程中会出现内分泌系统不良反应[2]，主要包括甲状腺功能异常、垂体炎以及胰岛素缺乏导致的糖尿病[3]。其中甲状腺功能异常最为常见，主要表现为甲状腺功能亢进或减退，而很少出现致命的甲状腺危象。在女性患者中，接受PD-1抑制剂或PD-1抑制剂联合CTLA-4抗体治疗的患者更容易出现[4]。垂体炎主要见于应用抗CTLA-4治疗的患者，而在应用PD-1抑制剂的患者中少见[2]。肾上腺皮质功能不全多继发于垂体炎，起病隐匿，常表现为肾上腺皮质激素分泌不足，如果不能早期识别和处理，则易导致生命危险[5]。而经过激素替代治疗等处理，内分泌不良反应大多可以得到良好的控制，也无需停止免疫治疗[6]。因此，在患者治疗过程中，早期发现及处理是保证用药安全的关键。

皮肤不良反应也是ICIs相关的常见不良反应，据报道其发生率可高达40%[7]。一般出现在ICIs治疗开始的4~8周并长时间持续存在。其中非特异性斑丘疹是最常见的皮疹类型，免疫治疗单药或联合用药的发生率为14%~40%[8]。部分患者可出现荨麻疹样的皮疹或类似特发性扁平苔藓的苔藓样皮疹。此外，皮肤干燥和瘙痒也是常见的表现。在所有皮肤不良反应中，大疱型皮疹是较为严重且少见的皮肤不良反应，包括大疱性类天疱疮和Stevens-Johnson综合征。

其中后者罕见，但极其严重，可危及生命，需要尽快处理并停用ICIs[9]。此外，白癜风以及银屑病复发或加重也是ICIs治疗中可能出现的皮肤不良反应。总体来说，皮肤不良反应大多对患者的生活影响较小，且回顾性研究表明出现皮肤不良反应的患者可能在免疫治疗中获益更多[10]。因此，早期识别和妥善处理皮肤不良反应是提高患者生活质量的重要措施。

综上所述，随着免疫治疗疗程的增加，患者可能出现各系统的不良反应，内分泌系统和皮肤均是常见的不良反应部位，但除了在出现严重的大疱型皮疹时需要停用免疫治疗外，大多数不良反应若能早期识别和妥善处理，一般不影响患者的生活，也不需要停用免疫治疗。

参考文献

[1] Postow MA, Callahan MK, Wolchok JD. Immune Checkpoint Blockade in Cancer Therapy[J]. J Clin Oncol, 2015, 33(17): 1974-1982.

[2] Michot JM, Bigenwald C, Champiat S, et al. Immune-related adverse events with immune checkpoint blockade: a comprehensive review[J]. Eur J Cancer, 2016, 54: 139-148.

[3] Chang LS, Barroso-Sousa R, Tolaney SM, et al. Endocrine Toxicity of Cancer Immunotherapy Targeting Immune Checkpoints[J]. Endocr Rev, 2019, 40(1): 17-65.

[4] Zhai Y, Ye X, Hu F, et al. Endocrine toxicity of immune checkpoint inhibitors: a real-world study leveraging US Food and Drug Administration adverse events reporting system[J]. J Immunother Cancer, 2019, 7(1): 286.

[5] de Filette J, Andreescu CE, Cools F, et al. A Systematic Review and Meta-Analysis of Endocrine-Related Adverse Events Associated with Immune Checkpoint Inhibitors[J]. Horm Metab Res, 2019, 51(3): 145-156.

[6] Barroso-Sousa R, Barry WT, Garrido-Castro AC, et al. Incidence of Endocrine Dysfunction Following the Use of Different Immune Checkpoint Inhibitor Regimens: A Systematic Review and Meta-analysis[J]. JAMA Oncol, 2018, 4(2): 173-182.

[7] Sibaud V, Meyer N, Lamant L, et al. Dermatologic complications of anti-PD-1/PD-L1 immune checkpoint antibodies[J]. Curr Opin Oncol, 2016, 28(4): 254-263.

[8] Lacouture M, Sibaud V. Toxic Side Effects of Targeted Therapies and Immunotherapies Affecting the Skin, Oral Mucosa, Hair, and Nails[J]. Am J Clin Dermatol, 2018, 19(Suppl 1): 31-39.

[9] Plachouri KM, Vryzaki E, Georgiou S. Cutaneous Adverse Events of Immune Checkpoint Inhibitors: A Summarized Overview[J]. Curr Drug Saf, 2019, 14(1): 14-20.

[10] Lo JA, Fisher DE, Flaherty KT. Prognostic Significance of Cutaneous Adverse Events Associated With Pembrolizumab Therapy[J]. JAMA Oncol, 2015, 1(9): 1340-1341.

（高晓星、陈闽江、钟巍，中国医学科学院北京协和医院）

点评：关注免疫不良反应的多样性及隐匿性，早诊断，早处理

被点评病例

病例1　一例PD-1抑制剂治疗有效患者的多系统不良反应综合处理

点评内容

该病例为一例晚期肺腺癌男性患者，四线应用了单药免疫治疗，取得了良好的疗效和长期生存。在治疗中虽有诸多曲折却有惊无险。第一次不良反应是甲状腺功能减低，未出现症状即得到了替代治疗。第二次是手术应激后出现血压降低，意识模糊，但诊疗团队很快意识到有垂体炎导致的肾上腺皮质功能不全的可能，通过针对性检测明确诊断并及时给予激素替代治疗，让患者的状况得到了快速恢复。第三次是在治疗1年时出现了迟发但迅速进展的皮肤大疱样皮疹和疑似Stevens-Johnson综合征，在立刻给予大剂量全身激素和免疫抑制剂治疗后不良反应也得到了很好的控制，并在皮疹好转后成功减停了激素。从患者的不良反应处理上看本病例的治疗是成功的，并获得了良好的疗效。

本例患者的治疗体现了免疫不良反应的多样性及隐匿性，早诊断、早处理，是该病例治疗成功的关键。

不良反应是任何治疗手段都无法避免的问题，随着免疫治疗的发展，在享受其给患者带来益处的同时，如何减少不良反应给患者生活质量和生存带来的负面影响也十分重要。对患者进行更加细致的观察和监测，并对各个系统的不良反应多加重视，是免疫治疗时代值得关注的问题。

点评专家

王孟昭，中国医学科学院北京协和医院。

病例2 峰回路转—— 一例免疫性直肠炎和皮疹的诊治分享

一、摘要

该病例为一例72岁肺鳞癌合并肝转移的男性患者，基因检测结果显示驱动基因阴性、PD-L1高表达。前期因患者对免疫治疗的费用存在顾虑，而未在一线使用帕博利珠单抗单药治疗。一线治疗选择紫杉醇（白蛋白结合型）联合顺铂化疗1个周期后，患者出现严重的中性粒细胞缺乏伴发热（Ⅳ度骨髓抑制）和Ⅲ度血小板抑制。因化疗反应的不良反应大，患者拒绝再次接受化疗，二线治疗改为帕博利珠单抗单药治疗。患者接受第1个周期免疫治疗后10天左右出现排便增多，一天5~6次，性状无特殊，排便前腹痛，排便后缓解。于当地医院予以补液、护胃等对症治疗后症状好转出院。为行第2个周期免疫治疗，再次入住我院，接受胃肠镜检查提示直肠炎，考虑免疫相关消化道毒性2级。但因未予以激素治疗，仅行对症治疗后症状好转，予以再次免疫治疗，后未出现胃肠道反应，治疗过程顺利。在免疫治疗第2个月时患者出现手背、面部和大腿等部位的脱屑样红色皮疹伴瘙痒，予以局部激素软膏治疗后好转。在单药免疫治疗半年时，患者出现背部、腰部以及四肢大片红色皮疹，瘙痒明显，考虑免疫治疗引起的2级皮肤损害，外用激素软膏效果欠佳，予以复方倍他米松肌注1次后好转。截至2021年3月，患者仍在继续接受帕博利珠单抗单药治疗，患者免疫治疗疗效接近完全缓解。

二、病史

患者，男性，72岁，因"反复咯血十余天，发现肺部阴影3天"于2019年5月5日入院。

患者十余天前无明显诱因下出现咯血，色暗红，每天5~6次，量约5 mL，无胸闷、气促，无胸痛，无发热。于当地医院接受胸部增强CT提示：右上肺肺癌合并肺门、纵隔淋巴结转移考虑；两肺慢性支气管病变伴肺气肿。为求进一步诊治收住入院。

患者既往吸烟史30年，每天2包，已戒烟12年。既往有慢性阻塞性肺疾病和冠心病经皮冠状动脉介入治疗（PCI）术后史，婚育史和家族史无特殊。患者体力状况/PS评分为0分。

患者入院后查验血肿瘤标志物，结果示：鳞状上皮细胞癌相关抗原4.8 ng/mL↑，其他肿瘤标志物正常。心电图提示窦性心律，完全性右束支传导阻滞，下壁异常Q波，QT间期延长。肺功能检查结果提示：①轻度阻塞性通气功能障碍；②肺弥散功能中度降低；③支气管舒张试验阴性。肝脏增强MRI提示：右肝及尾叶数枚结节，考虑转移瘤。其他器官未见明显异常。胃肠镜检查提示慢性萎缩性胃炎。

2019年5月6日（入院第2天），患者接受我院胸部增强CT检查，结果提示右肺上叶前段肿块，右肺门及纵隔淋巴结肿大，考虑转移，双肺慢性支气管炎、肺气肿（图7-2-1）。

5月6日，气管镜检查可见右上叶前段一亚支新生物。超声支气管镜示4R组淋巴结部位探及低回声影（图7-2-2）。

气管镜病理结果示：（4R组淋巴结）出血渗出物中见小灶低分化癌细胞，（右上叶前段-亚支）低分化癌，免疫组化符合鳞状细胞癌。免疫组化结果：ALK-Lung（–），ALK-Lung-NC（–），TTF-1（–），NapsinA（–），CK-7

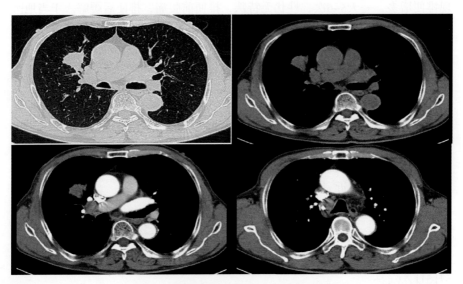

图7-2-1 胸部增强CT检查（2019年5月6日）

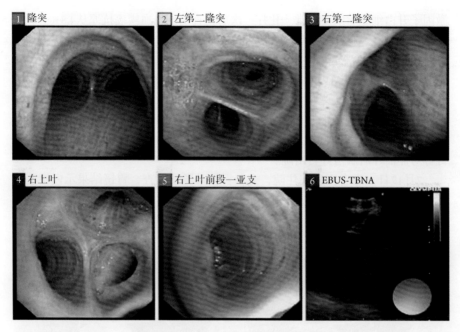

图7-2-2 气管镜检查（2019年5月6日）

（－），CK-5/6弥漫（＋），P63弥漫（＋），P40弥漫（＋），CgA（－），Syn（－），CD56（－），Ki-67 30%，PD-L1（22C3）>50%。气管镜标本基因检测结果示：TMB 9.63个/Mb，TP53突变丰度27.92%。

三、临床诊断

患者，男性，72岁，农民，有吸烟史，胸部CT检查见图7-2-1，气管镜下活检病理结果示肺鳞癌，目前诊断为：①肺鳞癌，cT2aN2aM1c，ⅣB期（肝转移癌），PS评分为0分；②慢性阻塞性肺疾病；③冠状动脉粥样硬化性心脏病PCI术后；④QT间期延长。

四、临床治疗

该患者因对免疫治疗费用有所顾虑，故一线治疗暂未使用帕博利珠单抗单药治疗，而选择紫杉醇（白蛋白结合型）200 mg（第1天、第8天）联合顺铂43 mg（第1~3天）化疗。化疗期间患者出现白细胞降低（1.1×10^9/L），中性粒细胞0.3×10^9/L，血小板最低55×10^9/L↓，伴高热，C反应蛋白75.5 mg/dL，降钙素原为0.51 μg/L，予哌拉西林/他唑巴坦抗感染、重组人血小板生成素注射液升血小板、聚乙二醇化重组人粒细胞刺激因子注射液联合重组人粒细胞集落刺激因子升白细胞后恢复正常。化疗一次后复查出现，血鳞癌抗原从4.8 ng/mL下降至1.5 ng/mL。化疗一次后复查胸部CT结果见图7-2-3。

1个周期的紫杉醇（白蛋白结合型）联合顺铂化疗效果较佳，但因患者对化疗反应太大，拒绝再次接受化疗。遂于6月19日予以帕博利珠单抗200 mg静脉滴注治疗。患者接受免疫治疗10天左右出现排便次数增多，一天5~6次，性状无特殊，排便前腹痛，排便后缓解，无发热。患者于6月29日至7月6日在当地医院住院，查大便常规提示：大便隐血（＋），白细胞正常，予以补液、护胃等对症治疗后病情好转出院。

7月17日，患者至我院住院，完善胃镜及肠镜检查，胃镜结果示慢性萎缩性胃炎，肠镜提示直肠炎、乙状结肠增生（图7-2-4）。

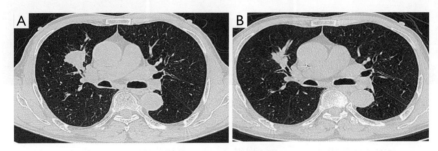

图7-2-3　胸部CT检查

（A）化疗前（2019年5月6日）；（B）化疗后（2019年6月13日）。

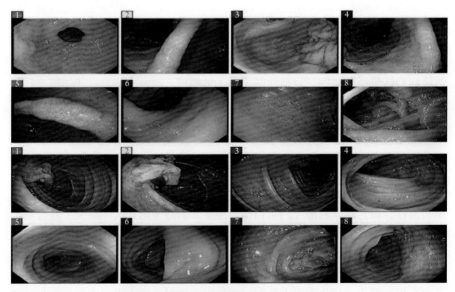

图7-2-4　胃镜及肠镜检查（2019年7月17日）

直肠和乙状结肠病理检查结果示（图7-2-5）：（直肠）大肠黏膜局部小淋巴细胞聚集；（乙状结肠）大肠黏膜局部水肿。

考虑患者有免疫相关性腹泻，根据免疫相关消化道毒性的处理原则（图7-2-6），未予以激素治疗，仅予对症治疗后病情快速好转，可考虑再次给予免疫治疗。与家属反复沟通再次行免疫治疗可能存在的风险，患者家属要求继续使用。2019年6月19日，患者开始第2次帕博利珠单抗200 mg单药治疗，治疗过程顺利，患者一般情况良好，无明显不适主诉。

患者在帕博利珠单抗治疗2个月时，出现手背、面部、颈后以及大腿红色皮疹伴瘙痒（图7-2-7），考虑免疫相关皮肤不良反应1级（G1），局部予以外用激素软膏处理后好转。但在免疫单药治疗半年时，患者出现背部、

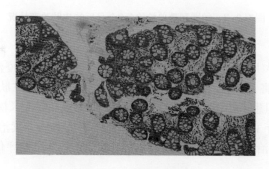

图7-2-5 直肠病理结果

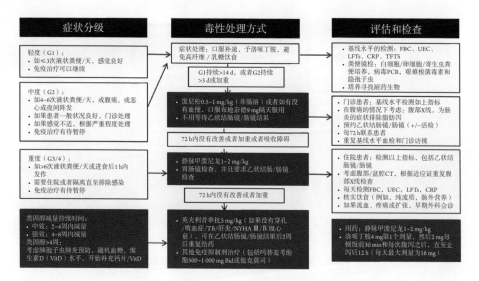

图7-2-6 免疫相关消化道毒性的处理流程图

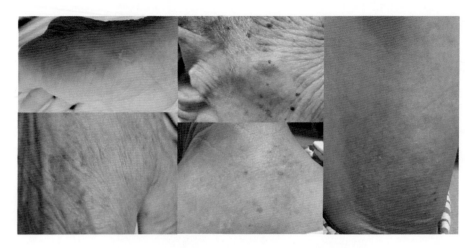

图7-2-7　帕博利珠单抗治疗2个月后的皮肤改变情况

腰部以及四肢大片红色皮疹伴瘙痒（图7-2-8），考虑免疫治疗引起的2级（G2）皮肤损害，外用激素软膏效果欠佳，建议患者行皮肤活检明确并指导后续治疗，但患者拒绝，治疗期间曾予以一次复方倍他米松肌注后明显好转。截至2021年3月，患者仍在接受帕博利珠单抗单药继续治疗中，共使用8个月余，免疫治疗疗效接近完全缓解（CR）状态，疗效评估见图7-2-9和图7-2-10。

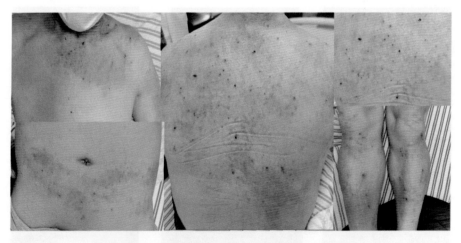

图7-2-8　帕博利珠单抗治疗半年时的皮肤改变情况

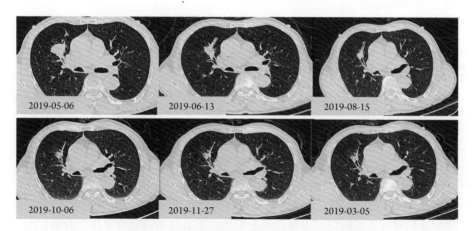

图7-2-9　帕博利珠单抗治疗前后胸部CT资料对比

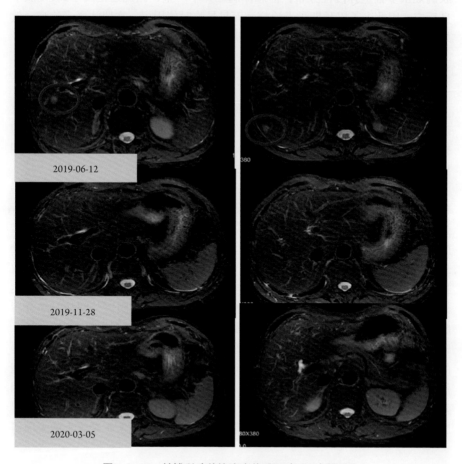

图7-2-10　帕博利珠单抗治疗前后肝脏MRI资料对比

五、预后和随访

截至2021年3月，患者继续接受帕博利珠单抗单药治疗，一般状态良好，无明显不适主诉，处于密切随访中。

六、亮点与不足

本例展示了一例免疫性直肠炎和免疫性皮肤损害病例的治疗过程。患者在第1个周期帕博利珠单抗用药后10天左右出现排便次数增多，一天5~6次，属于2级胃肠道反应。对于严重腹泻或持续的2级及以上腹泻患者，推荐完善结肠镜检查以进一步明确诊断。而该患者通过胃肠镜病理检查提示直肠炎和乙状结肠增生，病理可见黏膜局部小淋巴细胞聚集。患者在帕博利珠单抗治疗后2个月出现了皮疹伴瘙痒，且逐渐加重，激素治疗时机需权衡利弊。本例患者后期皮肤病灶虽多且呈弥漫性分布，但总体病灶并不严重，因此还是属于2级皮肤不良反应，因此未予以长期激素治疗，而只是临时使用了一次肌注激素治疗，效果不错。不足之处在于患者未接受皮肤活检获得病理学的支持。

七、总结与反思

免疫治疗是肺癌研究和治疗领域的热点，免疫检查点抑制剂（ICIs）通过抑制该信号通路，活化T淋巴细胞发挥机体对肿瘤细胞的清除。因此，ICIs的相关毒性包括免疫相关不良事件（irAEs）。消化系统（如胃肠道、肝脏）和皮肤是重要的免疫相关器官，也是irAEs的常见受累系统。

胃肠毒性主要表现为腹泻/结肠炎，发生腹痛、腹泻等症状的患者要警惕免疫相关胃肠毒性的可能性。ICIs治疗引起的胃肠毒性组织学图像通常不同于炎症性肠病（IBD）的表现。大多数病例表现为急性结肠炎（中性粒细胞和嗜酸性粒细胞浸润），或者是弥漫性或局灶性片状隐窝脓肿。消化道irAEs的处理原则是尽早识别、及时足量治疗、快速升级、改善预后。根据腹泻的次数进行严重程度分级，给予分层治疗。本例患者确诊为肺鳞癌，且其PD-L1表达>50%，其在接受帕博利珠单抗单药治疗后仅10天即出现腹泻伴腹痛，结合胃肠镜的病理表现，符合免疫相关性直肠炎（2级），经对症处理后病情好转，未使用激素治疗。需要提出的是，尽管目前关于胃肠道不良反应的指南里面提的多是结肠炎，但本例患者有结肠增生伴直肠炎，直肠黏膜活检可见淋巴细胞浸润，故我们还是认为是免疫治疗所引起的肠道反应。消化道irAEs的高危因素包括服用非甾体类抗炎药，有炎症性肠病病史等。但目前尚未发现可预测胃肠道irAEs的生物标志物。2018年初发表于Science（《科学》）杂志上的多项研究提示，治疗前特定的粪便微生物群组成与肿瘤对ICIs的治疗反应相关。这将为进一步提高ICIs治疗肿瘤的疗效、改善患者预后带来前景。

　　免疫相关的皮肤不良反应虽然发生率高，但多数为轻度的皮肤不良反应，只有极少数会危及生命，帕博利珠单抗使用后皮肤不良反应的发生率为34%，可在治疗早期出现（治疗开始后的前几周），也有报道在治疗结束后出现皮肤不良反应的病例。皮肤不良反应表现多样，可表现为斑丘疹、瘙痒、苔藓样皮炎、银屑病、白癜风、大疱性类天疱疮、皮肤毛细血管增生症，严重的可表现为Stevens-Johnson综合征、Sweet综合征、中毒性表皮坏死松解症等。大多数免疫相关皮肤不良反应轻且对治疗有反应，生物制剂对皮质类固醇难治性疾病患者有效。本例患者皮疹面积虽然大，但程度并不重，所以前期处理都是局部使用糖皮质激素及对症治疗，到后期也仅临时肌注复方倍他米松以缓解症状，尽量避免长期激素的干预以使免疫疗效最大化，遗憾的是该患者没有接受皮肤活检取得病理检查结果以进一步证实诊断。在实际临床中，我们应尽量动员患者进行组织活检以获取更多关于免疫不良反应的病理特点，从而有利于临床决策的选择[1-10]。

参考文献

[1] Khoja L, Day D, Chen TW, et al. Tumour- and class-specific patterns of immune-related adverse events of immune checkpoint inhibitors: a systematic review[J]. Ann Oncol, 2017, 28(10): 2377-2385.

[2] Gupta A, De Felice KM, Loftus Jr EV, et al. Systematic review: colitis associated with anti-CTLA-4 therapy[J]. Aliment Pharmacol Ther, 2015, 42(4): 406-417.

[3] Marthey L, Mateus C, Mussini C, et al. Cancer Immunotherapy with Anti-CTLA-4 Monoclonal Antibodies Induces an Inflammatory Bowel Disease[J]. J Crohns Colitis, 2016, 10(4): 395-401.

[4] Matson V, Fessler J, Bao R, et al. The commensal microbiome is associated with anti-PD-1 efficacy in metastatic melanoma patients[J]. Science, 2018, 359(6371): 104-108.

[5] Gopalakrishnan V, Spencer CN, Nezi L, et al. Gut microbiome modulates response to anti-PD-1 immunotherapy in melanoma patients[J]. Science, 2018, 359(6371): 97-103.

[6] 斯晓燕, 何春霞, 张丽, 等. 免疫检查点抑制剂相关皮肤不良反应诊治建议[J]. 中国肺癌杂志, 2019, 22(10): 639-644.

[7] 李玥, 张力, 王汉萍, 等. 免疫检查点抑制剂相关消化系统不良反应的临床诊治建议[J]. 中国肺癌杂志, 2019, 22(10): 661-665.

[8] Haanen JBAG, Carbonnel F, Robert C, et al. Management of toxicities from immunotherapy: ESMO Clinical Practice Guidelines for diagnosis, treatment and follow-up[J]. Ann Oncol, 2017, 28(suppl_4): iv119-iv142.

[9] Wang LL, Patel G, Chiesa-Fuxench ZC, et al. Timing of Onset of Adverse Cutaneous

Reactions Associated With Programmed Cell Death Protein 1 Inhibitor Therapy[J]. JAMA Dermatol, 2018, 154(9): 1057-1061.

[10] Phillips GS, Wu J, Hellmann MD, et al. Treatment Outcomes of Immune-Related Cutaneous Adverse Events[J]. J Clin Oncol, 2019, 37(30): 2746-2758.

（夏丽霞，浙江大学医学院附属第二医院）

点评：及时使用适量的激素治疗

被点评病例

病例2　峰回路转——一例免疫性直肠炎和皮疹的诊治分享

点评内容

本例展示了一例免疫性直肠炎和免疫性皮肤损害患者的处理过程，看似波澜不惊，实则总是峰回路转，这也提醒我们在处理类似病例时需要权衡利弊。

当患者免疫治疗10天后出现腹泻时，尽管对症治疗后患者症状快速好转，但面临的问题是需要判断患者早期出现的腹泻是由免疫治疗引起的还是其他原因所致，若是由免疫治疗引起，再次使用免疫治疗会不会面临出现更严重反应的风险？文献中PD-1/PD-L1抑制剂的胃肠道毒性发生的中位时间为用药后3个月（7天~16.2个月），早期发生的病例是存在的，而胃肠道毒性主要表现为腹泻/结肠炎，对于严重腹泻或持续的2级及以上的腹泻患者推荐行结肠镜检查以进一步明确诊断。本例患者不良反应属于2级，在症状缓解时仍积极复查胃肠镜，并通过肠镜下活检病理检查发现患者存在结肠增生和直肠炎。目前，指南中关于消化道不良反应更多的是关注肝脏损害和结肠炎，而并没有提及直肠炎，但本例患者却是直肠受累，病理检查时可见淋巴细胞浸润，这些都证实了患者是免疫性直肠炎。这也提醒我们，免疫治疗引起的胃肠道反应可以有众多表现，而不仅仅局限于指南中的内容。

该患者在免疫治疗2个月后出现皮肤反应，且逐渐加重。临床工作中早期皮肤反应往往很隐匿，容易漏诊，每次免疫治疗前应充分做好各个系统的评估工作，从而有效避免皮肤损害从轻型转变成重型。该患者早期即接受局部激素治疗，皮疹控制可。但后期皮疹突然出现快速进展，此时需多团队合作，皮肤科应及早介入，并充分探讨全身激素的治疗时机。尽管指南中提到皮肤面积>30%时为3级不良反应，但事实上该患者的皮肤损害程度并不严重，仅临时使用一次激素治疗即取得了不错的疗效，因此长期使用全身激素应慎重。

该患者治疗中的遗憾之处在于未能进行皮肤活检以获得病理学的支持，希望在未来工作中，我们能积极动员患者进行组织活检以获取病理学信息，这些信息对于免疫治疗决策有着重要的参考作用。

点评专家

兰芬，浙江大学医学院附属第二医院。

病例3　一例严重多系统受累的免疫相关不良反应病例分享

一、摘要

该病例为一例61岁初诊为左肺鳞癌（cT3N2M1a，ⅣA期）的患者。患者签署知情同意书参与了一项"信迪利单抗联合吉西他滨+铂类对比安慰剂联合吉西他滨+铂类一线治疗晚期或转移性鳞状非小细胞肺癌的有效性和安全性的随机、双盲、Ⅲ期研究（ORIENT-12）"。患者接受了GC化疗方案（第1天、第8天吉西他滨1.7 g+第1天卡铂600 mg）+信迪利单抗/安慰剂200mg、d1治疗1个周期（后续患者因不良事件揭盲为信迪利单抗治疗组），后出现肌肉、心肌、肝脏、神经等多系统的严重免疫相关不良事件，包括肌炎（2级）、心肌炎（3级）、肝功能异常（3级）、吉兰-巴雷综合征（3级），临床表现为胸闷、气促，四肢乏力及眼睑下垂。经过及时诊断，并予以激素及免疫球蛋白等治疗，患者转危为安，症状基本消失，同时各项指标恢复正常。

二、病史

患者，男性，61岁，因"咳嗽10天，胸闷、气促1周"于2018年12月27日入院。

患者在入院10天前无明显诱因出现咳嗽，不伴咳痰咯血，无胸闷、胸痛等其他症状，1周前患者感咳嗽加剧伴有胸闷、气促，偶有胸痛。患者于2018年12月25日入住杭州某三甲医院，查肺部CT示：左肺上叶占位，伴阻塞性炎症，肺不张，纵隔淋巴结肿大，左侧大量胸腔积液。12月26日，患者接受胸腔穿刺引流胸腔积液两次（单次500 mL左右），自诉胸闷、气促稍有好转，患者为求进一步诊治来我院，门诊拟以"左肺上叶占位"收住入院。

患者为退休工人，无吸烟、饮酒习惯，无肿瘤家族史，婚育史、既往史无特殊。

体格检查：患者生命体征平稳，肺部听诊有左肺呼吸音偏低，未闻及干湿性啰音，余心脏、腹部及神经系统查体均为阴性。

入院后评估：ECOG/PS评分为1分，查血常规、血生化、肿瘤标志物、心肌酶谱、甲状腺功能、抗核抗体系列、心电图及心脏彩超等检查指标均正常。胸部增强CT示：左肺占位及左侧大量胸腔积液（图7-3-1）。头颅MRI平扫+增强+弥散、全腹部增强CT及全身骨骼ECT均未见明显异常。支气管镜检查示：气道通畅，未见明显异常。胸腔积液常规及生化检验示：渗出液，先后3次完善胸腔积液脱落细胞检查均未见肿瘤细胞。

2019年1月3日，患者接受CT引导下肺穿刺。2019年1月8日病理检查结果示（左肺穿刺标本）低分化癌，结合免疫组化检查较符合低分化鳞状细胞癌，免疫组化示：CK7（部分+），P63（+），TTF-1（－），CK5/6（部分+），Napsin A（－），Syn（灶+），CgA（－），CK泛（+）。EGFR、ALK及ROS1基因突变检测均为阴性。

三、临床诊断

患者为61岁男性，退休工人，无吸烟史，因"咳嗽10天，胸闷、气促1周"入院。胸部增强CT检查见图7-3-1。肺穿刺活检病理检查结果示：肺鳞癌，诊断为左肺鳞癌（cT3N2M1a，ⅣA期）；PS评分为1分。

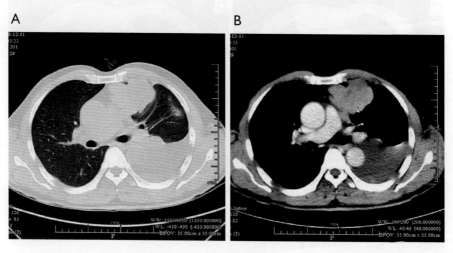

图7-3-1 治疗前胸部CT检查
（A）肺窗；（B）增强纵隔窗。

四、临床治疗

患者签署知情同意书参与了一项"信迪利单抗联合吉西他滨+铂类对比安慰剂联合吉西他滨+铂类一线治疗晚期或转移性鳞状非小细胞肺癌的有效性和安全性的随机、双盲、Ⅲ期研究（ORIENT-12）"，并于2019年1月16日接受了GC化疗方案（第1天、第8天吉西他滨1.7 g+第1天卡铂600 mg）+信迪利单抗/安慰剂200 mg（第1天）治疗1个周期。

患者于2019年2月4日因"胸闷、气促3天"至我院急诊就诊。

复查胸部CT示：左肺癌伴左侧胸膜多发转移，两肺门及纵隔多发肿大淋巴结。对照2018年12月31日CT检查发现，左肺及左侧胸膜病灶较前稍减小，左侧胸腔积液伴左肺膨胀不全，较前进展（图7-3-2）。初步考虑患者胸闷、

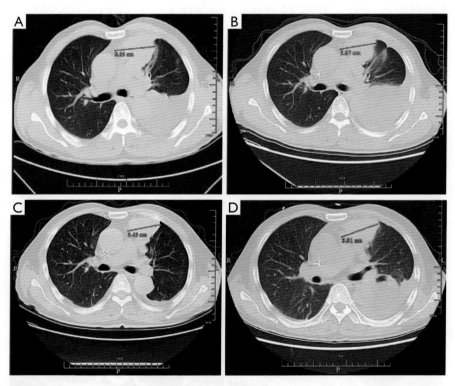

图7-3-2　患者治疗过程中胸部CT变化

（A）2018年12月31日，即治疗前；（B）2019年2月4日，即第1个周期治疗后19天；（C）2019年3月24日，即第1个周期治疗后2个月余；（D）2019年4月18日，即第1个周期治疗后3个月，胸腔积液再次增多。

气促为胸腔积液增多引起的症状，急诊科医生予以胸腔穿刺引流胸腔积液以缓解患者症状。

同时，主治团队完善患者各项检验检查，结果示：磷酸肌酸激酶3 943 U/L（38~174 U/L），谷草转氨酶168 U/L（8~40 U/L），血清肌钙蛋白I 0.189 ng/mL（0.000~0.060 ng/mL），谷丙转氨酶182 U/L（5~40 U/L），乳酸脱氢酶1 161U/L（109~245 U/L），余胆红素及谷氨酰转肽酶正常。心电图示完全性右束支传导阻滞（图7-3-3）。超声心动图示升主动脉增宽，左心室舒张功能减退，二尖瓣、三尖瓣轻度返流。此时考虑患者出现肌炎（2级不良反应）、心肌炎（3级不良反应）和肝功能异常（3级不良反应），考虑可能与免疫治疗相关，遂申请临床试验揭盲。

根据以上情况，考虑免疫相关不良反应，予每8个小时糖皮质激素80 mg冲击治疗3天后逐渐减量，辅以护肝、改善心脏供血等治疗，各项指标仍呈一过性显著升高后逐渐下降（图7-3-4）至正常，胸闷气急症状明显改善。

治疗过程中，患者自2019年2月13日起出现明显的四肢乏力及麻木，不能步行，并有双眼睑下垂，视物模糊。查体示：双上睑下垂，眼球活动尚可，四肢肌力5级，无明显肌肉压痛。2019年2月15日，患者完成肌电图检查结果示：上、下肢周围神经损害，感觉较运动纤维受损明显。神经内科会诊考虑为吉兰-巴雷综合征（3级不良反应，与免疫治疗可能相关）。加用静脉注射人免疫球蛋白（25 g×5 d）治疗，同时予以甲钴胺针营养神经。患者四肢乏力及视物模糊症状于2019年2月23日开始逐渐好转，并于2019年3月4日出院。

五、疗效

患者的糖皮质激素方案在化疗联合信迪利单抗免疫治疗1个周期后因发生不良事件停药，但后续完善肺部CT复查示：患者肺部肿瘤病灶有持续缩小，最佳疗效为病情稳定，恶性胸腔积液得到控制。2019年4月18日，患者再次出现胸闷、气促症状，肺部CT提示胸腔积液较前明显增多，考虑疾病进展（图7-3-2）。

六、后续表现

患者在后续随访过程中，持续存在轻度眼睑下垂，心电图检查示持续存在完全性右束支传导阻滞的情况。2019年4月19日患者接受心脏MRI检查，结果示：心脏舒张期室间隔稍增厚，余心脏MRI未见异常征象。

A

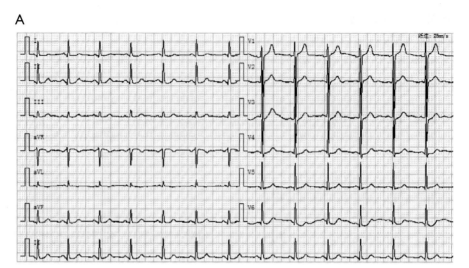

心电图结论：

    1. 窦性心律

    2. T波改变

B

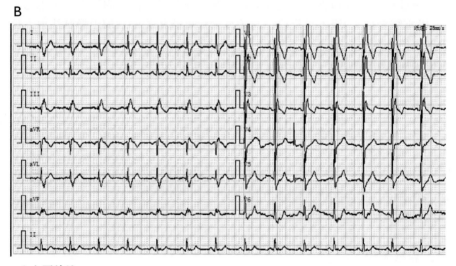

心电图结论：

    1. 窦性心律

    2. 完全性右束支阻滞

图7-3-3　患者免疫治疗前后心电图变化

（A）：患者治疗前心电图基本正常；（B）：患者接受免疫治疗后出现持续存在的完全性右束支传导阻滞。

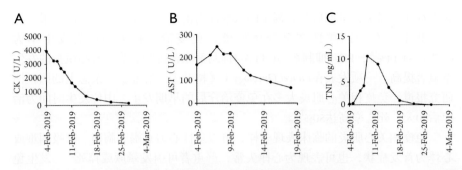

图7-3-4　治疗过程中患者各项指标变化情况

（A）：具体指标包括磷酸肌酸激酶；（B）：谷草转氨酶；（C）：血清肌钙蛋白定量。

七、后续治疗与随访

患者后续接受二线阿法替尼治疗，但1个月后疾病进展。三线接受紫杉醇（白蛋白结合型）治疗4个周期，最佳疗效为疾病稳定。四线口服安罗替尼维持治疗，疗效为疾病稳定，基本已控制。

八、亮点与不足

本例展示了1例包括肌肉、心肌、肝脏及神经多系统受累的严重免疫相关不良反应病例的治疗过程。患者一线接受第1个周期免疫治疗后约20天即出现严重的多系统免疫相关不良反应，诊治团队早期诊断并及时给予免疫抑制剂治疗使患者转危为安，提示在免疫治疗过程中密切观察病情、早期诊断和治疗最为关键，尤其是高致死率的免疫相关心肌损伤的早期发现对于患者的预后来说尤为重要。

九、总结与反思

免疫检查点抑制剂已在包括肺癌在内的多种肿瘤治疗中发挥抗肿瘤作用而得到较为广泛的使用。目前，多个PD-1和PD-L1抑制剂，已经被国家药品监督管理局批准用于非小细胞肺癌的治疗。但是部分患者从免疫治疗中获益的同时，免疫治疗相关不良事件也引起越来越多的关注。与传统的化疗常见不良事件谱不同，免疫相关不良事件可以累及几乎全身任何组织与器官，其中免疫相关心肌炎、肺炎、神经炎都有一定的致死率，这一点尤其值得关注。

本例患者早期以胸闷、气促为临床表现，无肌肉疼痛、乏力等不适，同时患者有大量胸腔积液，初次评估考虑胸闷、气促为肿瘤相关症状所致。因血检发现肌酸激酶显著升高而引起警惕，后续完善血清肌钙蛋白及心电图检查考虑患者存在心肌炎，早期启动大剂量的激素冲击治疗，才避免了严重的后果。

基于现有的回顾性文献分析报道，免疫治疗相关心肌炎发生率为0.27%[1]~1.14%[2]，PD-1抑制剂与CTLA-4抑制剂联合抗肿瘤治疗时心肌炎的发生率显著提高。一项发表在Lancet Oncology（《柳叶刀·肿瘤》）杂志上的回顾性研究报道，免疫相关心肌炎大多在免疫治疗后的早期发生，中位发生时间为治疗后30天，死亡率高达50%[3]。

免疫相关心肌炎的临床表现多样，可以急性心力衰竭、胸痛、呼吸困难或心悸为首发症状，也可表现为心律失常，严重者可引发晕厥或猝死[4]。发生免疫相关心肌炎时，血清心肌生物标志物，如心肌肌钙蛋白I和肌酸激酶同工酶往往都会升高，但射血分数不一定下降；同时心脏MRI或者PET-CT检查可以便于发现心脏炎症的依据。而心肌活检病理检查可发现心肌和心脏传导系统中有丰富的CD4+ T细胞、CD8+ T细胞和CD68+巨噬细胞浸润[2]。免疫相关心肌炎诊断的金标准是依靠心肌活检或尸体解剖的病理诊断。在难以获取组织病理诊断时，诊断免疫相关心肌炎需要结合患者症状、血清心肌标志物、心电图以及心脏影像学检查来综合判断[5]。

免疫相关心肌炎的治疗策略主要包括3个方面[6]：暂停免疫治疗，予免疫抑制减轻炎症反应以及支持性治疗心脏并发症。一旦患者出现可疑的症状（如呼吸困难、胸痛、心悸），血清心肌生物标志物异常或心电图异常等表现，要警惕患者发生心肌炎的可能性，应立刻暂停免疫治疗，并进一步完善相关检查。在确诊或临床诊断免疫相关心肌炎后，其免疫抑制治疗需要给予高剂量糖皮质激素。ASCO和NCCN指南建议1~2 mg/kg泼尼松静脉注射或口服，在一些重症/难治的病例的治疗上也建议予以甲泼尼龙500~1 000 mg静脉注射[7]，直至患者临床情况稳定。如果患者对糖皮质激素疗效不佳，可考虑使用霉酚酸酯或英夫利昔单抗[7.8]，但需注意到英夫利昔单抗在中度至重度心力衰竭患者中禁用。

此外，免疫相关心肌炎的患者中，有25%合并发生肌炎，还有10%~11%的患者合并存在重症肌无力[3]。本病例就是在激素治疗免疫相关心肌炎的过程中同时存在免疫相关肌炎，之后又出现吉兰-巴雷综合征。神经肌肉疾病也是免疫治疗过程中值得关注的免疫相关不良反应。重症肌无力、免疫治疗相关的肌病和吉兰-巴雷综合征是最为常见的3个免疫相关的神经肌肉不良反应[9]。值得注意的是，糖皮质激素作为绝大多数免疫相关不良反应的首选治疗方案，高剂量糖皮质激素可能会导致免疫相关神经肌肉疾病的出现以及恶化，这时候推荐使用静脉注射人免疫球蛋白或进行血浆置换[7]。

参考文献

[1]   Johnson DB, Balko JM, Compton ML, et al. Fulminant Myocarditis with Combination

Immune Checkpoint Blockade[J]. N Engl J Med, 2016, 375(18): 1749-1755.

[2]　Mahmood SS, Fradley MG, Cohen JV, et al. Myocarditis in Patients Treated With Immune Checkpoint Inhibitors[J]. J Am Coll Cardiol, 2018, 71(16): 1755-1764.

[3]　Salem JE, Manouchehri A, Moey M, et al. Cardiovascular toxicities associated with immune checkpoint inhibitors: an observational, retrospective, pharmacovigilance study[J]. Lancet Oncol, 2018, 19(12): 1579-1589.

[4]　Caforio AL, Sabine Pankuweit, Eloisa Arbustini, et al. Current state of knowledge on aetiology, diagnosis, management, and therapy of myocarditis: a position statement of the European Society of Cardiology Working Group on Myocardial and Pericardial Diseases[J]. Eur Heart J, 2013, 34(33): 2636-2648, 2648a-2648d.

[5]　Kindermann I, Barth C, Mahfoud F, et al. Update on myocarditis[J]. J Am Coll Cardiol, 2012, 59(9): 779-792.

[6]　Hu JR, Florido R, Lipson EJ, et al. Cardiovascular toxicities associated with immune checkpoint inhibitors[J]. Cardiovasc Res, 2019, 115(5): 854-868.

[7]　Brahmer JR, Lacchetti C, Schneider BJ, et al. Management of Immune-Related Adverse Events in Patients Treated With Immune Checkpoint Inhibitor Therapy: American Society of Clinical Oncology Clinical Practice Guideline[J]. J Clin Oncol, 2018, 36(17): 1714-1768.

[8]　Lyon AR, Yousaf N, Battisti NM, et al. Immune checkpoint inhibitors and cardiovascular toxicity[J]. Lancet Oncol, 2018, 19(9): e447-e458.

[9]　Kao JC, Brickshawana A, Liewluck T. Neuromuscular Complications of Programmed Cell Death-1 (PD-1) Inhibitors[J]. Curr Neurol Neurosci Rep, 2018, 18(10): 63.

（王悦虹、郑静，浙江大学医学院附属第一医院）

点评：严重多系统irAEs的处理——早期发现、持续监测、及时治疗至关重要

被点评病例

病例3　一例严重多系统受累的免疫相关不良反应病例分享

点评内容

该患者为老年男性、晚期肺鳞癌患者，伴有胸腔积液，既往无基础疾病史，PS评分为1分，一线接受化疗联合免疫治疗，第1个周期治疗后20 d即因胸闷、气促就诊被诊断为免疫相关心肌炎、肌炎，诊疗团队及时发现并给予大剂量激素治疗后症状得到有效控制。但在治疗过程中患者出现四肢无力，眼睑下垂，四肢周围神经功能受损，经静脉注射人丙种球蛋白并予以营养神经等治疗后好转。

本病例体现了免疫相关不良反应发生的多系统性、不同器官不良反应发生的时间异质性。免疫相关不良反应可发生在免疫治疗的全过程甚至免疫治疗终止后，故对免疫相关不良反应的持续监测非常重要，该病例在免疫相关心脏毒性好转后又出现严重神经系统不良反应，诊疗团队在整个病程中的严密监测、及时诊断和及时干预是该患者治疗成功的关键。另外，该病例也充分体现了免疫相关不良反应与肿瘤本身引起的相关症状鉴别诊断的重要性，如果把胸闷、气促症状归因于胸腔积液引起而忽略对免疫相关不良反应（如心脏毒性、肺炎等）的排查，也可能贻误病情进而导致严重的不良后果。在免疫相关不良反应的诊断上本病例尚存不足之处：免疫相关心脏毒性的诊断可进一步完善冠状动脉CTA和心脏核素灌注扫描等，以与缺血性心脏病（如冠心病）进行鉴别，也可行动态心电图检查以明确有无心脏传导束受损引起的心律失常。当然，心肌活检是诊断金标准，但鉴于其是有创性检查，可能在临床操作上有一定的困难。另外，对于肌炎和神经炎的诊断，可考虑行肌肉活检、脑脊液检查、脊髓MRI等检查以便进一步确诊及评估。

点评专家

王悦虹，浙江大学医学院附属第一医院。

病例4　高度疑似免疫治疗相关胰腺炎一例

一、摘要

　　该病例为一例46岁男性患者，Ⅳ期左肺腺癌，有KIF5B-RET融合，PD-L1（SP142）肿瘤细胞（2%）、肿瘤相关免疫细胞（3%）。经一线靶向治疗+化疗、二线化疗、三线靶向治疗，四线给予帕博利珠单抗免疫治疗2个周期后出现急性胰腺炎，经激素以及对症支持治疗后好转。

二、病史

　　患者，男性，46岁，2016年11月因"干咳1周"就诊于我院。

　　既往无吸烟史。无胆囊炎、胆石症病史。既往史、家族史无特殊。

　　查体：ECOG评分为1分。左锁骨区可触及1枚肿大淋巴结，直径约1.0 cm，质硬，固定。余心、肺、腹查体无特殊。

三、临床诊断

　　2016年11月4日PET-CT检查示：①考虑左肺上叶癌（1.5 cm×1.3 cm）伴双肺门、纵隔内、双侧锁骨区淋巴结转移；②左肺上叶低代谢小结节（直径为0.7 cm），轻微代谢，肿瘤转移待排；③左肺上叶斑片影，代谢增高，考虑炎症，合并肿瘤转移待排；④左肺下叶索条影，低代谢，考虑良性；心包积液（图7-4-1）。

　　颅脑MRI检查：未见异常。

　　左锁骨上淋巴结穿刺病理（16-17492）示：纤维及淋巴组织中见腺癌细胞浸润。免疫组化：CK（＋），CK20（－），Villin（－），CDX-2（－），TTF-1（＋），NapsinA（＋）；PD-L1（SP142）TC 1（2%），IC 1（3%）。

　　基因检测（PCR法）示：EGFR基因第18、19、20、21外显子未见突变；

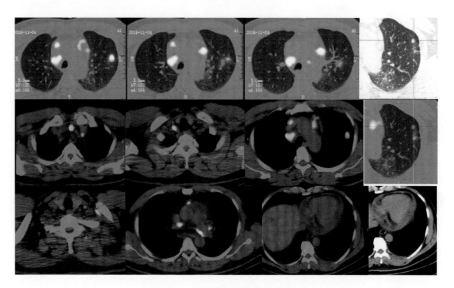

图7-4-1 治疗前基线影像学资料

ALK基因表达阴性；ROS1融合基因表达阴性。

诊断：左肺上叶腺癌并双肺门、纵隔、双侧锁骨区淋巴结及左上肺内转移，合并心包积液，cT3N3M1a，ⅣA期[EGFR野生型、ALK/ROS1（－）；PD-L1（SP142）TC 1（2%）、IC 1（3%）]。

四、临床治疗

一线治疗：2016年11月—2017年6月，患者接受"贝伐珠单抗+培美曲塞+卡铂"方案治疗4个周期、"贝伐珠单抗+培美曲塞"维持治疗3个周期。疗效为SD。

2017年6月复查PET-CT结果示：左内乳区、腹腔、腹膜后新增肿大淋巴结，代谢增高，考虑肿瘤转移可能。疗效为PD。

对患者行二次活检，左锁骨区淋巴结穿刺（17-09363）结果示：转移性低分化腺癌。基因检测（NGS）：未见EGFR、ALK、ROS1热点突变；KIF5B-RET融合9.2%。

二线治疗：2017年7月—2017年8月，接受"多西他赛"2个周期治疗，疗效评估为疾病进展（PD）。

三线治疗：2017年8月—2017年9月，患者自行服用"凡德他尼"，疗效评估为疾病稳定（SD），但CEA呈进行性升高。

四线治疗：2017年9月25日—2017年10月18日，使用"帕博利珠单抗200 mg"免疫治疗2个周期。

五、疗效及临床不良反应

患者接受第2次免疫治疗6周后（2017年12月5日），于家中出现进食后上腹痛，伴腹胀、乏力、发热。发病前无暴饮暴食、无饮酒史。既往无胆囊炎、胆石症病史。急诊实验室检查结果示：白细胞14.5×10^9/L，中性粒细胞百分比83.9%。降钙素原0.82 ng/mL，C反应蛋白71.7 mg/L；血淀粉酶365 U/L，血脂肪酶2 000 U/L。CT检查提示：胰周脂肪间隙模糊（图7-4-2）。

诊疗团队考虑患者为免疫相关急性胰腺炎（G3~4），停用免疫治疗，给予禁食、胃肠减压、生长抑素消化液分泌、制酸、抗生素抗感染、肠外营养支持等处理，并给予激素甲泼尼龙60 mg/d[1 mg/（kg·d）]治疗。经治疗后患者

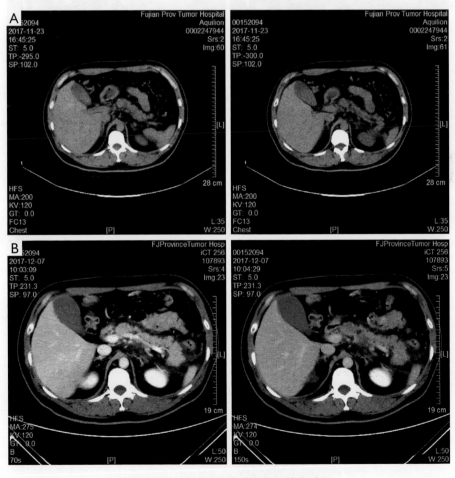

图7-4-2　免疫治疗前后胰腺CT检查对比

（A）免疫治疗前；（B）免疫治疗后6周。

腹痛、腹胀症状逐渐缓解，体温降至正常，治疗后复查胰腺CT影像资料详见图7-4-3，血淀粉酶、脂肪酶水平逐步下降（图7-4-4）。激素治疗1周后予减量至30 mg/d，2周后改为口服美卓乐16 mg并逐渐递减，4周后停药。

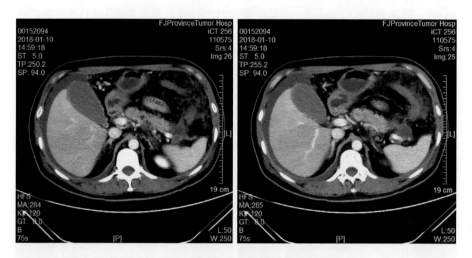

图7-4-3　治疗后胰腺CT复查结果

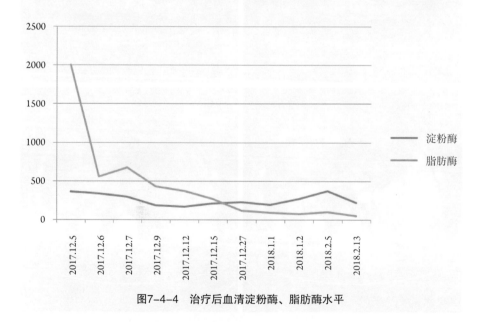

图7-4-4　治疗后血清淀粉酶、脂肪酶水平

六、预后与随访

患者急性胰腺炎经治疗好转后，于家中自行服用卡博替尼治疗，后因肿瘤进展于2018年3月去世。总生存期为16个月。

七、亮点

免疫治疗相关胰腺炎临床上较为少见，若患者出现腹痛症状，应考虑胰腺炎可能。及早诊断，完善影像学检查，动态监测胰酶变化，并给予激素治疗，同时给予最佳对症支持治疗，以改善患者预后。

八、总结与反思

IrAEs可影响全身多个器官系统，最常受累的为皮肤、胃肠道、肝脏、肺脏、内分泌系统，而胰腺很少受累，即ICIs诱导的胰腺损伤（ICIPI）罕见，相关研究亦很少。除了发生率很低以外，有多种因素均可导致血清脂肪酶升高，这也是ICIPI相关研究面临的困难之一。ICIPI通常无症状，胰腺影像学检查正常，常是无意中发现血清淀粉酶、脂肪酶升高；目前NCCN指南提示，可继续使用免疫抑制剂。另外一部分患者可表现为急性胰腺炎。免疫治疗相关胰腺炎诊断需要以下3项指标相结合来判定：①临床症状，如急性发作的上腹痛、恶心、呕吐、发热等胰腺炎表现；②血清脂肪酶/淀粉酶升高至正常上限（ULN）的3倍以上；③B超、CT或者其他影像学检查出现典型的急性胰腺炎的特征性表现。根据NCCN指南提示，对于2级免疫治疗相关胰腺炎，暂缓免疫治疗，建议使用泼尼松/甲泼尼龙0.5~1 mg/（kg·d）；对3~4级免疫治疗相关胰腺炎，应永久停用免疫治疗，建议使用泼尼松/甲泼尼龙1~2 mg/（kg·d）[1]。

一项来自MD安德森癌症中心的研究回顾分析了2 279例接受免疫治疗的患者，其中82例（4%）出现ICIPI。该研究结果显示，ICIPI可表现为典型的急性胰腺炎，并有发展为假性囊肿、糖尿病和慢性胰腺炎的风险。静脉输液治疗可能会预防或降低出现长期不良结局的风险，即使在无症状的患者中亦是如此[2]。

对于免疫抑制剂导致的不良反应，我们在治疗前应充分完善基线检查资料，供后续出现症状后评估是否为新发。一旦发现应尽早处理。

参考文献

[1]　Thompson JA, Schneider BJ, Brahmer J, et al. Management of Immunotherapy-Related

Toxicities, Version 1.2019[J]. J Natl Compr Canc Netw, 2019, 17(3): 255-289.

[2] Abu-Sbeih H, Tang T, Lu Y, et al. Clinical characteristics and outcomes of immune checkpoint inhibitor-induced pancreatic injury[J]. J Immunother Cancer, 2019, 7(1): 31.

（郑晓彬，福建省肿瘤医院）

点评：警惕免疫不良反应的个体差异性

被点评病例

病例4　高度疑似免疫治疗相关胰腺炎一例

点评内容

随着免疫治疗在肿瘤治疗中的临床应用越来越广泛，我们观察到了越来越多以往少见甚至罕见的不良反应。这些不良反应事件可能严重到需要中断或停止免疫治疗。对这些少见不良反应的早期识别、早期诊断、排除其他病因、及时干预治疗对患者的预后至关重要。

急性胰腺炎是消化系统常见的危重疾病，总死亡率约为5%。发病常见原因为胆石症，其次为酒精，近年来高甘油三酯血症引起的胰腺炎也明显增多。这类胰腺炎与免疫治疗相关胰腺炎的鉴别相当困难。对非免疫治疗相关胰腺炎，治疗上以禁食、抑酸、抑酶、保护重要脏器功能以及去除病因为主，应用激素为相对禁忌证。而在免疫治疗相关胰腺炎的治疗上，激素的应用相当重要。该患者为中年男性，肺腺癌晚期，四线接受免疫治疗一个半月后出现胰腺炎症状，影像学检查提示胰周水肿，伴有血清脂肪酶明显升高，结合患者既往无胆囊炎、胆石症病史，起病前无饮酒史、无暴饮暴食，有免疫治疗史，判断与免疫治疗有关，除给予针对胰腺炎的常规处理外，立即给予激素治疗，使患者临床症状得到改善。虽然该患者随后因肿瘤进展去世，但该病例提示，接受免疫治疗患者出现胰腺炎，其鉴别诊断对后续的治疗方向有重要的指导意义。同时也提示我们免疫不良反应发生时间的个体差异较大，有可能不在医院，需做好患者的随访、宣教工作。

点评者信息

林根，福建省肿瘤医院。

病例5 孤注一掷，重获新生——众多基础 疾病合并晚期肺癌患者的治疗之路

一、摘要

本病例为一例老年男性患者，患晚期肺癌双肺转移合并慢性阻塞性肺疾病、冠心病、不稳定心绞痛，锁骨上淋巴结活检提示肺腺癌，行组织基因检测出现无靶向药物突变靶点，患者心肺功能极差，难以耐受化疗。选择免疫单药治疗，给予帕博利珠单抗100 mg静脉滴注3 d后，患者出现呼吸困难加重，考虑为T细胞杀伤肿瘤细胞时所伴随发生的肺组织肿胀导致的弥散功能障碍。患者发生一过性呼吸困难，2周后呼吸困难明显缓解，复查胸部X线片提示肿瘤明显缩小。后规律给予免疫治疗直至2021年4月，患者无进展生存期（PFS）已有3年余，双肺病灶均消失。

二、病史

患者，男性，69岁。2017年11月1日，患者因"咳嗽，咳痰2周"入院。入院诊断：①慢性阻塞性肺疾病合并感染；②肺部阴影待查；③冠心病，急性冠脉综合征，心功能不全；④乙肝病毒携带者；⑤肺气肿；⑥前列腺增生症；⑦高尿酸血症。

患者入院后反复发作胸痛、胸闷，心肌梗死四项示心肌肌钙蛋白I为0.348 ng/mL，肌钙蛋白T为0.214 ng/mL，NT-proBNP为1 182.000 pg/mL，提示急性冠脉综合征。给予抗凝、降脂、降压等冠心病二级预防治疗，患者仍有反复发作胸痛，无法配合行纤支镜检查。后自动出院，出院后继续冠心病二级预防治疗。患者胸部CT检查结果见图7-5-1。

2017年12月，患者不稳定心绞痛症状稳定后，再次于我科就诊，于B超定位下行锁骨上淋巴结穿刺活检，病理资料见图7-5-2。12月18日，左侧锁骨上

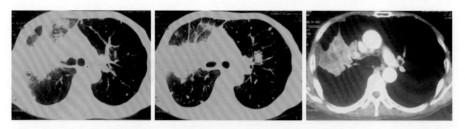

图7-5-1　胸部CT资料（2017年11月6日）

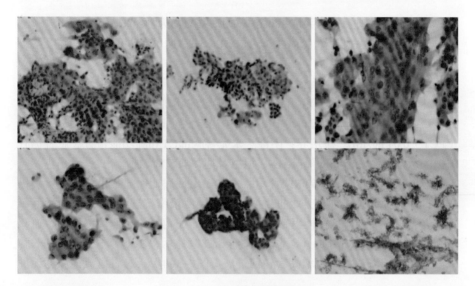

图7-5-2　患者病理检查结果

区淋巴结活检示，上皮样细胞CK7（部分+），TTF-1（+），NapsinA（+），P40（-/个别细胞+）。符合淋巴结转移性肺腺癌。组织肿瘤基因检测示：KRAS突变70.20%，TP53突变73.16%。

既往史：有吸烟史20余年，每天5~6支，已经戒烟。8年前诊断肺气肿，间断使用"沙美特罗替卡松粉吸入剂"，控制良好；慢性胃炎病史40年；冠心病病史4个月。

三、临床治疗

2018年1月2日，患者再次入院，有咳嗽、咳黄痰的症状，给予抗感染治疗。自诉吞咽较困难，多以进食稀粥为主。复查高分辨率CT资料提示，右肺上叶占位膨胀不全，双肺多发转移瘤，较前进展（图7-5-3）。

311

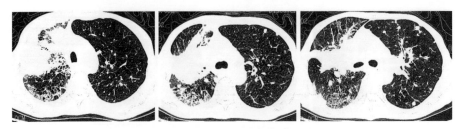

图7-5-3　高分辨率CT资料（2018年1月2日）

复查肿瘤六项示：癌胚抗原39.0 ng/mL；CA125为239.0 U/mL。

入院诊断为右肺上叶腺癌（cT4N3M1a，ⅣA期），同时锁骨上淋巴结、双肺转移。

2018年1月4日，主治团队予以患者帕博利珠单抗静脉滴注治疗，过程顺利未诉不适。3 d后患者出现活动后气促症状加重，血常规示：白细胞$10.4×10^9$/L，中性粒细胞百分比85%；嗜酸性粒细胞百分比2%；降钙素原（PCT）0.04 ng/mL。痰培养：阴性。未完善胸部CT和肺功能检查。患者仍有黄白痰，指尖血氧饱和度降至93%，但患者觉吞咽较前顺畅。

1月8日，患者复查胸部X线片示，左肺渗出性病变明显加重。患者黄痰仍较多，怀疑肺部感染加重升级抗生素，给予美罗培南抗感染，1周后患者低氧状态仍无明显改善；进食梗阻感较前明显减轻，平静状态下呼吸尚平顺，血氧饱和度在90%左右。1月14日，患者复查胸部X线片示，右下肺不张同前，双肺弥漫小结节、斑片状密度增高影较前进展（图7-5-4）。患者血氧饱和度无进

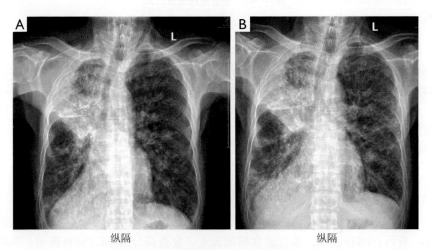

纵隔　　　　　　　　　　　　纵隔

图7-5-4　胸部X线片影像资料对比

（A）2018年1月8日胸部X线片；（B）2018年1月14日胸部X线片。

行性下降，精神、胃口好，后予出院，继续进行家庭氧疗。

出院后患者活动后气促症状逐渐减轻，运动耐量逐渐增加，精神、胃口明显转好。2018年2月7日，患者复查胸部X线片右上肺占位较前明显密度减低，体积缩小。2018年2月7日、3月4日、3月26日3次胸部X线片资料对比见图7-5-5。

2018年2月9日，患者接受第2个周期免疫治疗；3月6日，接受第3个周期免疫治疗。

4月5日，患者再次返院，诉胸痛，查体发现右侧胸壁约10 cm宽条带皮肤发红，自诉因热疗出现水疱。后邀请皮肤科会诊，诊断为带状疱疹。给予抗病毒及局部物理治疗，水疱逐渐溃破结痂。

4月10日，胸部CT资料复查示右上肺病变较前明显缩小，双肺散在转移病灶缩小或消失，癌性淋巴管炎消失（图7-5-6）。疗效评估为部分缓解（PR）。

此后，患者每3周使用1次帕博利珠单抗100 mg方案，左上肺占位进行性缩小。2018年11月2日复查胸部CT检查（图7-5-7）。患者规律使用冠心病二级预防药物、慢性阻塞性肺疾病吸入制剂，运动耐量好，生活质量高。患者接受免疫治疗2年时，准备停药观察。

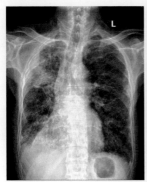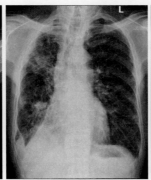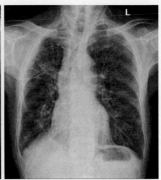

纵隔（2018年2月7日）　　　纵隔（2018年3月4日）　　　纵隔（2018年3月26日）

图7-5-5　患者3次胸部X线片资料对比

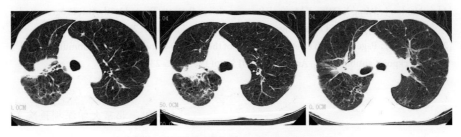

图7-5-6　胸部CT资料（2018年4月10日）

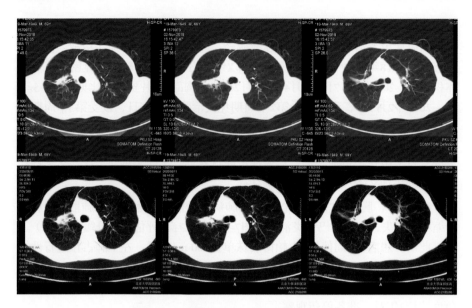

图7-5-7　胸部CT资料（2018年11月2日）

四、总结与反思

　　该患者初始治疗时出现的血氧饱和度下降、双肺渗出影加重，疑似肺部免疫不良反应，但结合患者初始胸部CT可见患者双肺散在分布的癌性淋巴管炎，考虑当PD-1单抗诱导激活的T淋巴细胞启动肿瘤杀伤时，可能会由于局部的炎症介质释放等原因导致组织肿胀，而如果这种病理现象广泛发生在癌性淋巴管炎存在的肺间质中时，可能会导致弥散功能一过性下降，从而引起低氧血症。与患者低氧血症相伴的是进食梗阻感明显缓解，考虑与纵隔淋巴结缩小、食道压迫症状缓解有关，因此更加确定免疫治疗的杀伤肿瘤作用开始显现[1-2]。

参考文献

[1]　Naidoo J, Wang X, Woo KM, et al. Pneumonitis in Patients Treated With Anti-Programmed Death-1/Programmed Death Ligand 1 Therapy[J]. J Clin Oncol, 2017, 35(7): 709-717.

[2]　Naidoo J, Page DB, Li BT, et al. Toxicities of the anti-PD-1 and anti-PD-L1 immune checkpoint antibodies[J]. Ann Oncol, 2015, 26(12): 2375-2391.

（龙翔，北京大学深圳医院）

点评：评估免疫治疗不良反应，仍需更多真实世界的数据

被点评病例

病例5　孤注一掷，重获新生——众多基础疾病合并晚期肺癌患者的治疗之路

点评内容

此病例为老年男性、诊断为晚期肺腺癌双肺转移，合并慢性阻塞性肺疾病、冠心病、不稳定心绞痛等基础疾病，无驱动基因改变。帕博利珠单抗100 mg治疗3天后，出现呼吸困难加重，考虑合并感染。与轻度免疫相关不良反应相鉴别，经处理后患者呼吸困难明显缓解，肿瘤明显缩小，后规律给予免疫治疗2年，双肺病灶均消失。

此患者合并多种基础疾病、一般状况较差，在无靶向药物选择的情况下，免疫治疗单药获益，患者耐受性良好并能长期获益，对于此类患者，在充分评估一般状况的前提下免疫治疗成为一种可选策略，基础状况及合并疾病并非免疫治疗的禁区，但考虑到基础疾病，需要密切监测不良反应发生，需要更多真实世界的数据对此类患者接受免疫治疗提供更多参考和指导。此患者治疗初期出现的血氧饱和度下降、双肺渗出影加重，需要与癌性淋巴管炎、感染等相鉴别。由于患者既往存在癌性淋巴管炎、且出现低氧时，患者进食梗阻感明显缓解，考虑与纵隔淋巴结缩小、食道压迫症状缓解有关，进一步提示免疫治疗的益处，可继续接受免疫治疗并密切观察、定期随访。

点评专家

刘明，广州医科大学附属第一医院、广州呼吸健康研究院、国家呼吸医学中心。

第八篇　关于其他系统的不良反应

病例1　一例免疫检查点抑制剂导致发热病例分享

一、摘要

本例为一例66岁肺鳞癌患者，因有血细胞减少，不能接受化疗。患者PD-L1表达>50%，给予帕博利珠单抗单药治疗，治疗后病灶有缩小，但第1个周期用药后患者当天晚上开始出现发热，体温为38 ℃，给予激素治疗后患者体温逐步下降至正常，第2个周期用药后未再出现发热现象。患者一般情况好转，继续规律使用免疫治疗。

二、病史

患者，男性，66岁，因"头晕、双下肢乏力"就诊于当地医院。查血常规提示白细胞$2.34×10^9$/L，血红蛋白76 g/L。完善肺部CT提示右中肺叶结节（图8-1-1），纵隔淋巴结肿大，行PET-CT提示周围型肺癌并多发淋巴结转移可能性大，完善支气管镜下支气管活检，病理检查结果提示角化型鳞癌。住院期间多次查血常规，白细胞波动在$2.1×10^9$/L~$3.9×10^9$/L，血红蛋白波动在54~81 g/L，骨髓穿刺提示骨髓增生活跃，血液科建议予输血及升白细胞对症支持治疗。

患者有吸烟史10余年（每日10余支），既往史、家族史无特殊。

体格检查：体温36.9 ℃，脉搏96次/分，呼吸20次/分，血压107/73 mmHg，全身浅表淋巴结无肿大。双侧瞳孔等大等圆，咽部充血，扁桃体无肿大。胸部呼吸运动度对称，肋间隙正常，语颤对称，无胸膜摩擦感，双肺叩诊呈清音，双肺听诊无明显干湿啰音。心前区无隆起，心界叩诊正常。心率96次/分，心律整齐，心音正常，未闻及杂音及额外心音，肠鸣音正常，4次/分，无压痛反跳痛。脊柱正常，棘突无压痛、无叩痛，四肢活动正常，

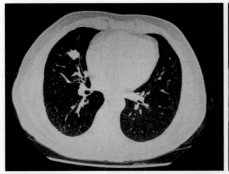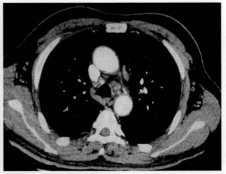

图8-1-1　患者初次就诊时肺部CT检查

双侧下肢无凹陷性水肿，无杵状指。四肢肌力、肌张力正常。双膝反射存在，克氏征、布氏征、巴氏征未引出。

辅助检查：患者输血前四项、甲状腺功能三项、抗核抗体谱（ANA谱）、B型脑钠肽等检查均正常。

三、临床诊断

患者，66岁男性，退休人员，有吸烟史，因"头晕、双下肢乏力半年"入院。支气管镜下活检病理检查示肺鳞癌，目前诊断为：①原发性支气管肺癌（右中肺角化型鳞癌，T1cN3M0，ⅢB）；②中度贫血；③白细胞减少；④胆囊炎。

四、临床治疗

该患者PD-L1表达为80%，一线治疗方案选择"帕博利珠单抗"免疫治疗，给予200 mg治疗1次，1个月后复查肺部CT（图8-1-2），结果示右中肺结节大小同前，出现空洞病变，纵隔淋巴结较前缩小。患者于2020年6月2日接受第1个周期帕博利珠单抗免疫治疗。用药前患者入院时查炎症因子IL-6为正常水平（4.54 pg/mL）。出院当天晚上出现发热，体温38 ℃，后每日18:00~19:00开始有发热，体温波动在37.8 ℃~39.2 ℃，予以物理降温、服用莫西沙星1周，体温无变化，体重较前有减轻（约7 kg）。患者再次入住我院，抽血查感染指标均为阴性，炎症因子IL-6较前明显升高（48.7 pg/mL）。发热原因考虑药物源性发热，遂给予甲泼尼龙40 mg（2020年6月11日—6月14日）一天两次，此后，每天静脉滴注甲泼尼龙40 mg（2020年6月15日—6月17日），每8个小时输1.5 g头孢哌酮舒巴坦抗感染治疗，同时进行升白细胞、输血等对症支持治疗，患者体温稍有下降。出院后，患者每天规律服用激素60 mg，并逐步减量，每

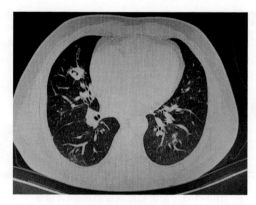

图8-1-2　肺部CT复查

周减10 mg，仍有低热，体温波动在37.5 ℃~38.5 ℃之间，予以物理降温后体温有所下降。每日为上午及夜间发热，伴有全身乏力、厌食、声音嘶哑，无咳嗽、胸闷、气促等不适。

五、预后与随访

患者口服激素治疗后，逐渐减量停药，继续予以帕博利珠单抗单药治疗，后期再未出现发热。

六、亮点与不足

本病例展示了一例使用免疫检查点抑制剂治疗后出现发热的患者的治疗过程。发热原因最常见的是感染性发热，这例患者在检查后未发现与高热相平行的感染病灶，抗感染治疗无效，在排除了活动性感染可能后，我们给予了静脉加口服激素序贯治疗，暂停帕博利珠单抗治疗，在体温基本正常后再次给药，患者体温再次升高，后续逐渐降至正常。激素治疗后体温未出现升高及感染加重的情况。

七、总结与反思

晚期肺癌患者一般抵抗力较弱，往往有阻塞性炎症以及明确的感染病灶，抗肿瘤治疗过程中及治疗期间均有可能出现发热及感染加重的情况。

国外文献报道，免疫检查点抑制剂相关不良反应中的全身不良反应中就有发热[1-3]。Roman Groisberg报道，50例使用免疫治疗的患者中，3/4级不良反应中发热占6%，但具体的热型没有描述。发热伴或不伴肺部影像学改变对鉴别诊断至关重要。若不伴有肺内病变，需要考虑全身其他感染好发部位以及隐匿部位的炎症。

如果患者是发热合并血细胞减少需要考虑嗜血综合征。国外有报道使用帕博利珠单抗后出现嗜血细胞性淋巴组织细胞增多症（HLH）[2]。HLH诊断标准的8条中符合5条可以明确诊断。该疾病死亡率高，治疗上应该优先治疗HLH，再考虑基础疾病的治疗。

对于免疫检查点抑制剂导致的非感染性发热，目前没有有效的预测和监测指标。有研究报道，循环中的CD8+T淋巴细胞的克隆扩增和循环T细胞库的早期多样化均可以作为免疫相关不良反应的预测指标[4-5]。在黑色素瘤患者的治疗早期，细胞因子循环水平较前有明显变化。IL-6属于内生致热源，和其他类似的物质一起作用于下丘脑合成并释放前列腺素，上调体温调节中枢调定点，从而导致发热。IL-6升高的原因大致分为两类：感染性和非感染性。多项研究表明，急性感染可以导致IL-6急剧升高。在脓毒症早期，机体的降钙素原、C反应蛋白尚未反应时，IL-6就已经开始升高。在非感染性发热中，药物源性、医源性、自身免疫性疾病和恶性肿瘤导致的发热较为常见。在癌细胞迅速生长、癌组织缺氧坏死的情况下，释放的肿瘤坏死因子（TNF）可以诱导IL-6的产生从而导致癌性发热，此类发热体温多在37.8 ℃以上，呈间歇性。已有相关文献加以明确。IL-6在使用免疫检查点抑制剂引起的irAEs患者中有显著升高。从本中心的数据上来看，该患者在出现发热后细胞炎症因子中的IL-6有明显升高，使用激素后，随着体温的下降，IL-6逐步恢复正常。IL-6可能为irAEs发热的诊治提供一定临床依据。

参考文献

[1] Koshkin VS, Barata PC, Zhang T, et al. Clinical activity of nivolumab in patients with non-clear cell renal cell carcinoma[J]. J Immunother Cancer, 2018, 6(1): 9.

[2] Kalmuk J, Puchalla J, Feng G, et al. Pembrolizumab-induced Hemophagocytic Lymphohistiocytosis: an immunotherapeutic challenge[J]. Cancers Head Neck, 2020, 5: 3.

[3] Groisberg R, Hong DS, Behrang A, et al. Characteristics and outcomes of patients with advanced sarcoma enrolled in early phase immunotherapy trials[J]. J Immunother Cancer, 2017, 5(1): 100.

[4] Subudhi SK, Aparicio A, Gao J, et al. Clonal expansion of CD8 T cells in the systemic circulation precedes development of ipilimumab-induced toxicities[J]. Proc Natl Acad Sci U S A, 2016, 113(42): 11919-11924.

[5] Oh DY, Cham J, Zhang L, et al. Immune Toxicities Elicted by CTLA-4 Blockade in Cancer Patients Are Associated with Early Diversification of the T-cell Repertoire[J]. Cancer Res, 2017, 77(6): 1322-1330.

（安健，中南大学湘雅医院）

点评：停药对3~5级不良反应是首选，不是全选

被点评病例

病例1　一例免疫检查点抑制剂导致发热病例分享

点评内容

　　发热是肿瘤患者常见的临床表现，包括肿瘤性发热、感染性发热、药物热等。本例为一例PD-L1高表达的晚期肺鳞癌患者，使用免疫检查点抑制剂治疗后出现发热，伴重度贫血、白细胞减少。一线"帕博利珠单抗"200 mg治疗后，每晚规律出现发热，体温波动于37.8 ℃~39.2 ℃，予以物理降温、服用莫西沙星1周后无改善，予以激素联合抗生素治疗、对症支持治疗后，患者体温逐步下降至正常。后复查疗效稳定，肿瘤出现空洞，纵隔淋巴结较前缩小。患者一般情况良好，继续接受第2个周期帕博利珠单抗治疗，未再出现发热。

　　尽管与化疗相比，PD-1/PD-L1抑制剂整体不良反应的发生率较低，但无论单独使用还是与化疗联合使用，发生发热的风险无显著差异。通常的发热为1~2级，但也有与发热性中性粒细胞减少相关的3~5级不良反应的报道。在临床实践中，通常对于癌症患者的药物引起的发热，首先需要弄清发热的原因，排除其他可能。当接受联合抗肿瘤治疗的患者发生3~5级高热时，可综合考虑，停药观察，然而，抗肿瘤治疗的突然停止很可能导致此类肿瘤的快速进展，需要全面考虑。当出现发热性中性粒细胞减少症时就必须暂停相应的抗肿瘤药物治疗。对于免疫检查点抑制剂导致的发热，目前尚无有效的预测指标。本例患者出现发热后细胞炎症因子IL-6水平显著升高，使用激素后体温下降，IL-6可逐步恢复正常，有一定的提示意义。PD-1/PD-L1抑制剂单药及与化疗联合引起发热的机制尚不清楚，发热与后续疗效是否相关也需要更多的探索。

点评专家

　　刘明，广州医科大学附属第一医院、广州呼吸健康研究院、国家呼吸医学中心。

病例2 一例发生多种少见免疫不良反应的 病例分享

一、摘要

该病例为一例56岁驱动基因表达为阴性的女性肺腺癌患者，接受多种方案化疗及抗血管生成治疗，予纳武利尤单抗治疗期间出现嗜酸性粒细胞进行性升高，停用免疫治疗后，患者嗜酸性细胞恢复正常。病情再次进展后换用卡瑞利珠单抗联合化疗，病灶有缩小，但在4次治疗后出现较为严重的蛋白尿、颜面及脚踝水肿的不良反应。再次停用免疫治疗，并予口服激素治疗，待免疫相关肾脏不良反应得到改善后再次重启免疫治疗。

二、病史

患者，女性，56岁，2017年10月因"咳嗽、咳痰"入院，查胸部CT示左肺下叶恶性肿瘤伴双肺多发转移（图8-2-1）。11月9日经皮肺穿刺活检，病理检查结果示附壁生长的黏液腺癌，组织EGFR/ALK/ROS1野生型。2017年11月23日—2018年4月8日行6个周期的AP（培美曲塞+顺铂）化疗，化疗后出现二度骨髓抑制，6个周期疗效评估为疾病稳定（SD）。此后予培美曲塞+贝伐珠单抗维持治疗至2018年10月。2018年11月复查胸部CT示肿瘤病灶明显增大，再次在CT引导下行肺穿刺活检，病理检查结果仍为肺黏液腺癌，PD-L1无表达。2018年12月22日至2019年1月17日予紫杉醇（白蛋白结合型）+贝伐珠单抗治疗2个周期后，于2019年2月26日复查胸部CT，结果示双肺转移灶较初诊时明显增大（图8-2-2）。

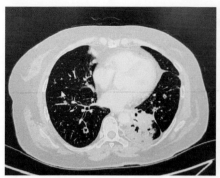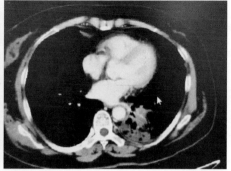

图8-2-1　初诊时胸部CT平扫检查

左肺下叶肺癌伴两肺多发转移可能大；左肺下叶阻塞性炎症，纵隔肿大淋巴结。

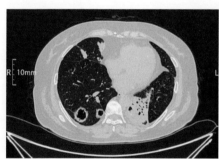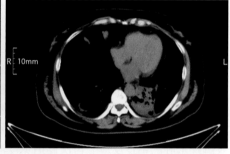

图8-2-2　纳武利尤单抗治疗前胸部CT检查（2019年2月26日）

三、临床诊断

左肺下叶黏液腺癌，T4N2M1a（肺），ⅣA期，PS评分为1分，EGFR、ALK、ROS1野生型。

四、临床治疗及疗效

2019年2月28日，更换方案为纳武利尤单抗200 mg静脉滴注（每周3次），共3个周期。治疗期间血嗜酸性粒细胞绝对值进行性升高，从免疫治疗前的嗜酸性粒细胞绝对值0.17×10^9/L（百分比为4.1%），逐渐升高到绝对值3.18×10^9/L（百分比为44.7%）。2019年4月22日，胸部CT示原发灶及转移灶缓慢增大，空洞型病灶周围渗出增加（图8-2-3）。2019年4月24日停用纳武利尤单抗，并行CT引导下肺穿刺活检，病理组织中未见明显T淋巴细胞浸润，仍为黏液腺癌，

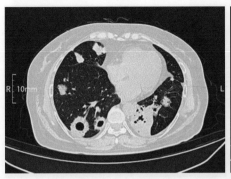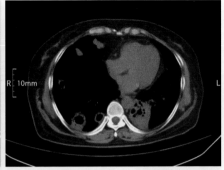

图8-2-3　开始安罗替尼治疗前胸部CT检查（2019年4月22日）

故排除假性进展，判断为肿瘤进展。2019年5月22日入院查血常规示：白细胞计数5.36×10⁹/L，嗜酸性粒细胞0.86×10⁹/L，嗜酸性粒细胞百分比16%，复查胸部CT较前相仿。改为安罗替尼口服治疗，治疗期间血嗜酸性粒细胞水平在正常范围。2019年10月底复查胸部CT（图8-2-4）后评估为疾病进展（PD），方案调整为"培美曲塞+贝伐珠单抗+卡瑞利珠单抗"，经2个周期治疗后于2019年12月26日复查胸部CT（图8-2-5）示左下肺病灶及部分转移灶较前缩小，实性成分减少，但出现浮肿及尿蛋白（++），予口服复方α-酮酸片及黄葵胶囊治疗，症状稍好转。予第3次卡瑞利珠单抗联合化疗后，患者浮肿再次加重，复查24 h尿蛋白定量检查示：尿蛋白1 444 mg，尿钠182 mmol。尿蛋白/尿肌酐969 mg/L、尿微量白蛋白/尿肌酐763 mg/L，血IL-2 946 U/mL，血嗜酸性粒细胞绝对值升至2.35×10⁹/L（百分比为44%），开始口服泼尼松30 mg/d。

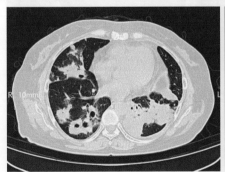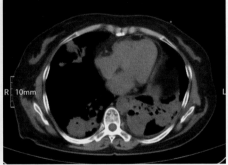

图8-2-4　胸部CT复查（2019年10月24日）

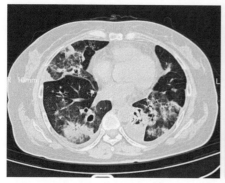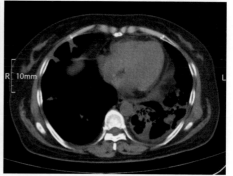

图8-2-5　卡瑞利珠单抗联合化疗治疗2次后胸部CT复查（2019年12月26日）

五、预后与随访

患者口服激素后颜面及脚踝浮肿明显减轻，在暂停了3个月的免疫治疗后，于2020年4月24日继续接受培美曲塞+卡瑞利珠单抗+贝伐珠单抗治疗，2020年5月20日复查胸部CT（图8-2-6）提示左下肺病灶及部分转移灶实性成分较前减少，尿常规示尿蛋白阴性。截至2020年9月，患者仍在随访中。

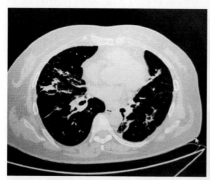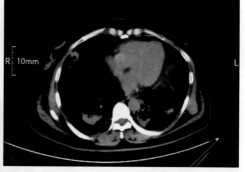

图8-2-6　再次重启卡瑞利珠单抗联合化疗后胸部CT检查（2020年5月20日）

六、亮点与不足

该病例主要展示了一例免疫治疗后出现血嗜酸性粒细胞增多症、蛋白尿和浮肿等少见免疫不良反应的治疗过程。嗜酸性粒细胞增多和蛋白尿作为免疫治疗后的少见不良反应，尚无明确的毒性分级管理及诊疗意见。本中心结合患者病情及既往免疫检查点抑制剂相关毒性管理经验，予以暂停免疫治疗和给予糖皮质激素治疗的处理，患者不良反应得到了明显缓解。该病例为今后类似免疫检查点抑制剂的不良反应的管理，提供了宝贵的经验。此外，患者在治疗过程中使用过两种PD-1抑制剂——纳武利尤单抗和卡瑞利珠单抗。在临床治疗中我们也发现不同的PD-1抑制剂的疗效和不良反应的类型也存在着差异。

七、总结与反思

免疫检查点抑制剂（ICIs）已成功应用于多种恶性肿瘤的治疗。PD-1抑制剂通过作用于T淋巴细胞，阻断PD-1/PD-L1通路，解除免疫抑制、活化T淋巴细胞，从而恢复对肿瘤细胞的清除。但在ICIs使用过程中，可能出现T淋巴细胞的过度活化，从而攻击自身的器官，或导致自身抗体的异常分泌，从而发生免疫相关不良反应（irAEs）[1]。常见的irAEs主要发生在皮肤、肺脏、内分泌、消化等器官和系统，irAEs较少累及心血管系统、泌尿系统、神经系统、血液系统等系统。

ICIs引起的血液系统不良反应较少见，可表现为贫血（9.8%）、中性粒细胞减少（0.94%）和血小板减少（2.8%）[2]。临床上，免疫检查点抑制剂导致的嗜酸性粒细胞升高的报告仅为个案。具体发生机制及嗜酸性粒细胞的升高与疗效是否相关尚不明确。有报道认为在黑色素瘤患者中，治疗前较高的血嗜酸性粒细胞水平，以及免疫治疗1个月后较基线水平升高的血嗜酸性粒细胞计数，都与免疫相关的内分泌不良反应相关[3]。LUO[4]报道了一例在晚期非小细胞肺癌患者中使用纳武利尤单抗后出现了血嗜酸性粒细胞增高、停药后恢复正常、再次启用免疫后再升高的病例，该患者的免疫治疗取得了不错的疗效。然而Occhipinti[5]报道了一例使用纳武利尤单抗后血嗜酸性粒细胞显著增高伴随超进展的癌症患者。本病例中的患者，其血嗜酸性粒细胞的升高与纳武利尤单抗的使用密切相关，免疫治疗停止后嗜酸性粒细胞水平也逐渐恢复正常；并且在后续使用卡瑞利珠单抗期间嗜酸性粒细胞又有轻度升高。此外，在嗜酸性粒细胞增多的期间，患者无过敏等相关症状。因此，可判定为免疫相关的血液毒性。在中国临床肿瘤学会（CSCO）及美国国立综合癌症网络（NCCN）等制订的免疫检查点抑制剂相关不良反应指南或专家共识中[6-7]，无免疫相关嗜酸性粒细胞增多的分级指导和推荐意见。参照毒性管理的基本原则，患者无明显不适，免疫相关血液毒性对患者的生活无影响，但嗜酸性粒细胞绝对值有进行性升高的趋势，分级应为G1~G2，予以停用免疫检查点抑制剂，暂不需要激素治疗。

　　免疫检查点抑制剂导致的肾功能不全较少见于接受PD-1抑制剂治疗的患者，发生率不足1%[8]，而在中国启动的临床研究中，肾功能不全的发生率<5%且均为1~2级肾脏毒性[9]。《CSCO免疫检查点抑制剂相关的毒性管理指南》中，仅对免疫药物导致的肾功能损害进行了分级和推荐，对蛋白尿则无相应的分级标准。患者在换用卡瑞利珠单抗联合化疗后，肺内病灶的实性成分减少，提示该方案有效。但患者脚踝和颜面出现中度浮肿，24 h尿蛋白定量为1.5 g，我们判断该免疫不良反应等级应为G2，停用卡瑞利珠单抗，予口服泼尼松抑制免疫不良反应，并口服复方α-酮酸片和黄葵胶囊降低尿蛋白，激素在1个月的时间内逐渐减量至停药，患者的蛋白尿和浮肿明显改善。

　　由此也可以看出，由于分子结构式的不同，不同PD-1抑制剂在疗效和不良反应上也有一定区别。当一种PD-1抑制剂治疗后出现耐药时，是否可以换用另外一种PD-1抑制剂，也是临床中值得探究的问题。我们认为对于免疫相关不良反应的处理，需要从患者、医务工作者等多个维度进行管理，通过早诊断及按照相关指南和专家共识进行处理，大部分的免疫相关不良反应都能得到很好的控制和缓解。此外，激素在免疫相关不良反应治疗中的应用也应谨慎，当必须要使用时，也应避免长期使用激素所带来的继发感染等不良反应。

参考文献

[1]　Sibaud V. Dermatologic Reactions to Immune Checkpoint Inhibitors : Skin Toxicities and Immunotherapy[J]. Am J Clin Dermatol, 2018, 19(3) : 345-361.

[2]　Petrelli F, Ardito R, Borgonovo K, et al. Haematological toxicities with immunotherapy in patients with cancer : a systematic review and meta-analysis[J]. Eur J Cancer, 2018, 103 : 7-16.

[3]　Nakamura Y, Tanaka R, Maruyama H, et al. Correlation between blood cell count and outcome of melanoma patients treated with anti-PD-1 antibodies[J]. Jpn J Clin Oncol, 2019, 49(5) : 431-437.

[4]　Lou Y, Marin-Acevedo JA, Vishnu P, et al. Hypereosinophilia in a patient with metastatic non-small-cell lung cancer treated with antiprogrammed cell death 1 (anti-PD-1) therapy[J]. Immunotherapy, 2019, 11(7) : 577-584.

[5]　Occhipinti M, Falcone R, Onesti CE, et al. Hyperprogressive Disease and Early Hypereosinophilia After Anti-PD-1 Treatment : A Case Report[J]. Drug Saf Case Rep, 2018, 5(1) : 12.

[6]　中国临床肿瘤学会指南工作委员会. 中国临床肿瘤学会（CSCO）免疫检查点抑制剂相关的毒性管理指南[M]. 北京：人民卫生出版社, 2019.

[7]　Thompson JA, Schneider BJ, Brahmer J, et al. Management of Immunotherapy-Related Toxicities, Version 1.2019[J]. J Natl Compr Canc Netw, 2019, 17(3) : 255-289.

[8]　Hofmann L, Forschner A, Loquai C, et al. Cutaneous, gastrointestinal, hepatic, endocrine,

and renal side-effects of anti-PD-1 therapy[J]. Eur J Cancer, 2016, 60: 190-209.

[9]　Wu YL, Lu S, Cheng Y, et al. Nivolumab Versus Docetaxel in a Predominantly Chinese Patient Population With Previously Treated Advanced NSCLC: CheckMate 078 Randomized Phase III Clinical Trial[J]. J Thorac Oncol, 2019, 14(5): 867-875.

（焦洋、董宇超，海军军医大学第一附属医院）

点评：关注免疫相关少见、罕见不良反应

被点评病例

病例2　一例发生多种少见免疫不良反应的病例分享

点评内容

　　本例是一例驱动基因阴性的女性晚期肺腺癌患者，临床分期为T4N2M1a（肺），ⅣA期，PS评分为1分。一线接受化疗联合抗血管生成治疗，患者疾病再次进展后，给予纳武利尤单抗免疫治疗，其间出现嗜酸性粒细胞绝对值进行性升高，停药后嗜酸性粒细胞恢复正常，更换为"培美曲塞+贝伐珠单抗+卡瑞利珠单抗"治疗方案后，患者再次出现嗜酸性粒细胞增高及肾功能损害。停用免疫治疗并给予激素处理后，患者不良反应得到改善。

　　免疫治疗介导的血嗜酸性粒细胞增多症、蛋白尿和浮肿等免疫相关不良反应较为少见，其发生机制及意义尚不明确。嗜酸性粒细胞来源于骨髓造血干细胞，是白细胞的组成部分，具有杀伤细菌、寄生虫的功能，是免疫反应和过敏反应过程中极为重要的细胞。嗜酸性粒细胞增多需排除其他可能导致嗜酸性粒细胞增多的因素，如支气管哮喘、过敏性鼻炎等过敏性疾病，寄生虫、结核杆菌、衣原体等感染，某些结缔组织病（类风湿性关节炎、Wegener肉芽肿、结节性多动脉炎等），淋巴瘤，垂体功能不全等内分泌疾病，IgA缺乏症等免疫缺陷病。此例患者无相关病史，且嗜酸性粒细胞增高与免疫治疗时机密切相关，停药后恢复正常。ICIs介导的血液系统不良反应较多呈现为某种单一细胞异常，不同于化疗药物介导的多系统改变，此例患者也主要表现为嗜酸性粒细胞的异常，其他造血细胞基本正常，当临床出现此类改变时，需要高度警惕ICIs相关血液学毒性。

　　此患者在改用新的PD-1抑制剂后新出现了颜面、脚踝浮肿等肾脏相关损伤，需要同时排除其他肾脏疾病或其他药物相关性肾脏损伤。不同PD-1抑制剂由于结构差异，存在不同的疗效和不良反应谱，当一种PD-1抑制剂治疗后出现耐药时，是否可以换用另外一种PD-1抑制剂尚无系统研究。此例患者成功接受了免疫再挑战，但在临床实践中，在再挑战之前需要评估患者的肿瘤状态，考虑恢复免疫治疗时要谨慎，2级irAEs可考虑在毒性缓解到≤1级时恢复

免疫治疗，当重启免疫治疗时应进行密切随访。另外，此例患者在疾病进展时，通过再次活检明确了进展类型，为后续治疗提供了更多指导，值得临床重视开展。

点评专家

刘明，广州医科大学附属第一医院、广州呼吸健康研究院、国家呼吸医学中心。

病例3 无症状免疫相关血小板减少一例

一、摘要

该病例为一例67岁合并肺内及胸膜转移的女性晚期肺腺癌患者，一线接受含铂双药（培美曲塞+奈达铂）化疗后出现3级呕吐和3级骨髓抑制，二线给予免疫治疗2个周期后，常规血细胞分析发现4级血小板减少，无自发性出血迹象，结合病史，首先考虑与免疫治疗相关，经及时停用免疫治疗和加用激素治疗后，患者血小板恢复正常，截至2020年3月，随访未再次出现血小板减少。

二、病史

患者，女性，67岁，因"痰中带血7 d"入院。

患者于2019年8月31日无明显诱因出现痰中带血，偶有咳嗽，无其他特殊不适，2019年9月4日于当地医院接受胸部CT检查，结果提示：右肺叶及右侧胸膜多发结节，考虑周围型肺癌合并肺内及胸膜转移，于2019年9月6日来我院进一步诊治，拟以"肺部阴影，肺癌（？）"，收治于我科。

患者既往有膈疝及颈椎手术史，否认吸烟、饮酒史，婚育史、月经史及家族史无特殊。全身查体未发现明显异常。

三、临床诊断

2019年9月6日，患者接受胸部增强CT扫描，结果示：①右肺叶多发结节，考虑周围型肺癌合并肺内转移，右侧胸膜多发结节，考虑转移；②左肺下叶异常高密度影，考虑感染（图8-3-1）。9月7日，患者接受头颅磁共振成像（MRI）平扫，结果示：缺血脱髓鞘脑改变；老年性改变；全腹部CT平

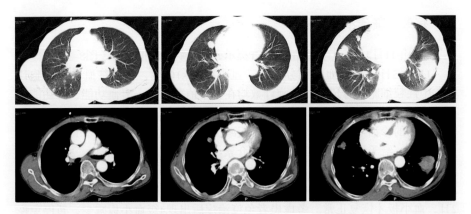

图8-3-1　胸部增强CT（2019年9月6日）

扫示：①肝内多发囊肿；②双肾多发小结石。心电图示：窦性心律，大致正常心电图。9月10日，患者接受气管镜检查，镜下见右肺中叶外侧段出血改变，刷检细胞学检查未见恶性肿瘤细胞。经皮肺穿刺活检病理提示：具有贴壁生长特点的腺癌。免疫组化示：P53（−），Ki-67（1%+），PD-1（−），ALK（D5F3）（−），PD-L1（22C3）（−），BRAF（V600E）（−），ROS1（−）。常规基因检测均为阴性。血细胞分析显示轻度贫血，血生化、心肌酶谱、大小便常规以及相关肿瘤标志物未见明显异常。

结合患者病史特点及辅助检查，临床诊断为：①右肺腺癌（cT4NxM1c，ⅣB期），PS评分为0分；②胸膜继发恶性肿瘤；③多发性肝囊肿；④肾结石（双）。

四、临床治疗

2019年9月17日，诊疗团队根据指南推荐一线给予患者"培美曲塞+奈达铂"方案化疗，患者化疗后于家中出现恶心、呕吐症状（3级），于当地医院对症治疗后好转。

10月7日，患者复查血细胞分析提示，中性粒细胞减低（3级），轻度贫血，血小板稍低于正常值，考虑化疗后骨髓抑制，予粒细胞刺激因子治疗后恢复正常。

10月9日，诊疗团队考虑患者对含铂化疗不耐受，同时基因检测阴性，无匹配的靶向药物治疗，遂建议二线给予"纳武利尤单抗140 mg"免疫治疗。

11月3日，患者复查血细胞分析显示，轻度贫血，血生化、心肌酶谱、大小便常规未见明显异常，继续接受"纳武利尤单抗140 mg"免疫治疗。

五、疗效及临床不良反应

2019年11月2日，患者复查胸部CT提示，部分病灶较前缩小（图8-3-2）。

11月25日，复查血细胞分析示：血小板17×10^9/L，轻度贫血，白细胞计数、中性粒细胞百分比及红细胞计数均在正常值范围内，凝血功能、肝功能和肾功能、心肌酶谱均无明显异常；全身查体未发现明显自发性出血迹象。综合考虑此前的诊治经过，此次出现血小板减少考虑与免疫治疗相关。11月25日至11月28日，给予注射用重组人白细胞介素-11和升血小板胶囊治疗，3天后复查血常规显示血小板仍为17×10^9/L，遂于当日立即加用甲泼尼龙40 mg、qd继续升血小板治疗；11月30日，复查血小板为31×10^9/L，较前略有上升；直至12月2日，血小板才恢复正常。考虑患者免疫治疗后出现4级血小板减少，暂停免疫治疗，同时为继续抗肿瘤治疗，于当日给予培美曲塞单药化疗，患者在12月3日顺利出院。诊疗团队嘱患者出院后复查血细胞分析，至少每周两次，若再次出现血小板减少，需及时就医。图8-3-3示诊治流程图。

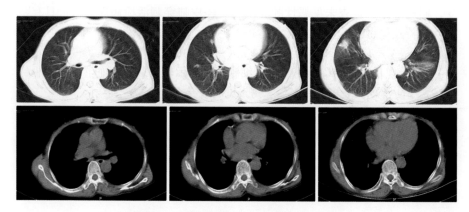

图8-3-2 胸部CT复查（2019年11月2日）

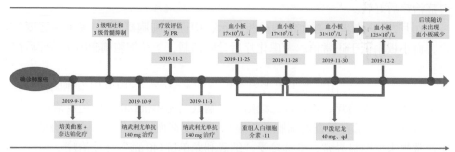

图8-3-3 诊治流程图

六、预后和随访

截至2020年4月，患者多次接受血细胞分析未见血小板减少，也未继续接受抗肿瘤治疗，生活质量暂时没有明显下降。

七、亮点与不足

该病例最大亮点在于，根据临床较早地识别出患者血小板减少与免疫治疗相关，同时停用免疫治疗药物，并在使用促血小板生长因子治疗无效后加用激素治疗，最终患者血小板快速恢复正常，未出现自发性出血和危及生命的严重后果。不足之处在于未进一步行相关检查以排除其他原因引起的血小板减少。

八、总结与反思

免疫检查点抑制剂（ICIs）引起的血液系统不良反应较为罕见，既可表现为单系细胞减少，也可表现为两系或全血细胞减少。一项统计了9 324例患者的Meta分析显示，免疫相关血小板减少症（ir-TCP）的发生率约为2.8%，在血液系统不良反应中仅次于溶血性贫血[1]。另一项荟萃分析显示，78%的ir-TCP为4级血小板减少[2]，因此多数患者都有严重自发性出血风险，需要积极临床干预，以免造成致命性后果。

Ir-TCP暂无明确的诊断标准，主要根据病史和相关辅助检查进行排除诊断，其他可引起血小板减少的原因有特发性血小板减少性紫癜（ITP）、感染（包括细菌、EB病毒、巨细胞病毒、细小病毒B19、肝炎病毒、人类免疫缺陷病毒等）、淋巴增殖性疾病（慢性淋巴细胞白血病、淋巴瘤、骨髓瘤等）、自身免疫性疾病（系统性红斑狼疮、结节性多动脉炎、甲状腺疾病）、肿瘤进展以及使用其他可引起血小板减少的药物。临床上除进行血细胞分析外，还需行外周血涂片、自身抗体检测（抗血小板抗体、抗核抗体、抗SM抗体、抗ds-DNA抗体）、输血前四项等，必要时还需行骨髓活检和涂片、淋巴结活检、病原学检测等[3]。该例患者除血细胞分析外，未进一步完善上述相关检查，仅根据临床作出判断不够严谨，在实践过程中，即使是在使用ICIs治疗后出现血小板减少也需要排除其他潜在病因。

在治疗原则上，和其他irAEs一样，根据ir-TCP的严重程度决定是否需要停用ICIs以及应用激素治疗。根据ASCO指南，发生1级血小板减少时仅需至少每周2次进行密切监测，尚不需停用ICIs治疗；对2级血小板减少即需暂停ICIs药物，同时口服泼尼松，2~4周再逐渐减量；当发生3~4级血小板减少时除停用免疫治疗外，尚需尽快开始每天泼尼松1~2 mg/kg或甲泼尼龙1~2 mg/kg治疗，必要时应用静脉注射用人免疫球蛋白，多数患者经上述治疗后可缓解；上述治疗无效者可考虑利妥昔单抗、血小板受体激动剂、脾切除术或二线免疫抑制药物如环孢素、硫唑嘌呤等治疗。ITP缓解后是否再次应用ICIs尚无定论，建议根据实际情况平衡风险和获益后再考虑是否继续使用ICIs[4-5]。该例患者确定为4级血小板减少，治疗上首先给予了促血小板生长因子治疗，后发现治疗无效，才加用激素治疗，这个处理过程主要因为对ir-TCP的判断不够肯定，导致激素治疗不够及时。

综上所述，虽然ir-TCP的发生相对罕见，但多数症状较为严重，需要积极进行临床干预。Ir-TCP的治疗关键在于准确识别，一旦确诊后尽早使用激素治疗，才能避免出现严重出血等并发症。

参考文献

[1] Petrelli F, Ardito R, Borgonovo K, et al. Haematological toxicities with immunotherapy in patients with cancer: a systematic review and meta-analysis[J]. Eur J Cancer, 2018, 103: 7-16.

[2] Delanoy N, Michot JM, Comont T, et al. Haematological immune-related adverse events induced by anti-PD-1 or anti-PD-L1 immunotherapy: a descriptive observational study[J]. Lancet Haematol, 2019, 6(1): e48-e57.

[3] Calvo R. Hematological Side Effects of Immune Checkpoint Inhibitors: The Example of Immune-Related Thrombocytopenia[J]. Front Pharmacol, 2019, 10: 454.

[4] Brahmer JR, Lacchetti C, Schneider BJ, et al. Management of Immune-Related Adverse Events in Patients Treated With Immune Checkpoint Inhibitor Therapy: American Society of Clinical Oncology Clinical Practice Guideline[J]. J Clin Oncol, 2018, 36(17): 1714-1768.

[5] 庄俊玲, 刘小伟, 王汉萍, 等. 免疫检查点抑制剂相关血液毒性处理的临床诊疗建议[J]. 中国肺癌杂志, 2019, 22(10): 676-680.

（许飞，南昌大学第一附属医院）

点评：免疫相关血小板减少——极易忽视的"定时炸弹"

被点评病例

病例3　无症状免疫相关血小板减少一例

点评内容

该病例为一例合并肺内及胸膜转移的老年女性晚期肺腺癌患者，一线治疗给予含铂双药方案化疗，因出现严重的不良反应宣告治疗失败；二线治疗尝试ICIs治疗，1个周期后评估疗效示肿瘤较前缩小，在第2个周期治疗结束后患者出现4级血小板减少，无自发性出血，及时停用免疫治疗和加用激素治疗后患者血小板恢复正常，后续随访中未再次出现血小板减少。

由于ir-TCP的报道较少，很容易被临床医生忽视，而ir-TCP大多数为4级血小板减少，严重出血风险比较高，若不尽早识别并进行干预，势必成为一颗"定时炸弹"。该病例的处理过程暴露出了部分临床医生对ir-TCP的认识有限、诊断上有待更加严谨、治疗上需要更加及时等问题，所幸在这个过程中未发生严重出血事件。在ICIs治疗过程中，一些罕见并且可能出现严重后果的并发症绝不容忽视，及时准确的识别和积极的治疗是避免出现严重并发症的关键。

点评专家

张伟，南昌大学第一附属医院、江西省呼吸疾病研究所、江西省重点实验室。

病例4 一例免疫相关脑淀粉样血管病分享

一、摘要

该病例是一例65岁男性患者，于2019年2月被诊断为肺鳞癌，驱动基因阴性，PD-L1（95%+）。后患者入组信迪利单抗联合安罗替尼临床试验组，疗效评价为部分缓解。患者自2019年6月底突然出现抽搐，当地医院拟诊断为"癫痫"，后经上海某医院磁敏感加权成像（SWI）检查，提示双侧大脑近皮层多发微出血灶，考虑脑淀粉样血管变性。上海某医院神经内科认为这可能和PD-1治疗有关，予甲泼尼龙500 mg冲击治疗3 d后逐渐减量，同时予以左乙拉西坦、补钙、补钾等综合治疗后患者症状明显好转。后复查病情稳定。截至2021年3月，患者仍在接受信迪利单抗及安罗替尼联合治疗中。

二、病史

患者，男性，65岁，因"咳嗽伴声嘶2周"入院。患者2019年1月出现咳嗽伴声嘶症状，无胸闷、胸痛，无发热、盗汗。

既往无相关免疫系统疾病病史。有吸烟史40年，1 600年支。

2019年1月28日，患者查胸部CT，结果示左肺上叶舌段中央型肺癌合并原发阻塞性肺不张，左肺上下叶发现两枚磨玻璃结节（图8-4-1）。1月30日，患者接受头部MRI检查，结果未见明显异常。1月31日，对患者行B超下锁骨上淋巴结穿刺术，术后病理提示转移性低分化癌伴坏死，结合免疫组化结果，判断符合鳞状细胞癌表现。2019年2月1日，患者接受骨扫描，结果示：全身骨代

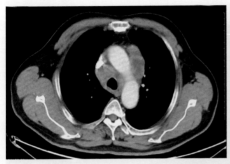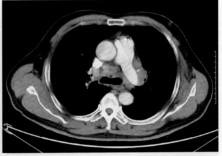

图8-4-1　患者基线胸部CT（2019年1月28日）

谢正常。2月13日，二代测序（NGS）结果示：EGFR（－），ALK（－），ROS1（－）。2月15日，免疫组化检查结果示：PD-L1（肿瘤细胞95%+）。

三、临床诊断

左上叶中央型肺鳞癌，cT2bN3M1a（肺），Ⅳ期，PS评分为1分；EGFR（－），ROS1（－），ALK（－），PD-L1（肿瘤细胞95%+）。

四、临床治疗

患者为Ⅳ期鳞癌患者，PD-L1高表达（95%+），符合一线免疫治疗的适应证，于2019年2月22日入组了"盐酸安罗替尼胶囊一线联合用药治疗晚期非小细胞肺癌（NSCLC）的探索性研究"。患者自2月22日起接受"信迪利单抗200 mg+安罗替尼12 mg（每3周1次）"方案治疗。

五、疗效及不良反应

治疗2个周期后，2019年4月8日，患者复查胸部CT示病灶较前缩小，疗效为部分缓解（PR）；5月20日患者复查胸部CT，病灶持续缩小（图8-4-2）。

自2019年6月底开始，患者出现反复一过性抽搐，当地医院拟诊断为"癫痫"。后赴上海某医院神经内科就诊，经上海某医院头颅磁共振及SWI检查（图8-4-3），提示双侧大脑近皮层多发微出血灶，考虑脑淀粉样血管变性。某医院神经内科认为可能与PD-1免疫治疗有关，予甲泼尼龙500 mg冲击治疗3 d

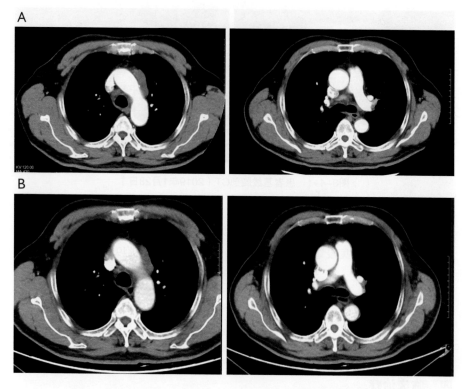

图8-4-2　患者经2个周期（A）及4个周期（B）治疗后胸部CT情况
（A）2019年4月8日影像学资料；（B）2019年5月20日影像学资料。

后逐渐减量，同时予以左乙拉西坦、补钙、补钾等综合治疗后患者症状明显好转。

六、预后与随访

患者随后再次接受每3周1次"信迪利单抗200 mg联合安罗替尼12 mg"的方案治疗。2019年8月15日，患者复查胸部CT示病灶持续缩小。最近一次复查为2020年3月20日，结果显示病灶稳定（图8-4-4）。截至2021年3月，患者仍接受信迪利单抗+安罗替尼联合治疗中。

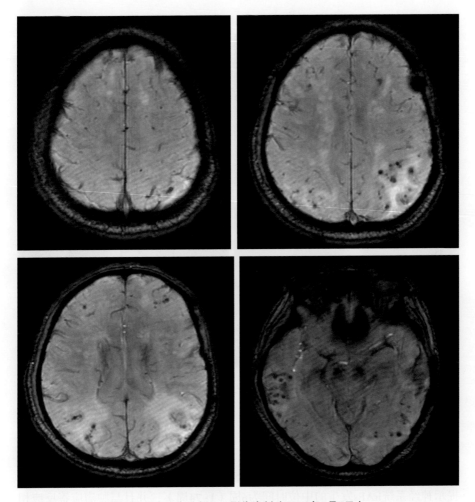

图8-4-3　患者头颅SWI影像资料（2019年8月7日）

七、亮点与不足

本例患者在接受免疫治疗后，出现了少见的中枢神经系统不良反应，经过及时的诊断及干预治疗后，患者症状消失，后续对不良反应的处理较成功，且患者后续再次挑战免疫治疗也获益较大，患者病情控制稳定。

八、总结与反思

关于ICIs的神经系统不良反应发生率的报道相对较少，一项回顾性调查分析表明，PD-1抑制剂发生神经系统不良反应的发生率为6.1%，CTLA-4抑制剂

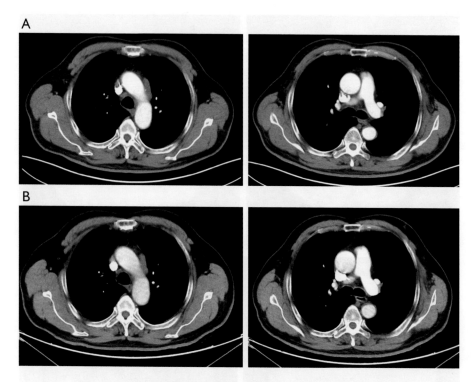

图8-4-4　患者继续接受免疫治疗后及最近一次随访的胸部CT情况
（A）2019年8月15日影像学资料；（B）2020年3月20日影像学资料。

致神经系统irAEs的发生率为3.8%，CTLA-4抑制剂联合PD-1抑制剂为12.0%[1]。Cuzzubbo等[1]对接受免疫治疗并发生神经系统irAEs的27例患者进行分析，结果提示神经系统irAEs发生的中位时间为6周（1~74周），并且与肿瘤应答反应相关。在另外两项研究中，Spain等[2]与Zimmer等[3]发现，在接受免疫治疗发生irAEs的患者中，分别有80%和75%的患者的神经系统irAEs发生于开始接受免疫疗法的前4个月内。本例患者的神经系统不良反应发生于接受免疫治疗后14周左右。

　　本例患者在接受免疫治疗4个周期后，出现了脑血管淀粉样病变，目前关于免疫治疗后出现脑血管淀粉样病变的报道较少。脑淀粉样血管病（CAA）是指β淀粉样肽沉积于脑和柔脑膜的中小血管内。虽然CAA常常无症状，但它是老年人原发性脑叶出血（ICH）的重要病因[4-5]。CAA也可表现为一过性神经系统症状，主要表现为反复、短暂（数分钟）的无力、麻木、感觉异常或其他皮质症状，这些症状可平缓扩散至相邻身体部位。在一项研究中，14%的CAA患者发生了一过性神经系统症状，阳性症状（阳性视觉先兆、肢体抽动）与阴性症状（视力丧失、肢体无力及言语障碍）一样常见[6]。

综上所述，对于免疫治疗后的神经系统不良反应，我们在关注常见的垂体炎及免疫介导脑炎的同时，也应当关注免疫治疗相关的脑淀粉样血管病等少见的神经系统不良反应，并及时予以干预治疗，以保证患者获得更好的生存获益。

参考文献

[1]   Cuzzubbo S, Javeri F, Tissier M, et al. Neurological adverse events associated with immune checkpoint inhibitors: Review of the literature[J]. Eur J Cancer, 2017, 73: 1-8.

[2]   Eggermont AM, Chiarion-Sileni V, GrobJJ, et al. Adjuvant ipilimumab versus placebo after complete resection of high-risk stage III melanoma (EORTC 18071): a randomised, double-blind, phase 3 trial[J]. Lancet Oncol, 2015, 16(5): 522-530.

[3]   Perrinjaquet C, Desbaillets N, Hottinger AF. Neurotoxicity associated with cancer immunotherapy: immune checkpoint inhibitors and chimeric antigen receptor T-cell therapy[J]. Curr Opin Neurol, 2019, 32(3): 500-510.

[4]   Viswanathan A, Greenberg SM. Cerebral amyloid angiopathy in the elderly[J]. Ann Neurol, 2011, 70(6): 871-880.

[5]   Charidimou A, Gang Q, Werring DJ. Sporadic cerebral amyloid angiopathy revisited: recent insights into pathophysiology and clinical spectrum[J]. J Neurol Neurosurg Psychiatry, 2012, 83(2): 124-137.

[6]   Charidimou A, Peeters A, Fox Z, et al. Spectrum of transient focal neurological episodes in cerebral amyloid angiopathy: multicentre magnetic resonance imaging cohort study and meta-analysis[J]. Stroke, 2012, 43(9): 2324-2330.

（储天晴、张岩巍，上海交通大学附属胸科医院）

点评：重启免疫治疗，应更加谨慎

被点评病例

病例4　一例免疫相关脑淀粉样血管病分享

点评内容

该病例为PD-1抑制剂联合抗血管生成药治疗后出现的少见神经系统不良反应。在使用信迪利单抗联合安罗替尼治疗肺癌后，取得了PR的疗效，但出现了癫痫的神经系统症状，结合治疗经过，完善检查后考虑免疫相关脑淀粉样血管变性。患者经过激素治疗及重启免疫治疗后，病情继续好转。神经系统的不良反应在免疫相关不良反应中发生率较低，如垂体炎、脑炎、视神经炎、脊髓炎、重症肌无力等，虽然少见，但往往一旦出现就为严重的不良反应，治疗不当，可能危及患者生命。但由于神经系统疾病的一些非特异性表现，以及获取标本的不易，使得鉴别诊断也不容易。

在CSCO关于免疫相关不良反应的指南中，对于部分神经系统不良反应进行了分级及相应的建议，但未提及免疫相关的脑淀粉样变。可参考CSCO免疫不良反应总的分级原则，影响到日常生活的不良反应为G2，需要暂停免疫治疗，根据情况可予激素治疗。当严重影响患者日常生活或危及到生命时，为G3~G4，此时需要永久停用免疫治疗合并激素治疗，必要时可能需要大剂量激素冲击治疗。出现免疫不良反应后重启免疫治疗需谨慎，有研究表明，重启免疫治疗后约有一半的患者会再次发生免疫相关不良反应。因此，除了关注少见的免疫不良反应以外，对于是否需要重启免疫治疗的判断也应更加谨慎。

点评专家

焦洋、董宇超，上海长海医院。

病例5 发热——免疫治疗过程中"三起三落"

一、摘要

发热，是临床最常见的症状，尤其是在肺癌患者接受免疫治疗的过程中。本例患者是一位中年男性，在接受免疫治疗过程中发生3次与"发热"相关的不良反应，经过3次病情分析和及时处理，均得到有效缓解，并且肿瘤持续得到有效控制，患者截至2020年3月仍在使用免疫治疗。对于发热，需要临床工作人员全面分析病情，精准鉴别诊断，果断治疗病因，才能及时控制症状，有效缓解病情。

二、病史

患者，男性，45岁，因"确诊右肺腺癌伴脑转移1个月"于2017年12月9日入住我科。患者2017年7月始无明显诱因出现咳嗽，为刺激性干咳，伴消瘦，无发热、咳痰等。2017年9月28日就诊于当地医院，肺CT示右肺占位；支气管镜检查示右肺中叶支气管闭塞；病理检查示右肺黏膜慢性炎；进行CT引导下肺穿刺活检，病理检查结果示右肺中央为坏死组织，周边纤维及肉芽组织增生。

2017年10月13日，患者就诊于北京某医院，PET-CT示右肺中叶内侧段支气管截断，局部软组织肿块，侵及纵隔及前胸壁胸膜，考虑肺癌；气管前腔静脉后、上腔静脉前及右肺门淋巴结肿大，FDG摄取增高，考虑转移瘤；左侧顶叶及右侧枕叶片状低密度灶。CT引导下行肺穿刺活检，病理检查示：右肺中叶恶性肿瘤组织及大量坏死组织，支持分化差的非小细胞肺癌，倾向腺癌。免疫组化结果示：Vim（+），CD68（+），TTF-1（+），p63（-），LCA（-）。基因检测示：EGFR、ALK均未见突变或融合，K-RAS、PIK3CA、ATM基因突变。头颅CT示：双侧大脑多发异常信号，考虑脑转移瘤。

2017年11月8日，患者就诊于我院，CT引导下行肺穿刺活检，病理检查结果示：右肺穿刺组织，大部分为坏死，周边见少许上皮样核异质细胞，少数肺泡上皮重度不典型增生，考虑腺癌可能性大，TTF-1（少数细胞弱+），Vim（+），SMA（血管+），CD68（组织细胞+），CK7（+），CK（+），CD56（-），Ki-67（+40%），PD-L1（22C3）20%+。

个人史：吸烟史30年，每天约20支，无饮酒史。

既往史、家族史无特殊。

体格检查：KPS评分为80分，呼吸运动正常，右肺呼吸音弱，左肺呼吸音清，双肺未闻及干湿啰音，其余未见异常。

三、临床诊断

右肺腺癌（cT4N2M1，Ⅳ期）；右肺门、纵隔淋巴结转移；右侧胸腔积液；肝转移；脑转移（图8-5-1）。

2017年12月8日，胸腹CT示：右肺中上叶巨大肺癌，右肺门纵隔淋巴结转移；右侧胸腔积液伴邻近肺组织膨胀不全；肝内多发略低密度结节，考虑转移瘤。

12月8日，颅脑MRI示：脑内多发异常强化灶，考虑转移瘤。

四、临床治疗

临床治疗及疗效评价详见表8-5-1、图8-5-2~图8-5-4。

五、不良反应及处理

（一）第一次不良反应处理（2018年3月）

2018年3月10日，患者开始咳嗽明显，为干咳，偶有痰中带血，伴持续发热，午后明显，体温最高达39.5℃，乏力明显。

3月22日，患者查肺部CT（图8-5-4）示右肺中上叶巨大肺癌，右肺上叶较前缩小，右肺中叶较前略缩小，右肺门纵隔淋巴结转移，较前相仿；右肺炎症，较前范围缩小；右侧液气胸伴邻近肺组织膨胀不全，较前范围缩小。第一次不良反应处理的全过程详见图8-5-5。

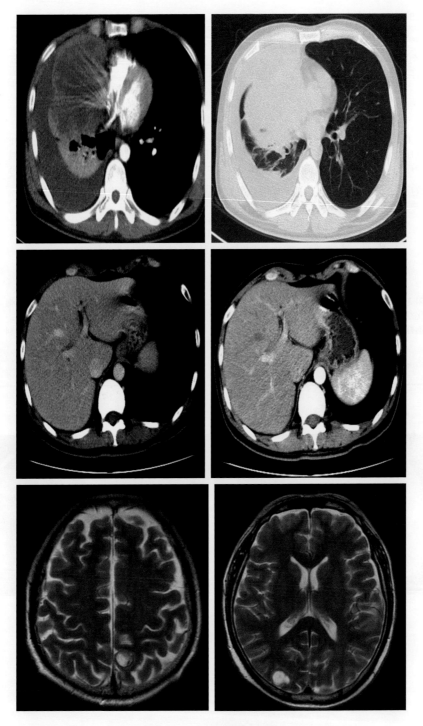

图8-5-1　入院基线CT检查

表8-5-1　临床治疗及疗效评价

周期及地点	治疗方案及疗效评估	不良反应
1个周期化疗，外院	开始时间：2017年11月10日，每3周1次 方案：PP（培美曲塞+奈达铂） 疗效评价：疾病进展（PD）。2017年12月9日患者于我院接受肺CT检查提示：①右肺中上叶巨大肺癌，右肺门纵隔淋巴结转移，②右侧胸腔积液伴邻近肺组织膨胀不全	无
第1~2个周期化疗联合靶向治疗，我院	开始时间：2017年12月12日、2018年1月2日，每3周1次 方案：贝伐珠单抗+紫杉醇（白蛋白结合型）+顺铂（第2个周期因患者咯血未使用贝伐珠单抗）	恶心、呕吐、咯血（2级不良反应）
放疗，我院	2017年12月25日—12月29日对患者行脑转移灶立体定向放疗 疗效评价：疾病稳定（SD）；2018年1月24日复查肺CT提示：右肺中上叶巨大肺癌，右肺门纵隔淋巴结转移，较前相仿；腹部CT提示，肝内多发略低密度结节，较前相仿；考虑患者肿瘤负荷大，前2个周期化疗后肿瘤退缩不明显，加上PD-L1表达阳性，故调整治疗方案	无
第3~4个周期化疗联合免疫治疗，我院	开始时间：2018年1月27日、2018年3月1日，每3周1次 方案：紫杉醇（白蛋白结合型）+纳武利尤单抗 疗效评价：SD；2018年3月22日，复查肺CT提示：右肺中上叶巨大肺癌，右肺上叶较前缩小，右肺中叶较前略缩小，右肺门纵隔淋巴结转移，较前相仿；右肺炎症，较前范围缩小；右侧液气胸伴邻近肺组织膨胀不全，较前范围缩小	中性粒细胞抑制4级，血小板抑制2级

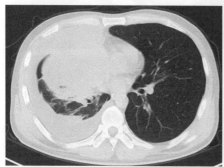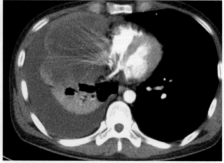

图8-5-2　肺部CT检查（2017年12月9日）

注：患者经外院1个周期PP方案化疗后，接受肺部CT检查。

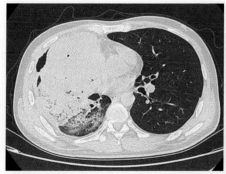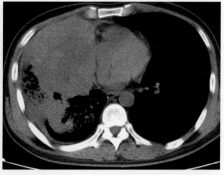

图8-5-3　肺部CT检查（2018年1月24日）

注：患者经2个周期贝伐珠单抗+紫杉醇（白蛋白结合型）+顺铂治疗后，病情稳定，复查CT。

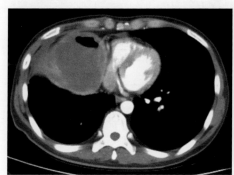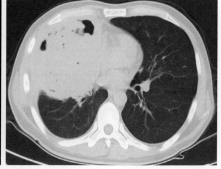

图8-5-4　肺部CT检查（2018年3月22日）

注：患者经2个周期紫杉醇（白蛋白结合型）+纳武利尤单抗治疗以后，病情稳定，再次复查CT。

（二）第二次不良反应处理（2018年5月）

2018年5月3日，患者再次出现发热，体温最高达39 ℃，伴胸闷、憋气、少量痰中带血，于当地医院接受头孢类抗菌素治疗，效果不佳。

5月21日与4月8日肺部CT资料对比（图8-5-6）可见：

1. 右肺门旁巨大肺癌合并感染，较前变小。

2. 右肺中叶阻塞性肺不张，较前明显，右肺门纵隔淋巴结转移，较前略增大。

3. 双肺感染性病变。

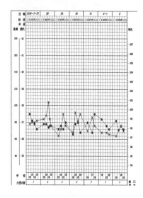
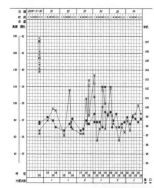
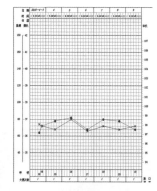

| 2018年3月20日~3月27日 高热；骨髓抑制；一般状况可；给予抗感染治疗 | 2018年4月3日~4月9日 体温正常；骨髓抑制缓解；一般状况好；给予激素减量治疗；未继续抗肿瘤治疗 |

图8-5-5　第一次不良反应处理概览

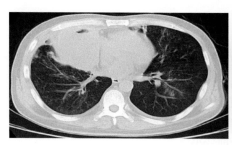
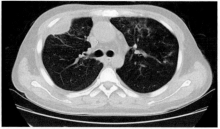

图8-5-6　2018年5月21日（左）与2018年4月8日（右）的肺部CT资料对比

4.右侧包裹性液气胸，较前片明显变小；左侧少量胸腔积液。

第二次不良反应处理的全过程详见图8-5-7。

（三）第三次不良反应处理（2018年7月）

2018年7月3日，患者再次出现发热，体温最高达38.6 ℃，口服新癀片后体温可降至正常，伴乏力明显。

2018年7月5日与2018年5月27日肺部CT资料对比（图8-5-8）可见：

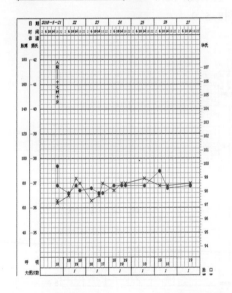
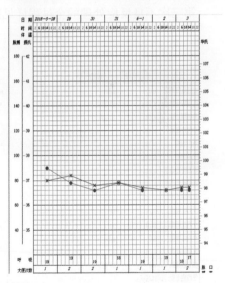

2018年5月21日~2018年6月5日
低热后缓解；无骨髓抑制；一般状况恢复快；给予抗感染治疗；激素治疗并逐步减量

图8-5-7 第二次不良反应处理概览

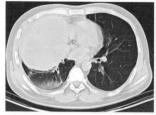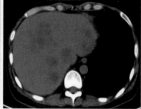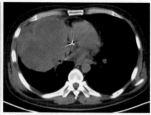

图8-5-8　2018年7月5日（左）与2018年5月27日（中、右）的肺部CT资料对比

1.右肺癌治疗后，病灶较前明显增大；

2.左肺上叶新发结节，考虑转移；

3.右肺门及纵隔淋巴结转移，较前相仿；

4.右肺中叶阻塞性肺不张，较前相仿；

5.左肺感染，病变较前吸收；

6.右侧胸腔包裹性积液，较前相仿；

7.肝内多发低密度影，请结合腹部检查情况判断。

第三次不良反应处理的全过程详见图8-5-9。

项目	检验结果	单位
血红蛋白测定	102	g/L
红细胞计数	3.38	10^12/L
白细胞计数	8.59	10^9/L
中性粒细胞	0.770	
淋巴细胞	0.121	
单核细胞	0.071	
嗜酸性粒细胞	0.031	
嗜碱性粒细胞	0.007	
红细胞比积…	0.319	L/L
平均红细胞…	94.4	fl
平均红细胞…	30.2	pg
平均红细胞…	320	g/L
红细胞体积…	14.4	%
血小板计数	147	10^9/L
平均血小板…	11.5	fl

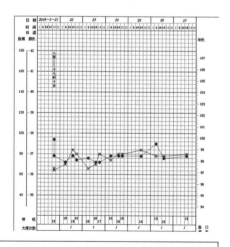

2018年7月5日—2018年7月31日
高热；一般状况差；肿瘤快速进展；肺部未见明确免疫治疗相关炎症；给予抗感染治疗；未使用激素；抗肿瘤治疗[紫杉醇（白蛋白结合型）+纳武利尤单抗]100 mg、1/3周（每3周用一次药）及后续治疗

图8-5-9　第三次不良反应处理概览

六、后续治疗

主治团队继续给予免疫治疗并调整用药剂量及用药时间；纳武利尤单抗100 mg 1/10~15 d（每10~15天用一次药，每次100 mg），每3~4周1次。截至2020年3月，患者一般状况可，病情稳定，无发热。

2018年8月20日，患者前往当地医院复查肺部CT（图8-5-10）提示：右肺

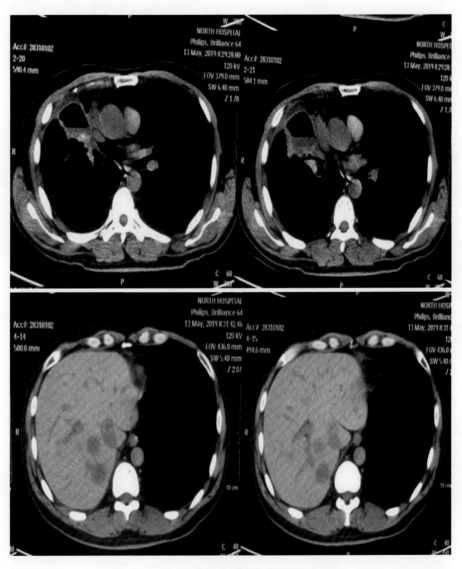

图8-5-10 患者肺部CT资料（2018年8月20日）

上叶肺癌，与前相仿；腹部MRI示肝内多发转移。截至2020年3月31日，患者仍在免疫治疗中，病情稳定。

（王李杰，解放军总医院）

点评：判别发热症状，需具体分析，对因处理

被点评病例

病例5　发热——免疫治疗过程中"三起三落"

点评内容

随着免疫治疗的广泛应用，免疫相关不良反应也随之增多，许多不良反应包括肺炎、皮肌炎、结肠炎、心肌炎等均可表现为发热。但也有部分患者只表现为发热，而没有具体器官的病变。那么，发热是否为独立的免疫相关不良反应，或者是免疫不良反应发生过程中的独立状态？目前所用的免疫治疗药物主要通过解除肿瘤细胞的免疫抑制状态，重新激活机体内T细胞杀伤肿瘤，因此不可避免地会对机体正常器官或组织进行攻击。正常器官或组织是否发病取决于自身的耐受性和T细胞的攻击力，在不良反应发生的过程中，发热可能提前于具体疾病而发生，是机体的预警状态，若未能得到有效处置，可能进一步发展为器官的疾病状态。

本例患者在使用免疫治疗后第一次发热时，常见的免疫相关不良反应并没有被发现，而只表现为持续发热，同时伴有一般状况变差和骨髓抑制加重，在给予激素治疗后症状好转，因此我们认为此时的发热就是独立的免疫治疗不良反应，或者说是免疫相关不良反应发生过程中的独立状态。当然可能存在检查诊断不全面、认识不足等因素，但从不良反应发生机制方面分析，确实存在这一中间过程。

发热需要具体分析，对因处理。

发热是临床最常见的症状，尤其在免疫治疗时代，常常合并感染、肿瘤热等因素，更需谨慎分析，精准处理。本例患者在免疫治疗过程中出现了3次明确的发热，但临床表现、具体病因并不相同，因此处理原则也不相同。第一次发热主要考虑是免疫相关不良反应，但未引起具体器官和组织的疾病，给予激素治疗后好转；第二次发热考虑为免疫相关肺炎，此时机体的免疫状态已引起肺组织损伤，表现为疾病状态，同样给予激素治疗后好转；第三次发热考虑为疾病进展所致的肿瘤热，给予抗肿瘤治疗后好转。

点评专家

胡毅，解放军总医院。

病例6　一波三折——一例免疫治疗联合化疗引起顽固性血小板减少病例的诊治分享

一、摘要

该病例为一例65岁男性患者，肺鳞癌（cT2N2M0，ⅢA期），采用纳武利尤单抗新辅助免疫治疗效果欠佳，后调整为"紫杉醇（白蛋白结合型）+卡铂"化疗联合纳武利尤单抗治疗，化疗第3、第4个周期出现三度巨核细胞系骨髓抑制，重组人促血小板生成素（TPO）治疗1周左右恢复。化疗第5个周期出现三度巨核细胞系骨髓抑制，TPO治疗1周左右血小板恢复至55×10⁹/L。在使用纳武利尤单抗治疗后5天出现4度血小板减少，使用TPO治疗无效，血小板仍持续下降，最低仅为4×10⁹/L，考虑为化疗药物所致的骨髓抑制，不除外免疫治疗所致的血液毒性，先后多次予以输注血小板、丙种球蛋白冲击、甲泼尼龙以及促血小板生成素受体激动剂（艾曲泊帕和罗米司亭）联合雄激素治疗后，患者血小板逐渐回升至正常水平。之后，对患者予以根治性放疗，截至2019年12月患者病情稳定。2020年3月病情进展后予以口服安罗替尼治疗，之后再次予纳武利尤单抗治疗，紫杉醇（白蛋白结合型）再化疗，截至2021年3月患者病情稳定。

二、病史

患者，男性，65岁，个体户，因"胸闷不适4个月余"入院。

4个余月前患者出现活动后胸闷不适，伴咳少许白黏痰，无咯血、胸痛，无心悸，无发热。于当地医院查胸部增强CT示：左肺门处占位，考虑肺癌，伴纵隔淋巴结转移。拟以"肺部占位性病变"收住入我院。

既往史：2015年患者于外院接受"椎间盘突出"手术。有高血压病、糖尿病病史十余年。否认心脏病、冠心病、肾炎、脑血管意外等病史。否认中毒、输血史。否认药物、食物过敏史。吸烟史30余年，每天1包，已戒烟10年。家族史无特殊。患者PS评分为1分。

患者入院查血肿瘤标志物正常，肺功能检查结果示：轻度阻塞性肺通气功能障碍，弥散功能正常。2018年10月17日，于我院查胸部增强CT（图8-6-1）示：左肺门处占位，考虑肺癌，伴纵隔淋巴结转移；两肺散在少许纤维增殖灶。

2018年10月22日，对患者行支气管镜检查（图8-6-2）示：左第二隆突新生物累及左主支气管下段。超声支气管镜示：7组淋巴结部位低回声影。超声引导下经支气管针吸活检（EBUS-TBNA）后病理检查示：左第二隆突鳞状细胞癌，7组淋巴结转移性癌。基因检测提示：TP53 38.8%，CDKN2A 44.4%，MYCL 1.3%，PIK3CA 59.3%；PD-L1<1%（dako-22C3），TMB 4.3个/Mb。

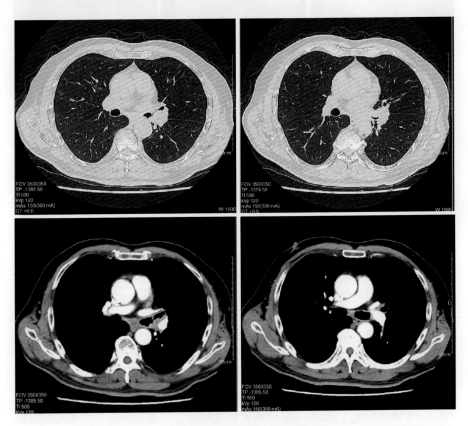

图8-6-1　胸部增强CT检查（2018年10月17日）

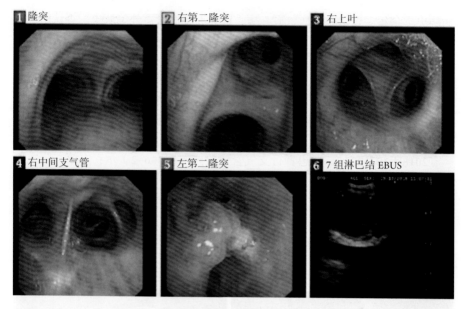

图8-6-2　气管镜检查（2018年10月22日）

三、临床诊断

患者，65岁，男性，个体户，有吸烟史，戒烟10年，既往有高血压病、2型糖尿病史，因"胸闷不适4个月余"入院。胸部CT（图8-6-1）和气管镜下活检病理检查结果示肺鳞癌，诊断为：①鳞癌，cT2N2M0，ⅢA期，PS评分为1分；②慢性阻塞性肺疾病；③高血压病；④2型糖尿病。

四、临床治疗

经沟通病情后，患者与家属要求行新辅助免疫治疗，患者于2018年10月25日开始接受纳武利尤单抗注射液200 mg，每2周1次，治疗3个周期后患者仍诉胸闷症状无明显缓解。12月21日，患者复查胸部CT（图8-6-3）评估病灶稳定。12月25日，患者复查气管镜（图8-6-4）可见左支气管下段再次出现新生物，病理诊断为（左主支气管下段）鳞状细胞癌，间质纤维组织增生并少量散在淋巴浆细胞浸润。

纳武利尤单抗单药效果不佳，免疫治疗未达到降期预期，与患者及其家属沟通病情后，治疗方案调整为"紫杉醇（白蛋白结合型）200 mg（第1天、第8天）+卡铂500 mg（第1天）联合纳武利尤单抗注射液200 mg"，其间曾出现3度粒细胞系骨髓抑制，予以升白细胞治疗后病情好转。患者自觉症状明显缓

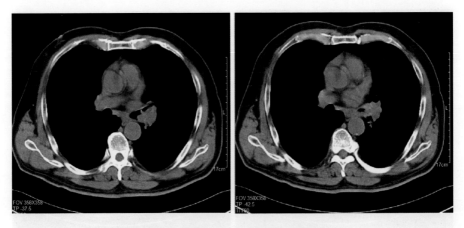

图8-6-3　胸部CT复查（2018年12月21日）

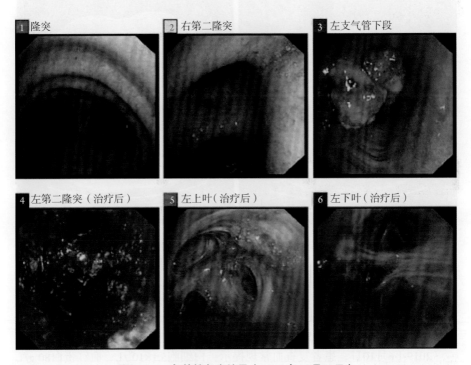

图8-6-4　气管镜复查结果（2018年12月25日）

解。继续予以免疫治疗联合化疗，第3、第4个周期出现三度巨核细胞系骨髓抑制，TPO治疗1周左右恢复，复查胸部CT提示病情稳定（图8-6-5）。

　　患者在接受第5个周期化疗后出现三度巨核细胞系骨髓抑制，TPO治疗

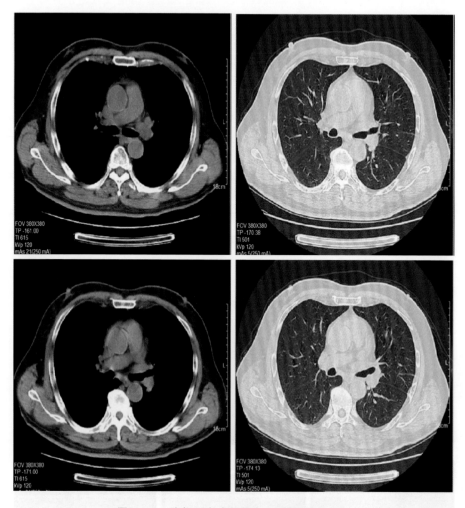

图8-6-5　胸部CT复查结果（2019年5月15日）

1周左右血小板恢复至55×10⁹/L。后对患者予以纳武利尤单抗治疗，治疗5天后出现4度血小板减少，使用TPO治疗10天，血小板仍持续下降，最低时仅为4×10⁹/L，予以输注血小板12个单位处理。

2019年6月10日，患者复查血常规提示：白细胞5.1×10⁹/L、血红蛋白80 g/L↓、血小板53×10⁹/L↓、中性粒细胞绝对值2.97×10⁹/L。肝功能和肾功能电解质示：谷草转氨酶111 U/L↑、肌钙蛋白T 0.02 ng/mL↑、尿素氮8.10 mmol/L↑、CRP 31.70 mg/L↑，降钙素原0.08 ng/mL，pro-BNP 1 330 pg/mL↑、乳酸脱氢酶113 U/L↓。凝血谱检查示：血浆纤维蛋白原4.90 g/L↑、D-二聚体910 μg/L（FEU）↑，余正常；网织红细胞20×10⁹/L↓、网织红细胞百分比0.57%。

贫血指标系列检查示：转铁蛋白1.85 g/L↓、维生素B$_{12}$>1 478 pmol/L↑、铁蛋白909.1 ng/mL↑。

患者甲状腺功能、皮质醇、促肾上腺皮质激素、结核感染T细胞、乙肝DNA和丙肝DNA、巨细胞病毒抗体和核酸检查皆正常。细胞免疫功能提示B细胞功能下降。

2019年6月24日，对患者进行骨髓穿刺。检查结果示：中幼粒细胞2.0%、原始巨核细胞0、幼稚巨核细胞0、颗粒型巨核细胞0、产板型巨核细胞0、裸核型巨核细胞0。骨髓活检结果示：粒细胞、红细胞两系增生活跃，巨核细胞少见，各阶段细胞可见，细胞分布无特殊。

主治团队予以注射用重组人白细胞介素-11联合重组人血小板生成素注射液促血小板生成14 d×2次，丙种球蛋白治疗5 d×2次，其间曾加用中成药升血小板治疗，但患者血小板升高不明显。遂于6月27日起，予以甲泼尼龙40 mg静脉滴注治疗2次/天；7月4日，甲泼尼龙的给药量减至40 mg、qd。7月5日，患者出现发热，体温达38.6 ℃，伴畏寒、寒战，之后开始出现头面部、躯干、四肢多发红色丘疹伴疼痛（图8-6-6），并伴有腹胀不适；予急查血常规示：白细胞2.6×10⁹/L↓、血红蛋白79 g/L↓、血小板17×10⁹/L↓、中性粒细胞1.35×10⁹/L↓，CRP 84 mg/L↑，降钙素原0.21 ng/mL。血胆红素、淀粉酶、血

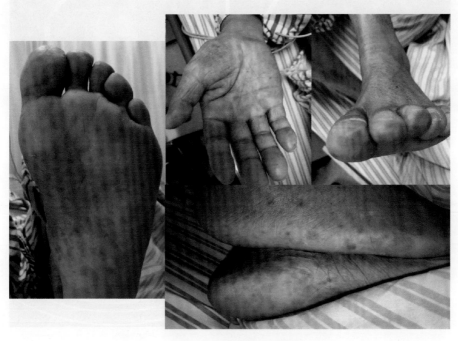

图8-6-6　全身皮疹表现

培养和便常规+粪便隐血试验（OB）正常。复查胸部CT（图8-6-7）示：肺门处肺癌伴纵隔淋巴结转移病灶相仿。全腹部CT未见明显异常。

组织全院多学科协作组（MDT）团队讨论后意见为：患者皮疹表现为多形红斑，考虑药物引起的过敏性皮疹可能性大，但不除外病毒感染，建议继续加量至甲泼尼龙40 mg、一天两次，治疗1周后再逐渐减量，并停用可疑药物，联合膦甲酸钠抗病毒治疗2周，停用所有中成药和艾曲泊帕，继续使用TPO治疗；复查评估排除肿瘤局部浸润；可使用雄激素治疗；复查骨髓穿刺明确骨髓造血功能，需考虑免疫性血小板减少；若激素效果欠佳，后续可考虑使用免疫抑制剂或者生物制剂。

诊疗团队于2019年7月6日予以甲泼尼龙加量至每天80 mg，后逐渐减量，6周后减停，并加用膦甲酸钠抗病毒治疗，同时予以亚胺培南西司他丁抗感染治疗，以及粒细胞集落刺激因子（G-CSF）升白细胞治疗，患者3天后体温恢复正常，皮疹逐渐减退消失，但复查血小板仍持续下降。

7月16日，患者复查骨髓穿刺结果示：粒细胞、红细胞、巨核细胞三系增

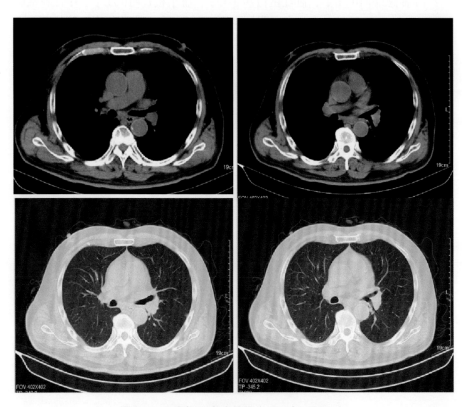

图8-6-7　胸部CT复查结果（2019年7月5日）

生活跃，造血良好。巨核细胞12个/片。外送检测自身免疫性血细胞减少相关抗原结果提示，在CD71+有核红细胞、CD15+粒细胞、CD34+原始细胞上未见IgM、IgG的表达。再次邀请血液科会诊，会诊意见如下：因骨髓中巨核细胞并没有增生活跃，仍考虑化疗药物所致骨髓抑制，暂不考虑免疫性血小板减少，但无法排除免疫药物对骨髓的抑制作用。MDT团队建议：艾曲泊帕导致过敏的情况很少见，建议继续每天使用艾曲泊帕75 mg联合雄激素治疗；血小板超过1万是安全的，出血风险小，可不输注血小板。

7月29日，患者开始口服十一酸睾酮胶囊80 mg（每天2次）联合艾曲泊帕治疗，艾曲泊帕起始量为每天25 mg，1周后加量至每天50 mg，并于8月7日加量至每天75 mg促血小板生成，未再予以重组人血小板生成素注射液和注射用重组人白细胞介素-11治疗。8月12日，血常规提示：血红蛋白95 g/L↓、血小板53×10^9/L↓。但患者出院后复查血常规示血小板始终维持在50×10^9/L左右，之后将促血小板生成素受体激动剂更换为罗米司亭，注射3次后患者血小板逐渐恢复至正常范围。

2019年10月，患者复查胸部高分辨CT提示：左肺门处肺癌伴纵隔淋巴结转移，肿块较前稍增大累及左上肺支气管，遂于2019年11月8日，对患者行肺部肿瘤区调强放疗。图8-6-8显示了患者血小板变化及处理的过程。

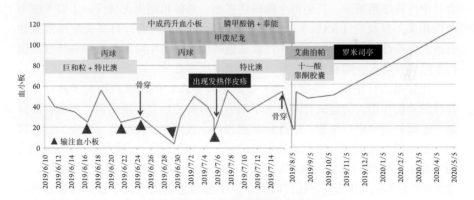

图8-6-8　血小板变化及处理过程

注：丙球，两种球蛋白；巨和粒，注射用重组人白细胞介素-11；特比澳，重组人血小板生成素注射液；泰能，亚胺培南西司他丁钠；骨穿，骨髓穿刺。

五、预后和随访

患者一般情况良好，复查血常规示血小板正常，目前肿瘤控制稳定。

六、亮点与不足

本例展示了一例免疫治疗联合化疗后发生顽固性血小板减少的过程，经历了TPO治疗后恢复、再治疗出现4度血小板减少（最低时仅为$4×10^9/L$），经过了5次输注血小板、2次骨髓穿刺、甲泼尼龙、丙种球蛋白、艾曲泊帕、雄激素和罗米司亭治疗后患者血小板逐渐恢复至正常。在患者接受化疗联合免疫治疗时，出现血小板减少的情况下如何早期识别和积极治疗非常重要，此时常需多学科团队合作，并进行多次骨髓穿刺活检以明确诊断。

七、总结与反思

免疫检查点抑制剂（ICIs）能够重新激活人体免疫系统，启动肿瘤杀伤，而T细胞过度激活可能导致各种免疫相关不良反应。血液系统不良反应的报道少见，主要表现为单系或多系血细胞减少，包括自身免疫性溶血性贫血、免疫性血小板减少症、中性粒细胞减少症，严重时表现为再生障碍性贫血，甚至可能致命，如噬血细胞性淋巴组织细胞增多症。

ICIs引起的血液系统不良反应罕见，研究统计了9 324例患者的荟萃分析显示贫血、粒细胞减少症和血小板减少症发生率分别为9.8%、0.94%和2.8%；可以单独表现为单系下降，也可以表现为两系或全血细胞减少，例如血小板减少合并中性粒细胞减少，甚至再生障碍性贫血。具体机制尚无研究，主要考虑为免疫相关不良反应（irAEs）。具体包括以下几方面内容：自身免疫性溶血性贫血、免疫性血小板减少症、中性粒细胞减少症、再生障碍性贫血和纯红细胞再生障碍性贫血、噬血细胞性淋巴组织细胞增多症。

化疗是治疗中期、晚期恶性肿瘤的主要手段，但化学药物大多具有无选择性的杀伤作用，会造成骨髓造血干细胞、骨髓造血微环境受损，形成骨髓抑制，进而外周血中白细胞、中性粒细胞和血小板减少。化疗联合免疫治疗需警惕骨髓抑制，应做到早期识别和积极治疗。2019年1月，一项发表在*Haematol*的研究显示，抗PD-1或抗PD-L1抗体诱导的血液irAEs中位发生时间是10.1周，跨度为0.9~198周，可发生在任何时间。由于肿瘤患者出现血小板少比较常见，而特发性血小板减少性紫癜（ITP）并无特征性诊断指标，因此，其即使是在应用ICIs之后发生也需排查其他病因，例如感染、肿瘤进展或其他药物相关因素。目前也无ITP的明确易感因素，在应用ICIs之前患免疫疾病可能升高ITP发生率。

免疫治疗引起的血小板减少的诊断和鉴别诊断需要注意的是：除了血常规、外周血细胞涂片以外，自身抗体检测阳性为ITP诊断的佐证，但并非必需。尽管骨髓检查对原发性ITP并不作特别要求，但对irAEs来说，需要进行骨髓涂片细胞学和活检，以排除血小板减少是骨髓增生不良还是外周性破坏过多造成的。ITP大多表现为骨髓巨核细胞增多，或者基本正常，且以未成熟巨核细胞为主，即颗粒巨核细胞。另外还需要排除感染相关血小板减少，包括细菌培养（临床怀疑）、EB病毒（EBV）、巨细胞病毒（CMV）、细小病毒B19、肝炎病毒、人类免疫缺陷病毒（HIV）等。

本例患者确诊肺鳞癌后接受纳武利尤单抗联合紫杉醇（白蛋白结合型）和卡铂治疗第5个周期出现三度巨核细胞系骨髓抑制，TPO治疗1周左右恢复至55×10^9/L，但再次使用纳武利尤单抗单药治疗后5 d出现4度血小板减少，最低时仅为4×10^9/L。第1次骨髓穿刺可见粒细胞、红细胞两系增生活跃，巨核细胞少见，提示骨髓血小板生成减少，骨髓特征并不完全符合免疫治疗所引起的ITP，且患者对激素的反应并不佳。但患者第2次骨髓活检提示巨核细胞系增生活跃，但外周血小板水平仍未恢复，则不能排除免疫性血小板减少。综合考虑应该是化疗药物引起的骨髓抑制和免疫治疗引起的血小板减少共同参与的结果。在不能完全排除免疫治疗所引起的血液学毒性的可能下，我们认为还是应在完善检查的前提之下积极按照免疫性血小板减少症的管理指南进行处理，具体治疗上可参考表8-6-1中《CSCO免疫性血小板减少症毒性管理指南》，同时应避免激素不良反应的发生。

ICIs相关的血液系统不良反应主要表现为单系或多系血细胞减少，严重者可危及生命。目前尚无标准化指南参考，一旦出现，建议进行血液和骨髓检

表8-6-1 《中国临床肿瘤学会（CSCO）免疫性血小板减少症毒性管理指南》推荐

分级	描述	Ⅰ级专家推荐	Ⅱ级专家推荐	Ⅲ级专家推荐
G1	血小板计数为正常下限~75×10^9/L	继续ICIs，并密切临床随访和实验室检查		
G2	血小板计数为75×10^9/L~50×10^9/L	暂停ICIs，密切随访及治疗，如果恢复到1级可继续治疗给予泼尼松，0.5~2 mg/（kg·d），口服，持续2~4周，然后在4~6周内逐渐减量	如果需要快速升高血小板，免疫球蛋白可以和糖皮质激素一起应用	
G3	血小板计数为50×10^9/L~25×10^9/L	暂停ICIs，密切随访及治疗，如果恢复到1级可继续治疗血液科会诊	利妥昔单抗、血小板生成素受体激动剂	
G4	血小板计数为<25×10^9/L	泼尼松，1~2 mg/（kg·d），口服，如果无缓解或者恶化，继续泼尼松治疗并联合静脉输注免疫球蛋白，1 g/kg，并根据需要重复使用		

查，并与感染、其他药物作用等进行鉴别。需要注意的是，治疗方案以大剂量激素为主，必要时加用其他免疫抑制剂、促血小板生成素受体激动剂，同时做好感染防控和支持治疗[1-5]。

参考文献

[1]　Delanoy N，Michot JM，Comont T，et al. Haematological immune-related adverse events induced by anti-PD-1 or anti-PD-L1 immunotherapy：a descriptive observational study[J]. Lancet Haematol，2019，6(1)：e48-e57.

[2]　Petrelli F，Ardito R，Borgonovo K，et al. Haematological toxicities with immunotherapy in patients with cancer：a systematic review and meta-analysis[J]. Eur J Cancer，2018，103：7-16.

[3]　Calvo R. Hematological Side Effects of Immune Checkpoint Inhibitors：The Example of Immune-Related Thrombocytopenia[J]. Front Pharmacol，2019，10：454.

[4]　Davis EJ，Salem JE，Young A，et al. Hematologic Complications of Immune Checkpoint Inhibitors[J]. Oncologist，2019，24(5)：584-588.

[5]　庄俊玲，刘小伟，王汉萍，等. 免疫检查点抑制剂相关血液毒性处理的临床诊疗建议[J]. 中国肺癌杂志，2019，22(10)：676-680.

（夏旸、夏丽霞，浙江大学医学院附属第二医院）

点评：化疗联合免疫治疗中出现血小板减少的早期鉴别

被点评病例

病例6 一波三折——一例免疫治疗联合化疗引起顽固性血小板减少病例的诊治分享

点评内容

目前免疫治疗联合化疗已成为驱动基因阴性晚期非小细胞肺癌患者的一线治疗，如何处理免疫相关不良反应，尤其是罕见的血液系统毒性也成为新的挑战。本例病例的治疗过程一波三折，免疫药物单用效果并不理想，而免疫治疗联合化疗取得了非常好的疗效，但患者在化疗联合免疫治疗第5个周期出现了三度巨核细胞系骨髓抑制，且后续在血小板未完全恢复正常时单用免疫治疗一次后血小板快速下降至4×10^9/L。如何在病情危重情况下快速明确病因并明确免疫治疗是否参与其中非常重要，这也是治疗的难点，这需要依赖于非常强大的免疫治疗MDT团队。

本例患者在第一次骨髓穿刺可见粒细胞、红细胞两系增生活跃，巨核细胞少见，提示骨髓血小板生成减少，骨髓表现不符合ITP，且患者在接受激素治疗后血小板仍无明显上升。但在治疗后期再次复查骨髓活检提示巨核细胞系增生活跃情况下、外周血血小板仍维持在较低水平，从这点来说还是需要考虑免疫因素是参与其中的，且患者应属于难治性ITP。在后续治疗中患者同时使用了2种促血小板生成素受体激动剂艾曲泊帕和罗米司亭后血小板才最终得以恢复正常，可见该患者ITP治疗存在相当大的难度。在免疫治疗联合化疗中出现常规药物处理而不易恢复的骨髓抑制时，一定要考虑到免疫治疗所引起的血液毒性的可能，应尽早完善相关检查以明确诊断，同时应排查其他病因如感染、肿瘤进展或化疗药物引起的骨髓抑制。在不能完全排除免疫因素所致的骨髓抑制时，还是应尽早启动糖皮质激素和促血小板生成素受体激动剂的治疗。

特别值得一提的是，尽管艾曲泊帕和罗米司亭都是促血小板生成素受体激动剂，但是它们的结合位点并不相同，艾曲泊帕是跨膜区域结合，而罗米司亭是膜外结合，尽管从原理上来判断艾曲泊帕的作用应该更强，但本例患者对于罗米司亭的效果反应更佳，这提示了我们临床上往往存在药物治疗的个体化差异。

点评专家

兰芬，浙江大学医学院附属第二医院。

附表1

附表1　IrAEs常用药物使用说明

药物名称	药理作用	适应证	不良反应	剂量及用法	备注
糖皮质激素（GCs）	1. 抗炎作用：GCs有快速、强大而非特异性的抗炎作用，对各种炎症均有效；在炎症初期，GCs抑制毛细血管扩张，减轻渗出和水肿，又抑制白细胞的浸润和吞噬，而减轻炎症症状；在炎症后期，抑制毛细血管和纤维母细胞的增生，延缓肉芽组织的生成 2. 免疫抑制作用：GCs抑制巨噬细胞对抗原的吞噬和处理；促进淋巴细胞的破坏和解体，促其移出血管而减少循环中淋巴细胞数量；小剂量时主要抑制细胞免疫；大剂量时抑制浆细胞和抗体生成，从而抑制体液免疫功能	1. 内分泌系统疾病：用于原发性和继发性肾上腺皮质功能减退症、先天性肾上腺皮质增生症的替代治疗；肾上腺危象、垂体危象、甲状腺危象等紧急情况的抢救；重症亚急性甲状腺炎、Graves眼病、激素类生物制品药物过敏的治疗等 2. 风湿性疾病和自身免疫病：尤其是弥漫性结缔组织疾病皆有自身免疫参与，常见的如红斑狼疮、类风湿关节炎、原发性干燥综合征、多发性肌病/皮肌炎、系统性硬化症和系统性血管炎等	1. 医源性库欣综合征，如向心性肥胖、满月脸、皮肤紫纹淤斑、类固醇性糖尿病（或已有糖尿病加重）、骨质疏松、自发性骨折或骨坏死（如股骨头无菌性坏死）、女性多毛月经紊乱或闭经不孕、男性阳萎、出血倾向等 2. 诱发或加重细菌、病毒和真菌等各种感染 3. 诱发或加剧胃十二指肠溃疡，甚至造成消化道大出血或穿孔 4. 高血压、充血性心力衰竭和动脉粥样硬化、血栓形成 5. 高脂血症，尤其是高甘油三酯血症	1. 大剂量冲击疗法，用于急症，如严重感染和休克，每日数百至1 000 mg，疗程限于3~5 d 2. 一般剂量长期疗法，用于自身免疫性、过敏性病，如泼尼松40~60 mg，分次服用，起效后减量，疗程4~8周 3. 小剂量替代疗法，如氢化可的松20~25mg，清晨服2/3，午后服1/3	免疫不良反应一般推荐剂量（按泼尼松标准）为$0.5 \sim 2mg/(kg \cdot d)$，重度心肌炎、神经肌肉毒性、脑炎及严重的多器官毒性可以考虑采取大剂量冲击疗法

续附表1

药物名称	药理作用	适应证	不良反应	剂量及用法	备注
	3 抗休克作用：（1）抑制某些炎症因子的产生，减轻全身炎症反应及组织损伤；（2）稳定溶酶体膜，减少心肌抑制因子（MDF）的生成，加强心肌收缩力；（3）抗毒作用，GCs本身为应激激素，可大大提高机体对细菌内毒素的耐受能力，保护机体渡过危险期而赢得抢救时间，但对细菌外毒素无效；（4）解热作用：GCs可直接抑制体温调节中枢，降低其对致热原的敏感性，又能稳定溶酶体膜而减少内热原的释放，而对严重感染，如败血症、脑膜炎等具有良好退热和改善症状作用；（5）降低血管对某些缩血管活性物质的敏感性，使微循环血流动力学恢复正常，改善休克症状	3，呼吸系统疾病：主要用于支气管哮喘、外源性过敏性肺泡炎、放射性肺炎、结节病、特发性间质性肺炎、嗜酸粒细胞性支气管炎等 4. 血液系统疾病：一是治疗自身免疫病，如自身免疫性溶血性贫血、特发性血小板减少性紫癜等；二是利用糖皮质激素溶解淋巴细胞的作用 5. 肾脏系统疾病 6. 严重感染或炎性反应 7. 抗休克 8. 异体器官移植 9. 过敏性疾病 10. 神经系统损伤或病变 11. 慢性运动系统损伤 12. 预防治疗某些炎性反应后遗症	6. 肌无力、肌肉萎缩、伤口愈合迟缓 7. 激素性青光眼、激素性白内障 8. 精神症状如焦虑、兴奋、欣快或抑郁、失眠、性格改变，严重时可诱发精神失常、癫痫发作 9. 儿童长期应用会影响生长发育 10. 长期外用糖皮质激素类药物可出现局部皮肤萎缩变薄、毛细血管扩张、色素沉着、继发感染等不良反应 11. 吸入型糖皮质激素的不良反应包括声音嘶哑、咽部不适和念珠菌定植、感染，长期使用较大剂量吸入型糖皮质激素者也可能出现全身不良反应		

续附表1

药物名称	药理作用	适应证	不良反应	剂量及用法	备注
甲氨蝶呤	本品为抗叶酸类抗肿瘤药,主要通过对二氢叶酸还原酶的抑制而达到阻碍肿瘤细胞DNA的合成,而抑制肿瘤细胞的生长与繁殖的作用;本药选择性地作用于S期	1.各型急性白血病,特别是急性淋巴细胞白血病、恶性淋巴瘤、非霍奇金淋巴瘤和蕈样肉芽肿、多发性骨髓病 2.头颈部癌、肺癌、各种软组织肉瘤 3.乳腺癌、卵巢癌、宫颈癌、恶性葡萄胎、绒毛膜上皮癌、睾丸癌 4.作为免疫抑制剂可治疗类风湿关节炎、多肌炎、皮肌炎、系统性红斑狼疮	1.胃肠道反应主要为口腔炎、口唇溃疡、咽炎、恶心、呕吐、胃炎及腹痛 2.骨髓抑制主要表现为白细胞下降,对血小板亦有一定影响,严重时可出现全血下降、皮肤或内脏出血 3.大量单次应用可致血清ALT升高,或药物性肝炎,小量持久应用可致肝硬变 4.肾脏损害常见于高剂量时,出现血尿、蛋白尿、尿少、氮质血症、尿毒症等 5.脱发、皮炎、色素沉着及药物性肺炎等,鞘内或头颈部动脉注射剂量过大时,可出现头痛、背痛、呕吐、发热及抽搐等症状 6.妊娠早期使用可致畸胎,少数患者出现月经延迟及生殖功能减退	1.用于免疫抑制剂的本品剂量低于抗肿瘤的剂量,初始剂量一次口服7.5 mg,每周1次,可增加至每周20 mg 2.治疗白血病:通常成人口服剂量为2.5~10 mg/d,总量为50~150 mg;儿童1.5~5 mg/d 3.治疗绒毛膜上皮癌等剂量为10~20 mg/d,肌注或口服,亦可作静脉滴注,连用5~10 d,疗程量为80~100 mg 4.治疗头颈部癌或妇科癌剂量为10~20 mg/次,动脉插管给药,每日或隔日1次,7~10次为1个疗程 5.治疗一般实体瘤肝、肾功能正常者,剂量为30~50 mg/次,静脉注射,5~10 d1次,5~10次为1个疗程;也可每次0.4 mg/kg,静脉注射,每周2次 6.解救疗法:先静脉注射长春新碱1~2 mg/次,半小时后,用甲氨蝶呤1~5 g/m^2,静脉滴注6小时,4~6小时后开始肌注甲酰四氢叶酸钙,6~12 mg(~15 mg)/次,以后每6小时肌注1次,用到72 h,依情况可每月用药1次	长期使用需适当补充叶酸,大剂量使用甲氨蝶呤时需监测血药浓度

续附表1

药物名称	药理作用	适应证	不良反应	剂量及用法	备注
硫唑嘌呤	硫唑嘌呤，巯嘌呤的咪唑衍生物，在体内分解为巯嘌呤而起作用。其免疫作用机制与巯嘌呤相同，即具有嘌呤拮抗作用，由于免疫活性细胞在抗原刺激后的增殖期需要嘌呤类物质，此时给以嘌呤拮抗即能抑制DNA、RNA及蛋白质的合成，从而抑制淋巴细胞的增殖，即阻止抗原敏感淋巴细胞转化为免疫母细胞，产生免疫作用	1.急、慢性白血病，对慢性粒细胞性白血病近期疗效较好，作用快，但缓解期短 2.后天性溶血性贫血，特发性血小板减少性紫癜，系统性红斑狼疮 3.慢性类风湿关节炎、慢性活动性肝炎（与自体免疫有关的肝炎）、原发性胆汁性肝硬变 4.甲状腺功能亢进、重症肌无力 5.其他：慢性非特异性溃疡性结肠炎、节段性肠炎、多发性神经根炎、狼疮性肾炎、增殖性肾炎、Wegener氏肉芽肿等	1.过敏反应 2.骨髓抑制 3.增加感染的易感性 4.肝毒性发生率高，可达71.4% 5.胃肠道反应	1.口服，每日剂量为1.5~4 mg/kg，或按照体表面积每日100 mg/m² 每日1次或分次口服 2.异体移植，每日剂量为2~5 mg/kg，每日1次或分次口服 3.白血病，每日剂量为1.5~3 mg/kg，每日1次或分次口服	
环磷酰胺	环磷酰胺为烷化剂类抗肿瘤药，也是细胞毒性免疫抑制药；既是广谱抗肿瘤药，对白血病和实体瘤均有疗效，又是目前应用的各种免疫抑制剂中作用最强、应用最多的药物之一；由于其具有良好的临床疗效，应用范围日益广泛	1.作为抗肿瘤药，用于恶性淋巴瘤、多发性骨髓瘤、乳腺癌、小细胞肺癌、卵巢癌、神经母细胞瘤、视网膜母细胞瘤、尤因肉瘤、软组织肉瘤以及急性白血病和慢性淋巴细胞白血病等；对睾丸肿瘤、头颈部鳞癌、鼻咽癌、横纹肌瘤、骨肉瘤也有一定疗效；目前多与其他抗癌药组成联合化疗方案	1.骨髓抑制是环磷酰胺的剂量限制性毒性，可引起白细胞下降，但较易恢复，血小板下降常不明显 2.出血性膀胱炎，本品的代谢产物特别在大剂量注射时，可引起膀胱刺激症状如尿频、尿急、尿痛、镜下血尿或肉眼血尿、尿少、蛋白尿等	1.弥漫性结缔组织病成人常用量：单药静脉注射按体表面积每次500~1000 mg/m²，每3~4周1次，或每次200 mg，隔日1次，口服每日100 mg，维持量减半 2.器官移植：0.2 g每日1次或隔日1次，8~10 g 1个疗程	

续附表1

药物名称	药理作用	适应证	不良反应	剂量及用法	备注
	环磷酰胺进入体内被肝脏或肿瘤内存在的过量磷酰胺酶或磷酸酶水解，转变为活化作用的磷酰胺氮芥而起作用；与DNA发生交叉联结，抑制DNA的合成，干扰RNA的功能，属细胞周期非特异性药物	2.作为免疫抑制剂，用于各种自身免疫性疾病，如严重类风湿关节炎、全身性红斑狼疮、儿童肾病综合征、多发性肉芽肿、天疱疮以及溃疡性结肠炎、特发性血小板减少性紫癜等；也用于器官移植时抗排斥反应，通常与泼尼松、抗淋巴细胞球蛋白合用	3．肝功能损害：可有肝功能损害，一般较轻，停药可恢复 4．胃肠道反应：食欲减退、恶心或呕吐多不严重，停药后2~3天可消失 5.其他：脱发、免疫抑制，偶有大剂量环磷酰胺引起水中毒，呋塞米可预防和治疗水中毒。骨髓移植预处理应用大剂量环磷酰胺可出现心脏毒性反应	3.抗肿瘤治疗：成人常用量为单药静脉注射按体表面积每次500 mg/m^2，每周1次，2~4周为1个疗程	
环孢素	环孢素A针对T淋巴细胞亚群起选择性抑制作用，可以有效抑制辅助性T淋巴细胞、B淋巴细胞的活性；主要机制是抑制静止期Th细胞的分化、增殖和HLA-Ⅱ抗原的表达，从而减少Th细胞释放淋巴因子的合成与分泌，间接影响B细胞；环孢素A可与细胞内免疫嗜素亲环蛋白结合，从而抑制辅助性T细胞的活化，降低对白细胞介素-2的反应	器官移植由于存在过敏的风险，只有在不能口服（如术后早期）或是胃肠吸收受损的情况下才进行静脉输注本品；此类患者应尽可能快地转向口服制剂（新山地明–环孢素软胶囊）的治疗；预防肾、肝、心脏、心肺联合、肺和胰腺移植的排斥反应；治疗既往接受其他免疫抵制剂治疗但出现排斥反应的患者；治疗骨髓移植导致的移植物抗宿主排斥反应。移植物	1.较常见的有厌食、恶心、呕吐等胃肠道反应，牙龈增生伴出血、疼痛、约1/3用药者有肾毒性，可出现血肌酐、尿素氮增高、肾小球滤过率减低等肾功能损害、高血压等；牙龈增生一般可在停药6个月后消失；慢性、进行性肾中毒多于治疗后约12个月发生	1.建议剂量为3~5 mg/kg静脉用药，约相当于口服剂量的1/3 2.器官移植：当环孢素与其他免疫抑制剂（如皮质类固醇，或作为3~4种药物治疗方案中的一种药物）联合应用时，应给予较小剂量[如静脉输注1~2 mg/（kg·d），然后口服3~6 mg/（kg·d）]。患者应尽早口服环孢素	需定期监测血药浓度

续附表1

药物名称	药理作用	适应证	不良反应	剂量及用法	备注
	性，进一步影响B淋巴细胞的分化，抑制由其介导的免疫反应的发生，对细胞和体液免疫均有较好的抑制作用，所以环孢素A可同时作用于细胞和体液免疫；环孢素A可通过2种机制抑制凋亡	抗宿主病（GVHD）的初期预防和治疗	2.不常见的有惊厥，其原因可能为该品对肾脏毒性及低镁血症有关；此外该品尚可引起氨基转移酶升高、胆汁郁积、高胆红素血症、高血糖、多毛症、手震颤、高尿酸血症伴血小板减少、微血管病性溶血性贫血、四肢感觉异常、下肢痛性痉挛等；此外，有报道称该品可促进ADP诱发血小板聚集，增加血栓烷A2的释放和凝血活酶的生成，增强因子Ⅶ的活性，减少前列环素产生，诱发血栓形成 3.罕见的有过敏反应、胰腺炎、白细胞减少、雷诺综合征、糖尿病、血尿等	3.骨髓移植：第一次给药应在移植前一天进行，最好为静脉输注3~5 mg/(kg·d)，口服剂量为12.5~15 mg/(kg·d)，在术后的最初阶段应每日注射该剂量，最多不超过2周；改为口服维持治疗后，剂量约为12.5 mg/(kg·d) 4.部分患者在停服环孢素后可出现GVHD，但通常对再次用药反应良好	

续附表1

药物名称	药理作用	适应证	不良反应	剂量及用法	备注
艾曲泊帕	艾曲泊帕片是一种促血小板生成素受体激动剂（TPO-RA），是唯一获得批准的小分子非肽类TPO-RA；可与TPO受体的跨膜区域结合，进而活化JAK-STAT和MAPK等激酶的细胞内信号途径，诱导骨髓祖细胞的增殖、分化，增加血小板生成	适用于治疗慢性免疫性（特发性）血小板减少性紫癜患者的血小板减少，以及对皮质激素、免疫球蛋白或脾切除反应不佳的患者；只应用于有ITP且血小板减少程度和临床情况增加出血风险的患者；艾曲泊帕有望可以治疗再生障碍性贫血	1. 最常见不良反应：恶心、呕吐、月经过多、肌肉痛、感觉异常、白内障、消化不良、瘀斑、血小板减少、ALT/AST增加和结膜出血 2. 主要的严重的不良反应是肝毒性和血栓形成，需对肝功能进行监测	建议的初始剂量为每天一次，每次25 mg；对中度或严重肝功能不全患者，建议减量使用；需空腹服用（饭前1小时或饭后2小时）	
沙利度胺	沙利度胺为谷氨酸衍生物，作用机制有：①镇静止痛；②免疫调节及抗炎作用；③抑制血管生成及抗肿瘤作用，一些细胞因子如血管内皮生长因子和成纤维细胞因子，均是血管生成的刺激剂，和特异性受体结合刺激信号转导，引起内皮细胞的增殖；本品能够减少其分泌，从而抑制血管；肿瘤的转移和细胞的恶变与肿瘤细胞和血管内皮细胞的粘连、血管的生成有关；本品不仅抑制血管生	1. 对于Ⅱ型麻风病效果好 2. 用于多种皮肤病，如盘状红斑狼疮、亚急性皮肤型红斑狼疮、贝赫切特综合征等 3. 用于多发性骨髓瘤	本品对胎儿有严重的致畸性，常见的不良反应有口鼻黏膜干燥、倦怠、嗜睡、眩晕、皮疹、便秘、恶心、腹痛、面部浮肿，可能会引起多发性神经炎、过敏反应等	口服；一次25~50 mg（1~2片），睡前服用，一日可增至300 mg	

续附表1

药物名称	药理作用	适应证	不良反应	剂量及用法	备注
	成，而且能减少整合素亚基的合成，这也是其抗肿瘤的机制之一；此外，它还通过COX-2途径，而非抑制血管生成的途径来降低瘤内微血管密度，从而抗肿瘤增生				
霉酚酸酯	霉酚酸酯（MMF）是一种强效、新型的免疫抑制药，是麦考酚酸（霉酚酸，MPA）的2-吗啉基乙酯化产物；次黄嘌呤单核苷酸脱氢酶（IMPDH）是淋巴细胞合成鸟嘌呤核苷酸过程中所需要的酶，因而为DNA合成和细胞增殖所必需；MMF是此酶的非竞争性、可逆性的抑制药；MPA对IMPDH酶的抑制作用可使细胞停留于细胞周期的G1期：	1.主要用于预防同种异体的器官排斥反应，以肾移植为主，也适用于心脏、肝脏移植尤其是抑制后的难治性排异反应，可以与皮质类固醇以及环孢素或他克莫司同时应用 2.也可用于类风湿关节炎、全身性红斑狼疮、原发性肾小球肾炎、牛皮癣等自身免疫性疾病	常见不良反应有： 1.胃肠道反应，表现为恶心、呕吐、腹泻、腹痛等，通过调整剂量即可减轻 2.贫血和白细胞减少，多为轻度，通常发生在30~120 d，大部分病例在停药1周后可得到缓解 3.机会感染轻度增加；可能诱发肿瘤 4.动物实验证明MMF有致畸作用，而且MMF可分泌到乳汁中，因而育龄妇女应用时要注意避孕	1.成人肾移植患者：推荐口服剂量为1 g，一日2次，日剂量为2 g 2.成人肝脏移植患者：推荐口服剂量为0.5~1 g，一日两次（每天剂量1~2 g） 3.空腹服用，但是对稳定的肾脏移植患者，如果需要本品可以和食物同服 4.成人结缔组织病常用量：1次口服0.75~1 g，1日2次	

续附表1

药物名称	药理作用	适应证	不良反应	剂量及用法	备注
	1. 可抑制鸟嘌呤核苷酸的经典合成途径，抑制有丝分裂原和同种特异性刺激物引起的T、B淋巴细胞增殖，还可抑制B淋巴细胞产生抗体，抑制淋巴细胞和单核细胞糖蛋白的糖基化，因此可抑制白细胞进入炎症和移植物排斥反应的部位 2. 不能抑制外周血单核细胞活化的早期反应，如白细胞介素-1和白细胞介素-2的产生等，但可以抑制这些早期反应所致的DNA合成和增殖反应				
他克莫司	1. 通过其与胞浆蛋白（FKBP12）的结合介导，胞浆蛋白的作用是使他克莫司在细胞内聚集；FKBP12-他克莫司复合物可特异性和竞争性地与钙调神经磷酸酶结合并抑制钙调神经磷酸酶，导致T细胞内钙依赖性信号传导通路抑制，从而阻止一系列淋巴因子的基因转录	1. 肝脏、心脏、肾脏及骨髓移植患者的首选免疫抑制药物 2. 发生移植后排斥反应且对传统免疫抑制方案耐药者	由于患者严重的基础疾病且经常并用多种药物，与免疫抑制剂相关的不良反应通常很难确立；最常见的不良反应（发生率>1/10）有震颤、肾功能不全、高血糖、糖尿病、高钾血症、感染、高血压和失眠	成人术后接受口服本品治疗的推荐起始剂量：（1）对肝移植患者，口服初始剂量应为按体重每日0.1~0.2 mg/kg，分2次口服，术后6小时开始用药（2）对肾移植患者，口服初始剂量应为按体重每日0.15~0.3 mg/kg，分2次口服，术后24小时内开始用药	需定期监测血药浓度

续附表1

药物名称	药理作用	适应证	不良反应	剂量及用法	备注
	2. 本药是具有高度免疫抑制的药物，其活性在体外实验及体内试验中都已被证实：他克莫司能抑制细胞毒淋巴细胞的形成，后者是引起移植物排斥反应的主要因素；他克莫司抑制T细胞的活化和T辅助细胞依赖型B细胞的增殖并抑制淋巴因子的形成（如白细胞介素-2，白细胞介素-3及γ-干扰素）和白细胞介素-2受体的表达			（3）对发生了排斥反应、且对传统免疫抑制剂治疗无效的患者，应开始给予本品治疗，推荐的起始剂量同首次免疫抑制剂量水平	
英夫利昔单抗（infliximab）	1. 英夫利昔单抗是一种特异性阻断α肿瘤坏死因子（TNF-α）的人鼠嵌合型单克隆抗体，通过与可溶性和穿越膜形式TNF-α高亲和力结合，抑制TNF-α与其受体结合，中和TNF-α生物学活性；英夫利昔单抗不中和TNF-β（淋巴毒素α），一种相关细胞因子，与TNF-α利用相同受体；生物学活性归因于TNF-α，包括：诱导致炎细胞因子，如白细胞介素-1和白细胞介素-6生成；	1. 克罗恩病（CD，成人及6岁以上儿童）2. 成人溃疡性结肠炎3. 类风湿关节炎4. 强直性脊柱炎5. 银屑病及银屑病关节炎6. 斑块性银屑病	1. 输液反应：英夫利昔单抗治疗炎症性肠病（IBD）患者出现立即输液反应占5%~23%；常见临床表现是瘙痒（22.1%），潮红（9.9%），呼吸困难（6.2%），胸部不适（5.9%），高血压病（5.9%），肌痛（5.0%），恶心（4.7%），荨麻疹（4.7%），头痛（4.0%），皮疹（3.4%）和头晕（2.8%）	1. 类风湿关节炎：首次给予本品3 mg/kg，然后在首次给药后的第2周和第6周及以后每隔8周各给予1次相同剂量；本品应与甲氨蝶呤合用；对于疗效不佳的患者，可考虑将剂量调整至10 mg/kg和（或）将用药间隔调整为4周	免疫性肝炎为相对禁忌证

续附表1

药物名称	药理作用	适应证	不良反应	剂量及用法	备注
	增加内皮层通透性和内皮细胞及白细胞表达黏附分子以增强白细胞迁移；活化嗜中性粒细胞和嗜酸性粒细胞的功能活性；诱生急性期反应物和其他肝脏蛋白质以及诱导滑膜细胞和（或）软骨细胞产生组织降解酶 2.在体外实验和体内试验中，表达跨膜TNF-α的细胞与本品结合后可被溶解；在利用人体纤维母细胞、内皮细胞、嗜中性粒细胞、B淋巴细胞、T淋巴细胞和上皮细胞进行的多项体外生物检测中，本品均可抑制TNF-α的功能活性；抗TNF-α抗体可降低小绢猴结肠炎模型的疾病活动性		2.感染：严重感染是生物制剂治疗的主要不良反应，主要包括结核杆菌（TB）、其他细菌、真菌以及病毒引起的感染；与英夫利昔单抗相关最常见的感染累及呼吸道（包括鼻窦炎、咽炎和支气管炎）和尿道 3.恶性肿瘤：治疗的成人CD患者的非霍奇金淋巴瘤（NHL）的发病率，每年NHL发生率为6.1/10 000 4.自身免疫性疾病：长期使用英夫利昔单抗的患者，血清中抗核抗体（ANA）和抗双链DNA（ds-DNA）抗体的滴度会增加，称为TNF-α介导的狼疮样综合征、SLE等，这可能与TNF-α介导的细胞凋亡以及B淋巴细胞的激活，继而致使抗体的增加等相关	2.成人中重度活动性克罗恩病、瘘管性克罗恩病：首次给予本品5 mg/kg，然后在首次给药后的第2周和第6周及以后每隔8周各给予1次相同剂量；对于疗效不佳的患者，可考虑将剂量调整至10 mg/kg 3.儿童中重度活动性克罗恩病（年龄为6~17岁）：首次给予本品5 mg/kg，然后在首次给药后的第2周和第6周及以后每隔8周各给予1次相同剂量；现有数据不支持在治疗最初10周内未产生应答的儿童和青少年中继续给予本品治疗 4.强直性脊柱炎：首次给予本品5 mg/kg，然后在首次给药后的第2周和第6周及以后每隔6周各给予1次相同剂量 5.斑块型银屑病：首次给予本品5 mg/kg，然后在首次给药后的第2周和第6周及以后每隔8周各给予1次相同剂量；若患者在	

续附表1

药物名称	药理作用	适应证	不良反应	剂量及用法	备注
	3.在鼠类胶原诱导性关节炎模型进行的试验中，抗TNF-α抗体还可减轻滑膜炎和关节侵蚀；对由人体TNF-α表达所致的多关节炎的转基因小鼠，本品可预防该疾病的发生，且对已患病的小鼠，在给药后可使被炎症侵蚀的关节恢复；在体内试验中，本品可与人体TNF-α迅速形成稳定复合物，从而使TNF-α失去生物活性		5.神经系统：其中在IBD患者中观察到了17.4%的神经系统并发症；外周神经病变和脱髓鞘被认为是主要表现 6.其他：皮肤表现也是英夫利昔单抗治疗时出现的不良反应之一；英夫利昔单抗有加重心力衰竭发生的风险，因此对心功能Ⅲ级、Ⅳ级的患者不推荐使用	第14周后（即4次给药后）没有应答，不应继续给予本品治疗 6.银屑病患者再次给药：银屑病患者相隔20周后再次单次给药的经验有限，与最初的诱导治疗相比，提示本品的有效性降低，且轻到中度输液反应增加；疾病复发后，有限的反复诱导治疗经验表明，与8周维持治疗相比，输液反应增加（包括严重反应）；如维持治疗中断，不推荐再次启动诱导治疗，应按照维持治疗再次给药 7.成人溃疡性结肠炎：首次给予本品5 mg/kg，然后在首次给药后的第2周和第6周及以后每隔8周各给予1次相同剂量 8.银屑病关节炎：首次5 mg/kg静脉滴注，第0、2、6周及之后每8周给予相同剂量各1次	

续附表1

药物名称	药理作用	适应证	不良反应	剂量及用法	备注
托珠单抗（tocilizumab）	托珠单抗是免疫球蛋白IgG1亚型的重组人源化抗人白细胞介素-6（IL-6）受体单克隆抗体；托珠单抗特异性结合可溶性及膜结合的IL-6受体（sIL-6R和mIL-6R），并抑制sIL-6R和mIL-6R介导的信号传导；IL-6是一个多功能细胞因子，由多种类型的细胞产生，其具有局部的旁分泌功能，可以调节全身的生理和病理过程，如诱导分泌免疫球蛋白，激活T细胞，诱导分泌肝脏急性反应蛋白及刺激红细胞生成；IL-6还与一些疾病的发病机理相关，包括炎性疾病、骨质疏松症及肿瘤；托珠单抗可能会影响宿主抵抗感染和恶性肿瘤的能力；IL-6受体抑制作用在恶性肿瘤发生中所起的作用还不清楚	1.类风湿关节炎（RA）：本品用于治疗对改善病情的抗风湿药物（DMARDs）治疗应答不足的中到重度活动性类风湿关节炎的成年患者；托珠单抗与甲氨蝶呤（MTX）或其他DMARDs联用2.全身型幼年特发性关节炎（sJIA）：本品用于治疗此前经非甾体抗炎药（NSAIDs）和糖皮质激素治疗应答不足的2岁或2岁以上儿童的活动性全身型幼年特发性关节炎（sJIA），可作为单药治疗（对甲氨蝶呤不耐受或不宜接受甲氨蝶呤治疗者）或者与甲氨蝶呤联合使用	1.上呼吸道感染很常见（≥10%）2.常见不良反应（≥1%）：蜂窝织炎、口唇单纯疱疹、带状疱疹、腹痛、口腔溃疡、胃炎、皮疹、瘙痒、荨麻疹、头痛、眩晕、肝氨基转移酶升高、体重增加、高血压、白细胞减少症、中性粒细胞减少症、高胆固醇血症、外周水肿、超敏反应/外周水肿、超敏反应等	1.类风湿关节炎：成人推荐剂量是8 mg/kg，每4周静脉滴注1次，可与MTX或其他DMARDs药物联用；出现肝酶异常、中性粒细胞计数降低、血小板计数降低时，可将托珠单抗的剂量减至4mg/kg2.全身型幼年特发性关节炎：患者体重<30 kg，推荐剂量12 mg/kg；患者体重≥30 kg，推荐剂量为8 mg/kg；推荐每2周静脉滴注1次，建议托珠单抗静脉滴注时间在1小时以上3.对于体重>100 kg的患者，建议每次输注剂量不要超过800 mg4.给药为静脉输注，用无菌术稀释至100 mL 0.9%氯化钠，在1小时期间单次静脉滴注，不要推注	

续附表 1

药物名称	药理作用	适应证	不良反应	剂量及用法	备注
阿那白滞素（anakinra）	通过竞争性抑制 IL-1 与 IL-1 I 型受体（IL-1RI）的结合，阻断 IL-1α 和 β 的生物活性。IL-1 在各种组织和器官中表达；IL-1 的产生是在炎症刺激下诱导的，并介导各种生理反应，包括炎症反应和免疫反应。IL-1 具有广泛的活性，包括通过诱导软骨的快速丢失而导致软骨退化，以及刺激骨吸收；RA 患者滑膜和滑膜液中自然发生的 IL-1Ra 水平不足以与局部产生的 IL-1 水平竞争；CIAS1/NLRP3 基因的自发突变已经在大多数患有冷吡啉相关周期性综合征（如 NOMID）的患者中被发现；CIAS1/NLRP3 编码低温蛋白，低温蛋白是炎症小体的一种成分，激活的炎症小体导致 IL-1β 的蛋白水解成熟和分泌，在全身性炎症和 NOMID 的表现中起重要作用	1. 类风湿关节炎（RA）：适用于 18 岁或以上，使用一种或多种抗风湿病治疗药物（DMARDs）失败的患者，可减轻中度至严重活动性类风湿关节炎的体征和症状，并减缓慢结构损伤的发展；2. 冷吡啉相关周期性综合征（CAPS）；3. 新生儿多系统炎症性疾病（NOMID）	1. 治疗类风湿关节炎（RA）过程中最常见的不良反应（发生率 ≥5%）是注射部位反应、类风湿关节炎恶化、上呼吸道感染、头痛、恶心、腹泻、鼻窦炎、流感样症状和腹痛。2. 治疗 NOMID 疗程头 6 个月最常见的不良事件（发生率 >10%）是注射部位反应、头痛、呕吐、关节痛、发热和鼻咽炎	1. 类风湿关节炎（RA）：推荐剂量是每天 100 mg/d，每天皮下注射给药；应在每天接近相同时间给药；对有严重肾功能不全或终末期 RA 患者（肌酐清除率 <30 mL/min，血清肌酐水平估算），推荐每隔一天给予 100 mg 剂量。2. 新生儿期发病的多系统炎症性疾病（NOMID）：（1）推荐起始剂量是每天 1~2 mg/kg，剂量可被个体化调整至最大每天 8 mg/kg 以控制活动性症状；（2）有严重肾功能不全或终末期肾病清除率（肌酐清除率 <30 mL/min，血清肌酐水平估算），推荐每隔一天给予处方剂量	

续附表1

药物名称	药理作用	适应证	不良反应	剂量及用法	备注
司库奇尤单抗（secukinumab）	司库奇尤单抗是人IgG1单克隆抗体，选择性结合至白细胞介素-17A（IL-17A）细胞因子，并抑制其与IL-17受体相互作用；IL-17A是涉及正常炎症和免疫反应的一种天然存在的细胞因子；司库奇尤单抗可抑制促炎细胞因子和趋化因子的释放	1.成年患者中适用于全身治疗或光疗的中度至重度斑块状银屑病 2.成人活动性银屑病关节炎（PsA） 3.成人活动性强直性脊柱炎（AS）	最常见不良反应（发生率>1%）是上呼吸道感染（鼻咽炎/鼻炎）、腹泻、口腔疱疹等	1.斑块状银屑病：推荐剂量为300 mg，在第0、1、2、3和4周通过皮下注射，随后维持该剂量每4周给药1次；对于体重低于60 kg的患者，给药剂量可以考虑150 mg 2.银屑病关节炎：在第0、1、2、3和4周的推荐剂量为150 mg，随后维持该剂量每4周给药1次 3.强直性脊柱炎：本品的推荐剂量为每次150 mg，在第0、1、2、3和4周皮下注射初始给药，随后维持该剂量每4周给药1次	
乌司奴单抗（ustekinumab）	乌司奴单抗是一种人IgG1k单克隆抗体，可高亲和力和特异性结合至白细胞介素（IL）-12和IL-23的p40蛋白亚单位；IL-12和IL-23参与炎症和免疫反应，例如天然杀伤细胞激活和CD4+T细胞分化和激活的天然存在的细胞因子；在体外模型中，乌司奴单抗可通过阻断与	本品适用于对环孢素、甲氨喋呤或PUVA（补骨脂素和紫外线A）等其他系统性治疗不应答、有禁忌或无法耐受的成年中重度斑块状银屑病患者	最常见不良反应（发生率>1%）是鼻咽炎、上呼吸道感染、头痛、疲劳、腹泻、恶心、呕吐等	1.仅用于皮下注射给药；应尽量避免在出现银屑病症状的皮肤区域注射 2.本品推荐剂量为第1次45 mg皮下注射，4周及之后每12周给予1次相同剂量；对于体重>100 kg的患者，本品推荐剂量为首次90 mg皮下注射，4周及之后每12周给予1次相同剂量	

续附表1

药物名称	药理作用	适应证	不良反应	剂量及用法	备注
	细胞表面受体链IL-12Rβ1的相互作用,从而破坏IL-12和IL-23介导的信号传导和细胞因子的级联反应			在此类患者中,45 mg剂量也显示有效,但90 mg剂量疗效更好 3. 治疗28周仍未应答的患者应考虑停止用药	
美泊利单抗(mepolizumab)	美泊利单抗是一种白细胞介素-5(IL-5)拮抗剂单克隆抗体(IgG1 kappa);IL-5是一种细胞因子,能够调节嗜酸性粒细胞(白细胞)的生长、活化、存活,并能够为嗜酸性粒细胞从骨髓迁移至肺部及其他器官提供重要的信号;美泊利单抗与人IL-5结合,阻断IL-5与嗜酸性粒细胞表面受体的结合;以这种方式抑制IL-5对受体的结合作用,能够降低血液、组织、痰液中的嗜酸性粒细胞水平,这反过来又能够降低嗜酸性粒细胞所介导的炎症	适用于年龄12岁及以上有严重哮喘,且有一个嗜酸性表型患者的添加维持治疗	最常见不良反应(发生率≥5%)包括头痛、注射部位反应、背痛和疲乏	推荐剂量是100 mg每4周1次,通过皮下注射至上臂、腿或腹部给药	
利妥昔单抗(rituximab)	1. 利妥昔单抗是针对B淋巴细胞表面抗CD20的嵌合单克隆抗体;CD20调节细胞周期的启动,与细胞表面的抗原结合,从而激活	1. 非霍奇金淋巴瘤(NHL) 2. 慢性淋巴细胞白血病(CLL) 3. 类风湿关节炎(RA) 4. 寻常型天疱疮	滴注相关症候(发热和寒战,恶心,荨麻疹/皮疹,疲劳,头痛,瘙痒,支气管痉挛/呼吸困难,舌或喉头水肿)	1. 滤泡性非霍奇金淋巴瘤:每次滴注利妥昔单抗前应预先使用解热镇痛药(例如对乙酰氨基酚)和抗组胺药(例如苯海拉明);	

续附表1

药物名称	药理作用	适应证	不良反应	剂量及用法	备注
	补体依赖性B细胞的细胞毒性；对人Fc受体，通过抗体依赖性细胞毒性介导细胞杀伤作用 2. 利妥昔单抗是一种人鼠嵌合性单克隆抗体，能特异性地与跨膜抗原CD20结合；CD20抗原位于前B和成熟B淋巴细胞的表面，而造血干细胞、前B细胞、正常浆细胞或其它正常组织不表达CD20；95%以上的B细胞性非霍奇金淋巴瘤瘤细胞表达CD20；抗原抗体结合后，CD20不会发生内在化，或从细胞膜上脱落进入周围的环境；CD20不以游离抗原的形式在血浆中循环，因此不可能与抗体竞争性结合 3. 利妥昔单抗与B细胞上的CD20抗原结合后，启动介导B细胞溶解的免疫反应	5. 慢性移植物抗宿主病 6. 血栓性血小板减少性紫癜 7. 难治性重症系统性红斑狼疮 8. 韦格纳肉芽肿	鼻炎，呕吐，暂时性低血压，潮红，心律失常，肿瘤性疼痛；其次常见的是原有的心脏病，如心绞痛和充血性心力衰竭加重；用药的不良反应随着滴注的继续而减轻；少数患者发生出血性不良反应	还应该预先使用糖皮质激素，尤其如果所使用的治疗方案不包括皮质激素。（1）初始治疗：作为成年患者的单一治疗药，推荐剂量为375 mg/m^2，静脉给药，每周1次，22天的疗程内共给药4次；本品联合化疗用于初治滤泡性淋巴瘤患者的推荐剂量为每疗程375 mg/m^{2}面积，使用8个疗程；每次先静脉输注化疗方案中的糖皮质激素，然后在每疗程的第1天给药（2）复发后的再治疗：第1次治疗后复发的患者，再治疗的剂量是375 mg/m^2，静脉滴注4周，每周1次 2. 弥漫大B细胞性非霍奇金淋巴瘤：每次滴注利妥昔单抗前应预先使用解热镇痛药（例如对乙酰氨基酚）和抗组胺药（例如苯海拉明）。还应该预先使用糖皮质	

续附表1

药物名称	药理作用	适应证	不良反应	剂量及用法	备注
					激素，尤其如果所使用的治疗方案不包括皮质激素；利妥昔单抗应与CHOP化疗联合使用；推荐剂量为375 mg/m²，每个化疗周期的第1天使用；化疗的其他组分应在利妥昔单抗应用后使用
静脉注射用人免疫球蛋白（IVIG）	用作遗传性体液免疫缺陷疾病的替代疗法，例如严重的合并免疫缺陷综合症，X连锁无丙种球蛋白血症和维斯科特-奥尔德里奇综合征；免疫球蛋白靶向结合并杀死细菌细胞以及病毒颗粒；IgG是单体免疫球蛋白，其中有4个亚类（IgG1，IgG2，IgG3和IgG4），其丰度不同（66%，23%，7%和4%）；IgA代表血液中约15%的免疫球蛋白；这些针对吸入或摄入的病原体	1.原发性免疫球蛋白缺乏症，如X连锁低免疫球蛋白血症，常见变异性免疫缺陷病，免疫球蛋白G亚型缺陷病等 2.继发性免疫球蛋白缺陷病，如重症感染，新生儿败血症等 3.自身免疫性疾病，如原发性血小板减少性紫癜，川崎病	IVIG的不良反应发生在高达5%~15%的IVIG输液中；其中大多数是温和的，可逆的，和瞬态的；最常见的不良反应发生在输液后不久，可能包括头痛，冲洗，发冷，肌痛，喘息，心动过速，下背部疼痛，恶心和低血压。	用法：静脉滴注或以5%葡萄糖溶液稀释1~2倍作静脉滴注，开始滴注速度为1.0 mL/min（约20滴/min）持续15 min后若无不良反应，可逐渐加快速度，最快滴注速度不得超过3.0 mL/min（约60滴/min）。推荐剂量：1.原发性免疫球蛋白缺乏或低下症首次剂量为400 mg/kg；维持剂量为200~400 mg/kg，给药间隔时间视患者血清IgG水平和病情而定，一般每月一次	

续附表1

药物名称	药理作用	适应证	不良反应	剂量及用法	备注
				2. 原发性血小板减少性紫癜：每日400 mg/kg，连续5日；维持剂量每次400 mg/kg，间隔时间视血小板计数和病情而定，一般每周一次 3. 重症感染：每日200~300 mg/kg，连续2~3日 4. 川崎病：发病10日内应用，治疗剂量为2.0 g/kg，一次输注	
托法替尼（tofacitinib）	托法替尼是一种JAK抑制剂，通过抑制JAK通路降低细胞因子信号传导、细胞因子诱导的基因表达及细胞的激活，从而降低多种慢性炎症反应，将阻止身体对细胞因子信号的反应；JAK-STAT信号通路参与造血细胞的转录和免疫细胞功能；托法替尼通过抑制JAK-STAT通路来减少炎症反应，从而在治疗上起作用	1. 类风湿关节炎：用于治疗对甲氨蝶呤已反应不佳或不能耐受的中度至严重活动性类风湿关节炎（RA）成年患者，可用作单药治疗或与甲氨蝶呤或其他非生物制品疾病修饰抗风湿药物（DMARDs）联用 2. 用于治疗对甲氨蝶呤或其他DMARDs反应不足或不耐受的活动性银屑病关节炎（PsA） 3. 用于治疗中度至重度活动性溃疡性结肠炎（UC）	常见的不良反应为上呼吸道感染、头痛、腹泻、鼻咽炎、高血压等	1. 托法替尼片的推荐剂量是5 mg，每日服2次，每次服1片 2. 托法替尼缓释片的推荐剂量是11 mg，每日服1次，每次服1片，与食物或不与食物同服均可，不可粉碎、裂开或咀嚼药片	

续附表1

药物名称	药理作用	适应证	不良反应	剂量及用法	备注
西罗莫司（sirolimus）	1.西罗莫司抑制由抗原和细胞因子（IL-2、IL-4和IL-15）激发的T淋巴细胞活化和增殖 2.西罗莫司也抑制抗体的产生 3.在细胞中，西罗莫司与免疫嗜素FK结合蛋白-12（FKBP-12）结合，产生免疫抑制复合物；这种复合物结合并抑制哺乳动物西罗莫司靶分子（mTOR）的激活，从而抑制细胞因子驱动的T细胞增殖，抑制从G1到S阶段细胞周期的进展	适用于13岁或以上的接受肾移植的患者，预防器官排斥；建议西罗莫司与环孢素和皮质类固醇联合使用	最常见的不良反应（在>10%的患者身上出现）为血小板减少、贫血、发热、高血压、低钾血症、低磷酸盐血症、尿道感染、高胆固醇血症、高血糖、高甘油三酯血症、腹痛、淋巴囊肿、外周水肿、关节痛、痤疮、腹泻、疼痛、便秘、恶心、头痛、血肌酐水平升高以及血乳酸脱氢酶（LDH）水平升高	1.根据不稳定的西罗莫司血药浓度频繁调整西罗莫司剂量有可能导致用药过量或用药不足，因为西罗莫司的半衰期较长；一旦西罗莫司的维持剂量被调整，患者至少应在新的维持剂量下坚持服用7~14天，然后再在血药浓度监测下进行进一步的剂量调整 2.在大部分患者中，剂量调整可以依据简单比例计算：新的西罗莫司剂量=当前的剂量×（目标血药浓度/当前血药浓度）；当需要大幅度提高西罗莫司的谷浓度时，可考虑在新的维持剂量基础上给予一剂负荷剂量：西罗莫司负荷剂量=3×（新的维持剂量－当前维持剂量） 3.西罗莫司的最大给予剂量不可超过40 mg/d；如果估计西罗莫司一日的服用剂量由于额外的一剂负荷剂量而超过40 mg，可将负荷剂量在2天以上给予	推荐对所有接受西罗莫司治疗的患者进行治疗药物血药浓度监测

续附表1

药物名称	药理作用	适应证	不良反应	剂量及用法	备注
				4. 服用负荷剂量后，西罗莫司的谷浓度至少应在3~4天后进行监测	
依库珠单抗（eculizumab）	1. 依库珠单抗是一种针对补体蛋白C5的重组人源化单克隆抗体；本品通过特异性结合末端补体成分5或C5，其在补体级联中起作用；当被激活时，C5参与激活宿主细胞，从而吸引促炎免疫细胞，同时还通过触发孔形成来破坏细胞；通过在此时抑制补体级联，近端补体系统的正常的疾病预防功能在很大程度上得以保留，而促进炎症和细胞破坏的C5的性质受到阻碍 2. 本品抑制C5转化酶将C5裂解成具有促血栓形成和促炎性质的强效过敏毒素C5a，然后C5b形成终末补体复合物C5b-9，其也具有促血栓形成和促炎作用	1. 阵发性睡眠性血红蛋白尿（PNH） 2. 非典型溶血尿毒症综合征（aHUS） 3. 成人重症肌无力 4. 成人视神经脊髓炎谱系病（NMOSD）	常见的不良反应有背痛、黑便、恶心、腹泻、头晕、呼吸困难、胸痛、眼睛灼热、干燥或发痒、视力模糊、皮肤灼伤或刺痛等	1. 阵发性睡眠性血红蛋白尿（PNH）：成年患者（年龄≥18岁）的PNH给药方案包含一个4周初始期及随后的维持期： ①初始期：前4周每周1次静脉输注600 mg本品，在25~45 min内输注完毕； ②维持期：第5周静脉输注900 mg本品，在25~45 min内输注完毕；后续每14±2天静脉输注900 mg本品，在25~45 min内输注完毕 2. 非典型溶血尿毒症综合征（aHUS）： ①初始期：前4周每周1次静脉输注900 mg本品，在25~45 min内输注完毕 ②维持期：第5周静脉输注1 200 mg本品，在25~45 min内输注完毕；后续每14±2天静脉输注1 200 mg本品，在25~45 min内输注完毕	

续附表1

药物名称	药理作用	适应证	不良反应	剂量及用法	备注
				3.儿童患者：体重≥40 kg的儿童PNH和aHUS患者分别采用相应的成年患者建议的给药剂量进行治疗；体重<40 kg的儿童PNH和aHUS患者，根据体重调整剂量	
阿巴西普（abatacept）	1.阿巴西普是一种可溶性融合蛋白，将人细胞毒性T淋巴细胞相关抗原4（CTLA-4）的胞外域与人免疫球蛋白G1（IgG1）的修饰的Fc（铰链、CH2和CH3域）部分相连 2.该药物具有选择性共刺激调节剂的活性，通过与CD80和CD86结合抑制T淋巴细胞活化，阻断与CD28的相互作用；这种相互作用可提供T淋巴细胞完全活化所需的共刺激信号	类风湿关节炎（RA）：本品与甲氨蝶呤合用，用于改善病情的抗风湿药物（DMARDs），包括甲氨蝶呤疗效不佳的成人中重度活动性类风湿关节炎	1.本品最严重不良反应为严重感染和恶性肿瘤 2.最常见的不良反应（治疗组发生率≥10%）为头痛、上呼吸道感染、鼻咽炎和恶心 3.需要临床干预（中断或停用本品）的最常见不良反应为感染；其中需要中断治疗的最常见感染为上呼吸道感染（1.0%）、支气管炎（0.7%）和带状疱疹（0.7%）；需要停药的最常见感染为肺炎（0.2%）、局部感染（0.2%）和支气管炎（0.1%）	1.对于患有类风湿关节炎的成人患者，建议用量为皮下注射给药阿巴西普125 mg，每周1次 2.不推荐用于6岁以下儿童	

续附表1

药物名称	药理作用	适应证	不良反应	剂量及用法	备注
抗胸腺细胞球蛋白（ATG）	本品是一种作用于T淋巴细胞的选择性免疫抑制剂，可识别器官排异反应时出现的绝大多种T细胞表面的活性物质，衰竭T细胞，还可以激发其他引起免疫抑制活性的淋巴细胞功能	1. 移植用免疫抑制剂：预防和治疗器官排异反应 2. 血液学疾病：治疗再生障碍性贫血	发烧、发冷、身体疼痛、流感症状；口腔和喉咙痛；头痛、头晕；恶心、呕吐、腹泻、胃痛	应用剂量：因来源不同而异，马抗淋巴细胞球蛋白（ALG）10~15 mg/（kg·d），兔ATG 2.5~4.0 mg/（kg·d），共5天，用生理盐水稀释后，先皮试，然后缓慢从大静脉内滴注，如无反应，则全量在8~12小时内滴完；同时静脉滴注氢化可的松，1/2剂量在ALG/ATG滴注前使用，另外1/2在滴注后使用	
阿仑单抗（alemtuzumab）	1. 阿仑单抗是一种重组单克隆CD52单抗，与表达CD52的细胞结合后，引起抗体依赖性细胞溶解、补体介导的溶解，通过与B、T淋巴细胞和单核细胞、巨噬细胞、自然杀伤细胞表面的CD52结合，消耗循环T和B淋巴细胞 2. CD52表达于所有B细胞、T细胞、NK细胞、多数单核巨噬细胞、部分粒细胞表面，而红细胞和造血干细胞不表达；皮肤细胞和男性生殖器（附睾、精子、精囊）细胞也表达CD52；成熟精子表达CD52，但是精原细胞和不成熟精子不表达	1. 慢性淋巴细胞白细胞 2. 类固醇难治性移植物抗宿主病，接受异基因干细胞移植治疗血液系统恶性肿瘤 3. 复发缓解性多发性硬化	皮疹、头痛、发热、鼻咽炎、恶心、泌尿道感染、疲乏、失眠、上呼吸道感染、疱疹病毒感染、荨麻疹、瘙痒、甲状腺疾病、真菌感染、关节炎、肢体痛、背痛、腹泻、窦炎、口咽痛、感觉异常、眩晕、腹痛、潮红和呕吐	起始剂量：3 mg/d，静脉输液持续2小时；如患者可以耐受，剂量可增加至10 mg/d；如还可以耐受，加量至30 mg，隔日用药，每周3次，持续12周（建议每次剂量不超过30 mg，或者每周累积剂量不超过90 mg）	

附表2

附表2　PD-1/PD-L1 抑制剂中国获得批准适应证一览表

序号	通用名	适应证	参考
1	帕博利珠单抗（pembrolizumab）	1. 经一线治疗失败的不可切除或转移性黑色素瘤的治疗	https://www.msdchina.cn/media-center/newsroom/company_news_2018-07-26.html
		2. 联合培美曲塞和铂类化疗适用于表皮生长因子受体（EGFR）基因突变阴性和间变性淋巴瘤激酶（ALK）阴性的转移性非鳞状非小细胞肺癌的一线治疗	https://www.msdchina.cn/media-center/newsroom/company_news_2019-03-29.html
		3. 适用于由国家药品监督管理局批准的检测评估为PD-L1肿瘤比例分数（TPS）≥1%的EGFR基因突变阴性和ALK阴性的局部晚期或转移性非小细胞肺癌一线单药治疗	https://www.msdchina.cn/media-center/newsroom/company_news_2019-10-24.html
		4. 联合卡铂和紫杉醇适用于转移性鳞状非小细胞肺癌的一线治疗	https://www.msdchina.cn/media-center/newsroom/company_news_2019-11-29.html
		5. 单药用于通过充分验证的检测评估肿瘤表达PD-L1[综合阳性评分（CPS）≥10]的、既往一线全身治疗失败的、局部晚期或转移性食管鳞状细胞癌的治疗	https://www.msdchina.cn/media-center/newsroom/company_news_2020-06-22.html
		6. 单药用于通过充分验证的检测评估肿瘤表达PD-L1（CPS≥20）的转移性或不可切除的复发性头颈部鳞状细胞癌的一线治疗	https://www.msdchina.cn/media-center/newsroom/company_news_2020-12-11.html
2	卡瑞利珠单抗（camrelizumab）	1. 用于复发或难治性霍奇金淋巴瘤的三线治疗	http://www.sipac.gov.cn/jjhswq/gzdt/202104/367105f8d5e744008b463ea6cb6bfe14.shtml

续附表2

序号	通用名	适应证	参考
		2. 用于接受过索拉非尼治疗和（或）含奥沙利铂系统化疗的晚期肝细胞癌（二线）	
		3. 联合培美曲塞和卡铂适用于表皮生长因子受体（EGFR）基因突变阴性和间变性淋巴瘤激酶（ALK）阴性的、不可手术切除的局部晚期或转移性非鳞状小细胞肺癌（NSCLC）的一线治疗	
		4. 用于既往接受过一线化疗后疾病进展或不可耐受的局部晚期或转移性食管鳞癌的治疗	
3	信迪利单抗（sintilimab）	1. 联合培美曲塞和铂类化疗适用于表皮生长因子受体（EGFR）基因突变阴性和间变性淋巴瘤激酶（ALK）阴性、不可手术切除的局部晚期或转移性非鳞状非小细胞肺癌（NSCLC）的一线治疗	https://mp.weixin.qq.com/s/EOUQngnCq9YdMoTZUfXdfw
		2. 适用于至少经过二线系统化疗的复发或难治性经典型霍奇金淋巴瘤的治疗	https://mp.weixin.qq.com/s/0nAXPbbQJvSqmflA46qQzw
		3. 联合吉西他滨和铂类化疗适用于不可手术切除的局部晚期或转移性鳞状非小细胞肺癌的一线治疗	https://mp.weixin.qq.com/s/EZwTZ5J0jUXbgrkWlZ3D8A
4	纳武利尤单抗（nivolumab）	1. 纳武利尤单抗单药适用于治疗表皮生长因子受体（EGFR）基因突变阴性和间变性淋巴瘤激酶（ALK）阴性、既往接受过含铂方案化疗后疾病进展或不可耐受的局部晚期或转移性非小细胞肺癌	https://www.nmpa.gov.cn/zhuanti/ypqxgg/gggzjzh/20180615163001802.html
		2. 单药适用于治疗接受含铂类方案治疗期间或之后出现疾病进展且肿瘤PD-L1表达阳性（定义为表达PD-L1的肿瘤细胞≥1%）的复发性或转移性头颈部鳞状细胞癌	https://www.medsci.cn/article/show_article.do?id=1f96180e92fb
		3. 可用于治疗既往接受过两种或两种以上全身性治疗方案的晚期或复发性胃腺癌或胃食管连接部腺癌	https://www.medsci.cn/article/show_article.do?id=8e7b19025337

续附表2

序号	通用名	适应证	参考
5	特瑞普利单抗（toripalimab）	1. 适用于既往接受全身系统治疗失败的不可切除或转移性黑色素瘤的治疗	https://www.nmpa.gov.cn/zhuanti/ypqxgg/gggzjzh/20181217161101989.html
		2. 适用于治疗既往接受过二线及以上系统治疗失败的复发/转移性鼻咽癌	http://www.sse.com.cn/disclosure/listedinfo/bulletin/star/c/688180_20210220_1.pdf
		3. 适用于含铂化疗失败包括新辅助或辅助化疗12个月内进展的局部晚期或转移性尿路上皮癌的治疗	https://www.junshipharma.com/Treatment-297-714.html
6	替雷利珠单抗（tislelizumab）	1. 至少经过二线系统化疗的复发或难治性经典型霍奇金淋巴瘤的治疗	http://www.jksb.com.cn/html/news/hot/2019/1229/158162.html
		2. PD-L1高表达的含铂化疗失败包括新辅助或辅助化疗12个月内进展的局部晚期或转移性尿路上皮癌的治疗	https://med.sina.cn/article_detail_103_2_80516.html
		3. 联合紫杉醇和卡铂用于局部晚期或转移性鳞状非小细胞肺癌的一线治疗	https://med.sina.cn/article_detail_100_1_94909.html
7	阿替利珠单抗（atezolizumab）	1. 与卡铂和依托泊苷联合用于广泛期小细胞肺癌（ES-SCLC）的一线治疗	https://www.nmpa.gov.cn/zwfw/sdxx/sdxxyp/yppjfb/20200213090501450.html
		2. 联合贝伐珠单抗治疗既往未接受过全身系统性治疗的不可切除肝细胞癌	https://www.nmpa.gov.cn/zwfw/sdxx/sdxxyp/yppjfb/20201029142955141.html?type=pc&m=
		3. 单药一线治疗PD-L1高表达（TC≥50％或IC≥10％）转移性NSCLC	https://www.nmpa.gov.cn/zwfw/sdxx/sdxxyp/yppjfb/20210429162506168.html?type=pc&m=
8	度伐利尤单抗（durvalumab）	接受铂类药物为基础的化疗同步放疗后未出现疾病进展的不可切除、Ⅲ期非小细胞肺癌（NSCLC）的治疗	https://www.nmpa.gov.cn/zwfw/sdxx/sdxxyp/yppjfb/20200713155401932.html?type=pc&m=

注：1. 部分药物说明书待更新，已根据新闻内容进行补充；

2. 本表药物排列顺序参照如下标准：截至2021年4月26日，根据中国国内获得批准的适应证数量。

AME Medical Journals

Founded in 2009, AME has been rapidly entering into the international market by embracing the highest editorial standards and cutting-edge publishing technologies. Till now, AME has published more than 60 peer-reviewed journals (13 indexed in SCIE and 18 indexed in PubMed), predominantly in English (some are translated into Chinese), covering various fields of medicine including oncology, pulmonology, cardiothoracic disease, andrology, urology and so forth (updated on Jun. 2021).

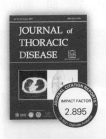
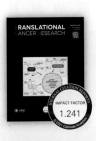
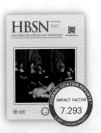
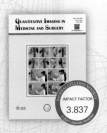
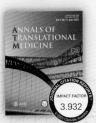
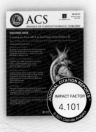
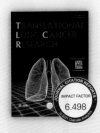
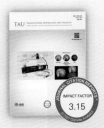
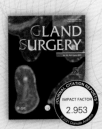
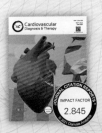
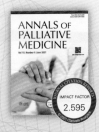
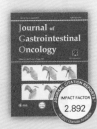
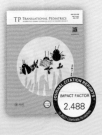

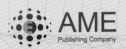
AME Publishing Company

Academic Made Easy, Excellent and Enthusiastic
欲穷千里目、快乐搞学术

《肿瘤重度免疫治疗相关不良反应——病例集萃及管理共识》 电子书

名誉主编：钟南山、何建行、李时悦、陈良安

主　　编：周承志

副 主 编：陈 凯、胡 洁、胡 毅、林 根、刘 明、秦茵茵

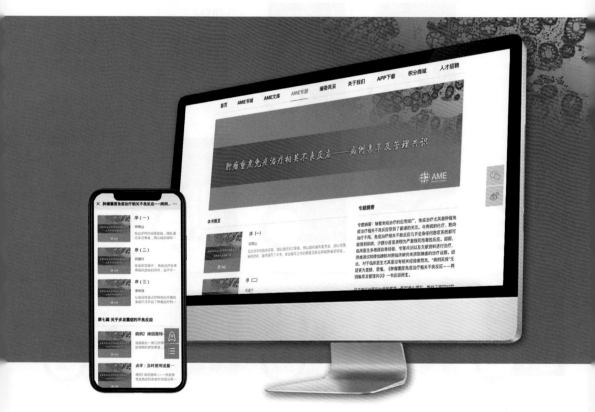

《肿瘤重度免疫治疗相关不良反应——病例集萃及管理共识》电子书
在线选读您需要的图书章节